# LE BON CHOIX AU SUPERMARCHÉ

4e édition

## LES AUTEURS

Cet ouvrage a été écrit par un collectif de journalistes et de diététiciennes-nutritionnistes du site LaNutrition.fr, premier site indépendant d'information en nutrition et santé.

## ONT COLLABORÉ À CE LIVRE

### JOURNALISTES

Elvire Nérin, Véronique Molénat, Thierry Souccar, Priscille Tremblais, Sylvain Duval

### DIÉTÉTICIENNES-NUTRITIONNISTES

Camille Castel, Angélique Houlbert, Céline Borg



Conception graphique et réalisation : Catherine Julia (Montfrin)
Crédits photo : ©Fotolia, ©Shutterstock

ISBN : 978-2-36549-179-2

Dépôt légal 2e trimestre 2016

Fabrication printteam® groupement d'imprimeurs spécialisés, imprimé et façonné en France, 2e trimestre 2017.
www.print-team.fr

## REMERCIEMENTS DES AUTEURS

Ce livre n'aurait jamais vu le jour sans l'aide de François Lopez, photographe à Gallargues - le - Montueux.
Un grand merci pour ton talent et l'infinie patience dont tu as fait preuve avec nous.

*Le Bon Choix* est le résultat de milliers d'heures passées dans les supermarchés mais aussi de conversations avec des dizaines d'ingénieurs de l'industrie agroalimentaire, de chercheurs et de médecins. Nous tenons à les remercier tous pour leur précieuse collaboration et en particulier : Inès Birlouez, Insitut national Paris-Grignon, Jean-Michel Chardigny, INRA, Catherine Foucaud-Scheunemann, INRA, Jean Graille, CIRAD, Dr François Mendy, ITERG Université Bordeaux 1, Pr Jean-François Narbonne, Université Bordeaux 1, Jean-Luc Pelletier, USIPA, Jean-Luc Perrin, Astra-Calvé, Philippe Reiser, CEDUS

Parmi les industriels et les distributeurs qui ont joué la carte de la transparence et fait l'effort de mettre à disposition un service presse de qualité, efficace et coopératif : Bjorg, Gerblé, Sojasun, Lesieur, Giraudet, Les Crudettes.

Un grand merci enfin à Camille pour l'énorme travail fourni mais aussi pour son enthousiasme et sa bonne humeur.

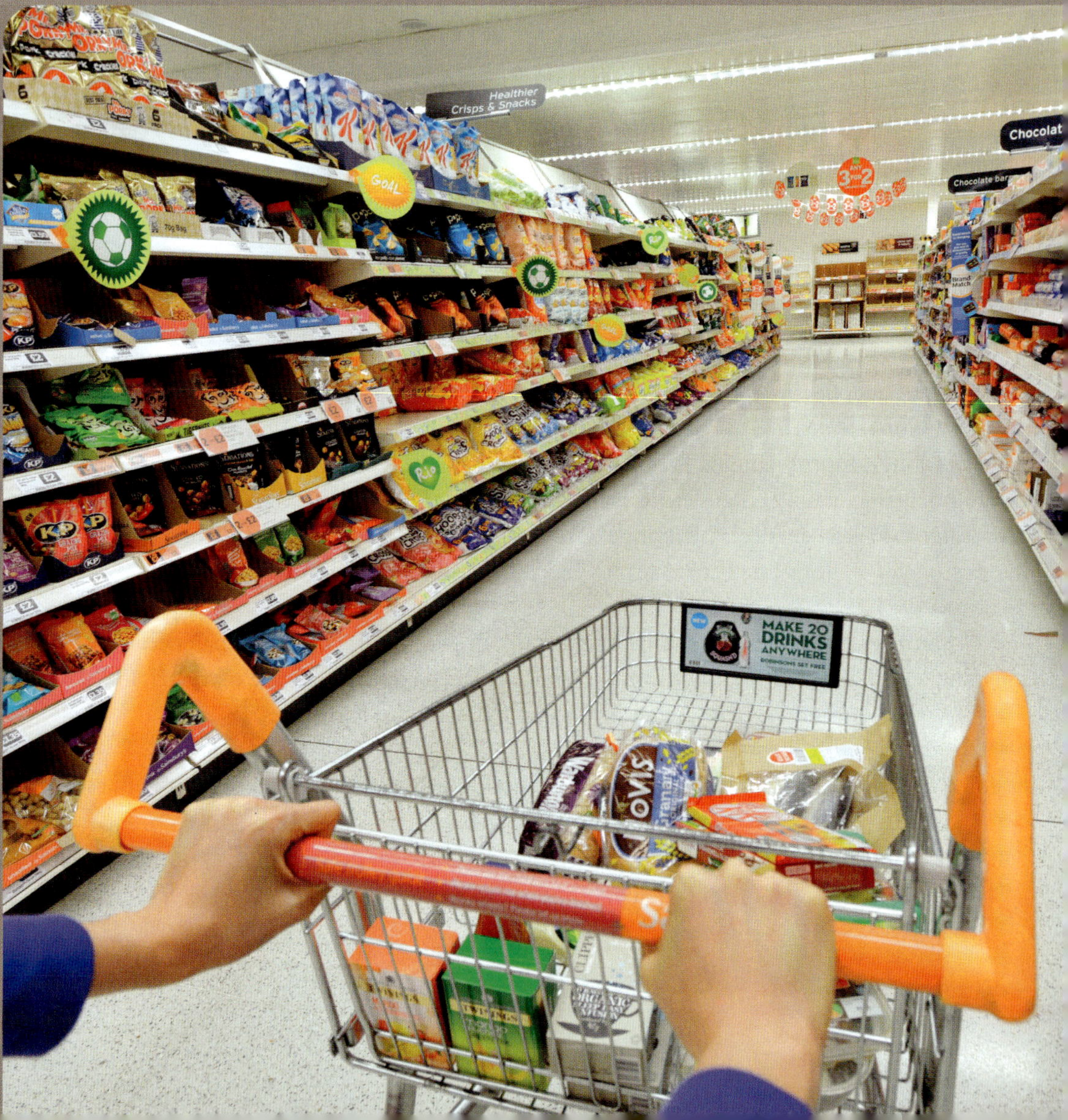
Healthier
Crisps & Snacks
Chocolat
MAKE 20
DRINKS
ANYWHERE

# Sommaire

## RAYON PRODUITS LAITIERS



## RAYON CONDIMENTS



## RAYON ÉPICERIE SALÉE



## RAYON ÉPICERIE SUCRÉE

# *Bienvenue dans le monde merveilleux du supermarché*

« Passé le sas automatique, vous êtes pris au piège. [...] Dans cet univers climatisé, le temps est toujours beau, chaud, et sans courants d'air. Tout d'abord, vous êtes saisis, saturés, encerclés par les musiques diffusées par les haut-parleurs. Le sol, lisse et propre, luit sous les projecteurs. Les chariots glissent sur les dalles... »[1]. Bienvenue dans le monde merveilleux du supermarché !

Chaque semaine, c'est le même rituel. Comme la majorité des Français, vous vous rendez sans doute dans la grande surface la plus proche de votre domicile, le samedi en général et achetez 70 % de vos aliments, des aliments transformés par l'industrie agroalimentaire, emballés et étiquetés. Le nombre de pro-

1 Extrait de la nouvelle *Le cycle du caddie* de David Myriam, http://art-engage.net

duits référencés dans une grande surface est colossal. Un hypermarché propose 3 000 à 5 000 références (parfois 8 000), les deux tiers de son chiffre d'affaires. Les marques rivalisent de slogans, de couleurs, d'allégations nutritionnelles ou de santé pour vous séduire, des marques nationales : LU, Fleury Michon, Lesieur, Danone… mais aussi des produits « maison », des marques de distributeurs ou MDD comme on les appelle dans le jargon professionnel : Marque Repère, Carrefour Agir, Casino Délices… Résultat : pour une simple sauce tomate, 10 marques différentes ! Comment choisir ?

Si vous êtes attentif à la qualité de votre alimentation pour votre santé et celle de vos enfants sans rien vouloir céder au plaisir de manger, une seule solution s'offre à vous : éplucher les étiquettes. Sans doute avez-vous déjà essayé. Stoïquement, vous attrapez le premier pot de sauce tomate, vous le faites pivoter délicatement entre vos doigts jusqu'à ce que vous repériez la composition. Première victoire. Ensuite vous vous concentrez pour tenter de déchiffrer les petits caractères mais au fil de l'interminable liste d'ingrédients dont certains vous sont totalement inconnus *amidon modifié de pomme de terre, sirop de glucose, acide lactique, E412, E1441…* votre concentration se relâche. Découragé, vous reposez le pot. Vous vous contentez du nom du produit et de son prix pour décider de votre achat. Autant faire vos courses les yeux fermés !

## Nous avons une excellente nouvelle

Ce travail minutieux et fastidieux nous l'avons fait pour vous. Nous avons passé à la loupe près de 800 aliments du supermarché les plus couramment consommés.

Nous avons épluché les listes d'ingrédients, réclamé aux fabricants des précisions sur la qualité de certains ingrédients, nous les avons interrogés sur leurs matières premières, tout cela dans un seul but : repérer les produits de bonne qualité nutritionnelle, signaler les plus mauvais et vous permettre de faire désormais ***le bon choix***.

## Vous allez gagner du temps

*Le Bon Choix* vous détaille la composition des aliments, il vous apprend à déchiffrer les étiquettes, à décoder les allégations, vous alerte sur certains ingrédients suspects et les additifs qui peuvent poser problème.

Désormais vous n'aurez plus à réfléchir avant d'empoigner un pot de sauce tomate, plus d'hésitation dans l'allée des céréales du petit déjeuner, plus de cas de conscience au rayon charcuterie. *Le Bon Choix*, nous l'avons fait pour vous. Faire vos courses va devenir un jeu d'enfant, en un temps record vous aurez parcouru toutes les allées de votre supermarché et vous passerez à la caisse avec la satisfaction d'avoir acheté des produits de qualité.

## Vous allez manger plus sainement

Et vous perdrez probablement du poids…

- En effectuant *Le Bon Choix*, vous donnerez la priorité aux calories pleines, c'est-à-dire aux aliments nutritionnellement denses qui apportent à votre corps les nutriments essentiels dont il a besoin et éviterez les calories vides, c'est-à-dire sans vitamines, sans minéraux, sans antioxydants bref, de l'énergie et c'est tout.
- Vous rééquilibrerez votre alimentation en oméga-3, ces graisses indispensables à la santé qui se raréfient dans notre assiette, vous optimiserez vos apports en fibres qui influencent favorablement le taux de sucre dans le sang, la flore intestinale et le transit.
- Vous éviterez les aliments qui à peine avalés se transforment en glucose dans le sang, augmentent la faim, poussent à manger plus et aboutissent à un stockage de graisse au niveau du ventre et des hanches.
- Vous privilégierez les aliments denses et fermes qui incitent à mastiquer et rassasient plus vite – mâcher lentement en savourant chaque bouchée est indispensable pour rester mince ou perdre du poids.

En faisant *le bon choix*, vous prenez votre santé en main.

## Votre alimentation sera plus savoureuse

Vous allez renouer avec le plaisir de manger de vrais aliments. En consommant des produits dont la liste d'ingrédients est courte, des aliments simples, les moins transformés possible, vous allez découvrir que les meilleurs choix pour la santé sont aussi les plus savoureux. En achetant une sauce tomate exempte d'épaississants qui contient juste de la tomate, de l'oignon, du basilic, de l'ail et de l'huile d'olive, vous achetez une sauce qui s'apparente à celle que vous auriez fait vous-même, avec un vrai goût de tomate et autant de plaisir à la clé.

## Vous allez gagner de l'argent

Avec une nourriture de meilleure qualité, vous aurez besoin de moins de nourriture pour être rassasié, vous aurez moins besoin de manger.

Vous déjouerez les ruses du marketing, un marketing qui a un coût qui se répercute inéluctablement sur le consommateur, vous. Lorsque vous achetez Actimel, la margarine Pro activ ou Danacol qui sont des produits chers, c'est en partie du marketing que vous payez. Vous privilégierez les produits de qualité à ceux qui promettent la lune. *Le Bon Choix* va vous éviter de gaspiller votre argent.

## Comment utiliser ce livre ?

Au fil des pages qui suivent, nous allons vous guider de rayon en rayon et examiner ensemble près de 65 catégories de produits qui correspondent aux aliments les plus couramment consommés. Tous ont nécessité à un moment ou à un autre de leur fabrication, l'intervention de l'industrie agroalimentaire. Nous avons laissé volontairement de côté les aliments dits « de base » comme les fruits et légumes frais, les légumes nature en conserve ou surgelés, les pâtes sèches, les légumineuses sèches, le vinaigre… de même que les boissons alcoolisées comme le vin, les spiritueux. Les aliments spécialement destinés aux enfants font l'objet d'un autre ouvrage (petits pots pour bébé, chocolat en poudre, céréales du petit déjeuner enfant, bonbons...).

## Nos sélections

Étant donné le nombre incalculable de références que l'on trouve dans les allées de nos supermarchés, être exhaustif était tout simplement impossible. Nous avons donc été contraints de faire des choix de marques. Les marques les plus représentatives d'une catégorie ont été retenues, marques nationales en priorité pour que vous puissiez faire vos courses dans n'importe quelle enseigne de supermarché ; par exemple, pour les yaourts et fromages blancs nature, Danone, La Laitière, Yoplait, Jockey. Lorsque les marques nationales n'étaient pas suffisamment nombreuses, nous avons élargi notre sélection aux marques de distributeurs, des produits qui présentent l'avantage d'être souvent moins chers que les grandes marques pour une qualité nutritionnelle parfois identique, mais aussi parfois inférieure et, surprenant, parfois supérieure. Preuve encore une fois qu'il est indispensable de lire les étiquettes.

Pour chaque catégorie d'aliments, notre équipe de diététiciennes a sélectionné une dizaine de produits dont la composition a été minutieusement analysée [présélection sur les sites de supermarché en ligne (coursesu.com, mescoursescasino.fr, courses.carrefour.fr, courses.monoprix.fr, etc.) puis sur le terrain dans les super et hypermarchés de la région d'Arles, de Nîmes et Montpellier].

## Nos critères

Les aliments sélectionnés ont été classés d'après leur qualité nutritionnelle et leur niveau de transformation.

La plupart des conseils nutritionnels que vous entendez à la télé ou à la radio s'en tiennent à des repères comme la quantité de graisses ou le nombre de calories des aliments. Certes ces informations sont intéressantes mais elles ne sont pas essentielles. La nutrition ne se résume pas à compter des calories, il y a des notions plus importantes dont il faut tenir compte pour pouvoir réellement juger de la qualité nutritionnelle d'un aliment comme par exemple la notion d'équilibre des graisses, d'index glycémique... Ces notions nous vous les expliquerons au fil des pages et pour des informations plus approfondies, nous vous invitons à vous reporter à l'ouvrage *La meilleure façon de manger* paru à ces mêmes éditions.

Outre la qualité nutritionnelle, nous nous sommes également intéressés au mode de fabrication de l'aliment afin de donner la priorité aux aliments les moins transformés. Car un aliment qui renferme des ingrédients au nom impossible à prononcer, dont le nombre est supérieur à cinq et qui contient de l'amidon modifié, du sirop de glucose-fructose ou un édulcorant de synthèse n'est pas un véritable aliment. Aucune de ces caractéristiques n'est forcément néfaste (quoiqu'on découvre qu'il peut y avoir des interactions entre les additifs) mais toutes sont des marqueurs fiables de produits tellement transformés, tellement éloignés de ce que vous confec-

### *Les dessous des marques de distributeur*

Certains produits distributeur se distinguent sans ambiguïté dans les rayons, d'autres en revanche avancent masqués.

- **Auchan** : Auchan, Rik & Rok, Pouce (1er prix), Auchan bio, Mmm !
- **Casino** : Casino, Saveurs d'Ailleurs, Casino Délices, Terre et Saveur, Casino bio, Tous les jours
- **Carrefour** : Carrefour, Reflets de France, Carrefour discount, Carrefour bio, Carrefour sans gluten, Bon app'
- **Intermarché** : Monique Ranou (charcuteries), Pâturages (laitages), Bouton d'Or (chips), Solaya (confiture), Chabrior (biscuits), Saint Eloi (légumes), Adélie (glaces), Top Budget (1er prix)
- **Leclerc** : Marque Repère, Nos régions ont du talent, Eco+, Bio Village
- **Magasins U** : produit U, Bien vu (1er prix), U bio, U saveurs
- **Monoprix** : Monoprix, Monoprix Gourmet, Monoprix bio, Bien vivre

tionneriez à la maison qu'ils en deviennent suspects à nos yeux. En consommant des aliments hautement transformés, on ne contrôle plus vraiment ce que l'on avale.

Le critère du prix n'a pas été retenu car plus un aliment est bon, qu'il s'agisse de qualité nutritionnelle ou de goût (ce qui va souvent de pair), et plus il coûte cher, généralement parce qu'il a été produit avec plus de soin et de manière moins intensive. Toutefois notre enquête a révélé de bonnes surprises et nous vous les avons signalées.

## Nos résultats

À l'intérieur de chaque catégorie, les aliments sélectionnés ont été répartis en deux groupes : page de gauche, *Le Bon Choix* c'est-à-dire les aliments que nous vous conseillons de consommer dans cette gamme et page de droite, ceux qu'il vaut mieux éviter. Nous vous indiquons également par une flèche TOP le produit que nous estimons être le meilleur de la catégorie et une flèche FLOP le plus mauvais.

| LE MEILLEUR | LE PLUS MAUVAIS |
|---|---|
| 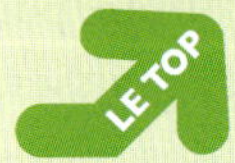  | 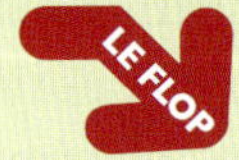  |

Certains produits seront parfois auréolés d'une couronne de laurier, prix décerné par notre collectif, signe qu'ils font partie du top 10 des meilleurs aliments de cet ouvrage. Ces aliments sont récompensés pour leur qualité nutritionnelle, la simplicité de leur recette et leur innovation.

À noter que ça n'est pas parce qu'un produit est en page de droite qu'il ne faut absolument pas le manger et ça n'est pas parce qu'il est du côté gauche qu'on peut en manger à volonté. Le Nutella par exemple est classé parmi les bons produits mais il doit rester occasionnel. Chaque aliment a sa place dans l'alimentation toutefois il doit garder sa juste place. Les grandes règles d'une alimentation saine et équilibrée vous seront données à la fin de ce guide conçu pour mieux acheter et donc, ne l'oublions pas, pour **mieux manger**.

# Apprenez à lire une étiquette

Si le premier critère dans le choix d'un produit est souvent le prix, nous nous attachons davantage ici à la qualité des aliments. Pour cela, les seuls indices dont vous disposez dans votre magasin – hormis ce livre qui a décrypté toutes les étiquettes pour vous – ce sont les renseignements fournis par le fabricant sur l'emballage.

On trouve quatre types d'informations sur l'emballage :

- le tableau nutritionnel ;
- la liste des ingrédients ;
- parfois des allégations nutritionnelles (« *bonne source de vitamine C* ») ou des allégations santé (« *réduit le risque cardiovasculaire* »).

## Le tableau nutritionnel

Il est obligatoire désormais en Europe. Les données sont exprimées le plus souvent pour 100 g (ou 100 ml) d'aliment et comportent :

- la valeur énergétique (en kilocalories et en kilojoules) ;

- les teneurs en lipides, acides gras saturés, glucides, sucres, protéines et sel ; le type de graisses et de sucre est parfois détaillé ;
- accessoirement des informations sur la teneur en sodium, en vitamines et minéraux.

Si le produit comporte une allégation portant sur des vitamines ou sur des fibres ou des matières grasses, le tableau doit inclure ces éléments avec leur contribution aux apports journaliers recommandés (AJR). C'est le cas pour l'étiquette des cérales All Bran Fibres plus *riches en acide folique* ci-contre.

NOS INFORMATIONS NUTRITIONNELLES

| | Pour 100 g | Par portion de 40 g |
|---|---|---|
| ENERGIE | 1400 kJ<br>334 kcal | 560 kJ<br>134 kcal |
| MATIÈRES GRASSES | 3,5 g | 1,4 g |
| dont acides gras saturés | 0,7g | 0,3 g |
| GLUCIDES | 48 g | 19 g |
| dont sucres | 18 g | 7,2 g |
| FIBRES ALIMENTAIRES | 27 g | 11 g |
| PROTÉINES | 14 g | 5,6 g |
| SEL | 0,95 g | 0,38 g |
| **VITAMINES :** | **(% AR)** | **(% AR)** |
| THIAMINE (B1) | 0,69 mg (63) | 0,28 mg (25) |
| RIBOFLAVINE (B2) | 0,88 mg (63) | 0,35 mg (25) |
| NIACINE (B3/PP) | 10 mg (63) | 4,0 mg (25) |
| B6 | 0,88 mg (63) | 0,35 mg (25) |
| ACIDE FOLIQUE (B9) | 250 µg(125) | 100 µg (50) |
| B12 | 1,6 µg (63) | 0,63 µg (25) |
| **SELS MINÉRAUX :** | | |
| FER | 8,8 mg (63) | 3,5 mg (25) |

(%AR) = Apports de Référence

All-Bran Fibre Plus contient 27g de fibres de son de blé pour 100g. Un portion de 40g en apporte 11g.

## La liste des ingrédients

Cette liste donne des informations sur la quantité relative de chaque ingrédient, sur leur qualité, sur les additifs employés et vous renseigne par la même occasion sur un risque potentiel d'allergies alimentaires car l'industriel est tenu de signaler tout aliment pouvant avoir été en contact avec le produit.

## LA QUANTITÉ RELATIVE DE CHAQUE INGRÉDIENT

La liste complète des ingrédients de l'aliment est présentée par **ordre décroissant de poids**. Elle renseigne donc sur le poids relatif de chaque ingrédient. Prenons un exemple, le Parmentier de canard Monoprix.

### *Ce que les étiquettes ne vous diront pas*

- Les pourcentages précis de tous les ingrédients.
- Les doses d'additifs présents (attention ils ne sont pas toujours identifiés par Exxx).
- Si l'aliment fait grimper la glycémie ou s'il diffuse son énergie lentement, information précieuse pour la santé qui ne peut être renseignée que par l'index glycémique*, et non par la distinction entre sucre et amidon.
- La teneur en fibres (cette information n'est pas obligatoire).
- La teneur en acides gras monoinsaturés et polyinsaturés**.

* Pour en savoir plus sur l'IG lire page 201

** Pour en savoir plus sur les acides gras lire page 147

**INGREDIENTS**

Eau - viande de canard cuite 11% *(viande et gras de canard, graisse de canard, sel)* - pomme de terre déshydratée 10% *(pomme de terre 99%, émulsifiant : E471, antioxygène : E330, stabilisant : E450)* - oignon - graisse de canard - viande de poulet cuite *(viande de cou de poulet, sel)* - lait écrémé en poudre - crème fraîche - préparation pour sauce *[fond de canard (os, viande et graisse de canard, eau, sel), sel, extrait de levure, arômes naturels (dont blé), maltodextrine de blé, amidon de riz prégélatinisé]* - beurre - colorant : E150a - purée d'ail - sel - lait entier en poudre - sucre - persil 0,1% - arômes naturels - thym 0,01% - épices - curcuma.

Déjà, on est impressionné par le nombre d'ingrédients. Mais on constate surtout que l'eau est l'ingrédient principal ce qui signifie que ce hachis Parmentier est à base de purée mousseline, et ce à près de 90 % puisque le canard (viande + graisse) n'est présent, lui, qu'à hauteur de 11 %. Conclusion : vraisemblablement beaucoup de purée (liquide) dans ce produit et très peu de viande !

À retenir : plus la liste des ingrédients est courte, mieux c'est !

## • LA QUALITÉ DES INGRÉDIENTS

La liste renseigne aussi sur la qualité des ingrédients mis en œuvre : sucre de canne sirop de glucose-fructose ou sucre inverti, farine ou amidon modifié, beurre, huile végétale ou matière grasse végétale hydrogénée… Petit lexique pour y voir plus clair.

- **Le sucre** est le sucre de table que vous mettez dans votre café ou dans vos gâteaux. Il est extrait de la betterave ou de la canne à sucre. C'est du saccharose. Il contient 50 % de glucose et 50 % de fructose.
- **Le fructose** se trouve à l'état naturel dans les fruits et le miel mais il peut être produit à peu de frais à partir d'amidon de maïs, de blé ou de pomme de terre. Au niveau industriel, il permet, pour une même saveur sucrée de réduire la quantité totale de glucides et donc de diminuer l'apport énergétique. D'où son intérêt pour la biscuiterie et la pâtisserie industrielle. Contrairement au sucre, le fructose a l'avantage de ne pas augmenter la glycémie en revanche, il entraîne une augmentation des graisses (triglycérides) dans le sang, il favorise la prise de poids et la résistance à l'insuline.
- **Le glucose** a un faible pouvoir sucrant. Dans ce cas pourquoi les industriels y ont-ils recours ? Parce que c'est un bon agent de charge, c'est-à-dire qu'il permet d'augmenter le volume du produit sans lui apporter trop de calories. Seul hic : il fait monter en flèche la glycémie.
- **Le sirop de glucose** est un mélange de glucose seul et de chaînes de glucose. On le trouve dans la liste d'ingrédients de très nombreux produits. Moins cher que le sucre de table, il est obtenu à partir de la dégradation chimique plus ou moins poussée de l'amidon de blé, de maïs ou de pomme de terre. Les industriels y ont recours dans les sorbets, pour obtenir des textures plus dures, dans les céréales de petit déjeuner pour améliorer la texture et la conserva-

tion, dans les viennoiseries pour ajuster le goût sucré, dans les biscuits pour favoriser le brunissement ou améliorer la friabilité.

- **Le sirop de glucose-fructose** est un mélange de glucose et de fructose (maximum 42 %). Il est obtenu à partir du sirop de glucose. Il est utilisé par les industriels en raison de son faible coût par rapport au sucre de table et de ses avantages technologiques :
- dans les sodas et les boissons aux fruits, il augmente la saveur sucrée et exhausse les arômes des fruits,
- dans les glaces, il permet d'obtenir des textures plus souples et plus « cuillérables »,
- dans les biscuits, il améliore la conservation et la texture en permettant de conserver le caractère moelleux et participe à la coloration (cuisson).

- **Le dextrose**, c'est l'autre nom du glucose. On le retrouve très souvent dans les charcuteries car il contribue à donner une couleur rose à la viande de porc plus appétissante que la couleur grise naturelle. On retrouve du dextrose également dans les yaourts, les biscuits apéro, les chips, etc.

- **Le sucre inverti** est un mélange de sirop de glucose et de sirop de fructose à concentration égale (50/50) qui affiche un pouvoir sucrant légèrement supérieur au fructose. Il évite la dessiccation des sirops, des pâtes, des fondants. Le sucre inverti peut également être utilisé en biscuiterie, pâtisserie, car il favorise la conservation du moelleux, la coloration des produits et augmente la saveur sucrée.

- **L'amidon** est issu de la pomme de terre, du maïs, du blé. Pour l'industriel, il est l'équivalent de la Maïzena que les cuisinières utilisent pour lier les sauces et alléger les gâteaux. L'amidon supportant mal les milieux acides et les températures élevées, il ne peut pas être utilisé dans toutes les préparations, notamment celles qui sont stérilisées ou pasteurisées. C'est pour cette raison que les fabricants ont recours à des amidons transformés ou modifiés, des amidons natifs qui ont subi divers traitements qui leur confèrent une plus grande stabilité. Ces amidons modifiés se comportent comme du glucose dans l'organisme.

- **La dextrine** est une substance gommeuse qui résulte de la transformation de l'amidon ou de la fécule de pomme de terre. Elle est utilisée comme stabilisant dans les entremets, flans, desserts et laits en conserve notamment.
- **La maltodextrine** est une substance composée de maltose (chaîne de deux glucoses) et de dextrine. Les maltodextrines sont utilisées dans l'industrie comme support d'arôme, agent de charge, pour améliorer la solubilité de certains ingrédients ou la texture des produits. On en trouve dans les chips, glaces, salades traiteur, biscuits, plats préparés, sauces…
- **Une huile végétale** est une huile raffinée composée d'une ou de plusieurs huiles en mélange (tournesol, colza, arachide, maïs, palme, coco…), mais pas d'huile d'olive.
- **Une huile végétale hydrogénée** est une huile qui a subi un traitement consistant à lui ajouter de l'hydrogène. Rien n'oblige un fabricant à préciser sur l'emballage si l'hydrogénation est partielle ou totale. Or cette information a son importance : lorsqu'elle est partielle, elle favorise la formation de graisses *trans* qui sont néfastes pour la santé cardiovasculaire.

## LES ADDITIFS

La liste d'ingrédients indique aussi la présence d'additifs parfois reconnaissables à leur code particulier : E suivi de 3 chiffres. E 620. Mais l'absence de E xxx ne garantit pas l'absence d'additifs, qui peuvent figurer nommément.

### *Les grandes familles d'additifs*

- E 100 : colorants
- E 200 : conservateurs
- E 300 : antioxydants ou antioxygènes
- E 400 : agents de texture
- E 500 : anti-agglomérants
- E 600 : exhausteurs de goût
- E 700 : agent de sapidité
- E 800 : arômes
- E 900 : édulcorants

### LES ADDITIFS À ÉVITER EN CAS DE TERRAIN ALLERGIQUE

**Les additifs de ce tableau peuvent entraîner des réactions allergiques diverses.**

| | | | |
|---|---|---|---|
| E 102 | Tartrazine | Colorant | Boissons, merguez, gâteaux, bonbons ou enrobages de sucreries |
| E 104 | Jaune de quinoléine | Colorant | Sodas, confiseries, confitures, boissons alcoolisées |
| E 120 | Rouge carmin | Colorant | Charcuteries |
| E 132 | Indigotine | Colorant | Confiseries et glaces |
| E 210 à E 213 | Acide benzoïque et dérivés | Conservateurs | Boissons aromatisées, confitures allégées, fruits confits, condiments… |
| E 220 | Additifs soufrés, sulfites | Conservateurs | Fruits secs, crevettes fraîches, vin |
| E 231 | Orthophénylphénol | Conservateur | Traitement des agrumes |
| E 202 | Sorbate de potassium | Conservateurs | Fruits secs |
| E 1105 | Lysozyme | Conservateurs | Fromages à pâte cuite pressée et à pâte molle stabilisée |
| E 621 | Glutamate | Exhausteur de goût | Soupes en sachet, cuisine asiatique… |

Les additifs sont des substances ajoutées intentionnellement aux aliments dans le but, soit d'en améliorer la conservation, la couleur, le goût, l'aspect, soit de faciliter la fabrication de l'aliment sans remplir aucune fonction dans l'aliment. Par exemple : la lécithine de soja que l'on trouve dans le chocolat ou les margarines est un émulsifiant. Elle sert à mélanger une matière grasse avec une matière non grasse.

Avant d'être utilisés dans l'industrie agroalimentaire, les additifs font l'objet de tests toxicologiques qui permettent de dire dans quels produits ils peuvent être incorporés et à quelle dose (en fonction de la Dose Journalière Admissible ou DJA).

Parmi les additifs, certains sont d'origine naturelle comme le E 302 (une forme de vitamine C), d'autres sont issus

## LES ADDITIFS À ÉVITER CHEZ L'ENFANT OU EN CAS DE RISQUE DE CANCER

**Les additifs de ce tableau sont soupçonnés, sur la base d'études expérimentales parfois contradictoires de favoriser des cancers chez l'animal. Mieux vaut par précaution en limiter la consommation.**

| | | | |
|---|---|---|---|
| E 104 | Jaune de quinoléine | Colorant | Sodas, confiseries, confitures, boissons alcoolisées |
| E 950 | Acésulfame K | Édulcorant | Produits allégés, confiseries |
| E 951 | Aspartame | Édulcorant | Produits allégés, confiserie |
| E 123 | Amarante | Colorant | Vins apéritifs, spiritueux, œufs de poisson |
| E 124 | Rouge Ponceau 4R / rouge cochenille | Colorant | Pâtisseries fraîches ou sèches, entremets, fruits au sirop, confiseries, chorizo |
| E 127 | Erythrosine | Colorant | Cerises pour cocktail, confites ou bigarreaux au sirop |
| E 128 | Rouge 2G | Colorant | Saucisses et viandes pour hamburger |
| E 129 | Rouge « allura » | Colorant | Sodas, apéritifs, saucisses et viandes pour hamburger |
| E 151 | Noir brillant BN | Colorant | Harengs fumés |
| E 110 | Jaune orangé sunset | Colorant | Confiseries, sirops, conserves, confitures, pâtisseries |
| E 122 | Azorubine/carmoisine | Colorant | Charcuteries |
| E 239 | Hexaméthylènetétramine | Exhausteur de goût | Fromages |
| E 249 à E 251 | Nitrites | Conservateurs | Charcuteries, viandes industrielles |
| E 214 à E 219 | Parabens | Conservateurs | Charcuteries industrielles, pâtes à tarte, biscuits apéritifs et confiseries |
| E 310 | Gallate de propyle | Antioxydant | Boissons pour sportifs, confiseries, céréales de petit déjeuner, crèmes desserts, yaourt aux fruits… |

## LES ADDITIFS À ÉVITER EN CAS DE TROUBLES DIGESTIFS

**À dose élevée, les additifs de ce tableau provoquent des troubles digestifs mineurs.**

| | | | |
|---|---|---|---|
| E 966 | Lactitol | Édulcorant | Confiseries |
| E 420 | Sorbitol | Édulcorant | Confiseries |
| E 421 | Mannitol | Édulcorant | Confiseries |
| E 967 | Xylitol | Édulcorant | Confiseries |
| E 1200 | Polydextrose | Agent de charge et de texture | Gâteaux, confiseries, crèmes desserts… |

## LES ADDITIFS À ÉVITER EN CAS D'AUTO-IMMUNITÉ

**Les additifs ci-dessous favorisent la perméabilité intestinale**

| | | | |
|---|---|---|---|
| E 432-436 | Polysorbates | Émulsifiant | Produits de boulangerie |
| E 471 | Mono-et diglycérides d'acides gras | Émulsifiant | Produits de boulangerie |
| E 472e | Esters monoacétyltartriques et diacétyltartriques des mono- et diglycérides d'acides gras | Émulsifiants | Produits de boulangerie |
| E 473 | Sucroesters d'acides gras | Émulsifiant | Gâteaux, biscuits, |
| E 475 | Esters polyglycériques d'acides gras | Émulsifiant | Produits de boulangerie |
| E 481 | Stéaroyl-2-lactylate de sodium | Émulsifiant | Produits de boulangerie |
| E 482 | Stéaroyl-2-lactylate de calcium | Émulsifiant | Produits de boulangerie |
| E 491-E 496 | Esters de sorbitane | Émulsifiant | Produits de boulangerie |

de la chimie. Certains additifs peuvent provoquer des allergies ou des réactions chez des personnes sensibles comme le E 212 (benzoate de sodium), un conservateur. Sachez que la plupart des additifs sont interdits dans les aliments pour bébés (colorants, édulcorants notamment) ainsi que dans les produits issus de l'agriculture biologique.

## Les arômes

Décrypter la nomenclature des arômes peut être un vrai casse-tête car la réglementation est complexe. Sachez d'abord que si un produit a un goût de fraise et que le mot arôme ne figure pas dans la liste des ingrédients, c'est que la flaveur du produit est donnée par les ingrédients eux-mêmes, ce qui est rassurant.

Lorsque l'étiquetage fait mention d'arômes, voici comment interpréter l'information :

- « *Arôme naturel de X (pomme, vanille…)* » : au moins 95 % des arômes sont dérivés de X. Les 5 % maximum restants ne peuvent être utilisés que pour les besoins de la standardisation ou, par exemple, pour conférer à l'arôme une note fraîche, piquante, mûre ou verte, plus importante.
- « *Arôme naturel de X avec autres arômes naturels* » : moins de 95 % des arômes sont issus de X mais reconnaissables dans le goût de l'aliment.
- « *Arôme naturel X* » (par exemple « arôme naturel fraise ») : peut-être constitué de plusieurs sources toutes naturelles, le fabricant donnant une indication sur la flaveur qui résulte du mélange de ces arômes (qui n'ont peut-être rien à voir avec X)
- « *Arôme naturel* » : tous les agents aromatisants sont entièrement d'origine naturelle. La flaveur résultante n'est pas indiquée.
- « *Arôme X* » (par exemple « arôme crabe ») : cet arôme n'est pas d'origine naturelle, mais la flaveur recherchée est celle de X.
- « *Arôme* » (sans autre indication) : substance d'origine chimique ; la flaveur n'est pas renseignée.

### Le problème des additifs à base de phosphates

On en parle peu, mais voilà un nouveau risque pour la santé de toute la famille : la quantité de phosphore apportée par l'alimentation, trop souvent à notre insu. Le phosphore est un minéral essentiel, nous en avons besoin, mais point trop n'en faut. Un excès de phosphore est associé à un risque plus élevé de maladies cardiovasculaires, osseuses et rénales. Chez l'adulte, il est lié à une mortalité plus élevée, tant chez les insuffisants rénaux que les personnes en bonne santé.

TENEUR EN PHOSPHORE DE QUELQUES ALIMENTS (EN MG)

| | TAILLE DE LA PORTION | PHOSPHORE | PRÉSENCE D'ADDITIFS |
|---|---|---|---|
| Fromages fondus industriels, parmesan | 50 g | 350-500 mg | Oui |
| Emmental, gruyère, comté | 50 g | 300-320 mg | Possible |
| Yaourt | 125 g | 85-165 mg | Possible |
| Saucisses (Francfort...) | 150 g | 200-300 mg | Possible |
| Jambon cuit (porc, volaille) | 50 g | 200-225 mg | Possible |
| Nuggets de poulet | 100 g | 225 mg | Oui |
| Pizza au fromage | 150 g | 420 mg | Oui |
| Sodas au cola | 200 ml | 50-100 mg | Oui |
| Chocolat au lait | 20 g | 50-100 mg | Possible |
| Pain blanc | 100 g | 50-100 mg | Possible |
| Pain complet | 100 g | 100-200 mg | Possible |
| Levure de boulanger | Sachet | 200-300 mg | Oui |
| Pomme de terre frite | 75 g | 80-100 mg | Possible |
| Viandes rouges (agneau, bœuf) | 150 g | 200-400 mg | Non |

Les apports conseillés en phosphore sont de l'ordre de 300 à 450 mg par jour jusqu'à 9 ans, 600 mg chez les jeunes filles de 10 à 19 ans, 700 à 800 mg chez les garçons aux mêmes âges, et 550 mg pour les adultes des deux sexes. Mais l'alimentation en apporte infiniment plus : dans les années 1970, adolescents et adultes absorbaient en moyenne entre 500 mg et 900 mg de phosphore chaque jour ; aujourd'hui, c'est plus de 1200 mg quand on est de sexe féminin et plus de 1500 mg quand on est de sexe masculin, avec une consommation moyenne comprise entre 1000 et 2000 mg en Europe. La principale raison de cette augmentation ? Une avalanche d'additifs à base de phosphates dans les aliments transformés !

Il s'agit de :
- acide phosphorique (E 338)
- phosphates de sodium (E 339)
- phosphates de potassium (E 340)
- phosphates de calcium (E 341)
- phosphates de magnésium (E 343)
- diphosphates (E 450)
- triphosphates (E 451)
- polyphosphates (E 452)

Il y a aussi du phosphore dans les additifs suivants : E 322, E 442, E 626 à E 635, E 101(ii), E 1410, E 1412, E 1413, E 1414, E 1415 et E 541, mais à des doses moins problématiques.

L'acide phosphorique (E 338) est utilisé comme acidifiant dans les sodas, notamment les colas. Les di- tri- et polyphosphates s'emploient en fromagerie comme sels de fonte (ou agents de texture) et pour augmenter la rétention d'eau. Dans les laits en poudre et concentrés, ils servent de stabilisants. On les trouve aussi dans les charcuteries, le surimi, en boulangerie comme agents levants. Les aliments vendus dans la restauration rapide et les aliments industriels sont donc une source majeure de phosphore.

Plus de 90 % du phosphore apporté par ces additifs est effectivement absorbé (plus dans les boissons que les aliments solides). Un régime alimentaire riche en produits industriels et en laitages peut ainsi conduire à recevoir chaque jour plus de 2 grammes de phosphore soit 3 à 4 fois les apports conseillés. L'Agence européenne des aliments doit d'ailleurs réévaluer ces additifs avant le 31 décembre 2018, une tâche à laquelle est assignée une « priorité haute ».

## Les allégations nutritionnelles

« *Riche en vitamine C* », « *Source de fibres* », « *Allégé en matières grasses* »... les allégations nutritionnelles sont de plus en plus nombreuses. Comment s'y retrouver dans cette jungle ? Revue de détail.

Une allégation quantitative suggère qu'un aliment possède des propriétés bénéfiques particulières de par l'énergie, les nutriments ou d'autres substances qu'il renferme ou qu'il renferme en faible proportion ou encore dont il est exempt. L'emballage doit alors comporter obligatoirement un tableau nutritionnel faisant figurer l'élément sur lequel repose l'allégation.

| SI L'ALLÉGATION DIT | CELA SIGNIFIE : |
|---|---|
| Pauvre/faible en calorie/énergie | moins de 40 kcal pour 100 g d'aliment solide |
| Source de fibres | au moins 3 g pour 100 g ou 1,5 g pour 100 kcal |
| Source de protéines | au moins 12 % des calories proviennent des protéines |
| Riche en protéines | au moins 20 % des calories proviennent des protéines |
| Sources de vitamines/minéraux | au moins 15 % des AJR pour 100 g |
| À teneur garantie en vitamines | entre 80 et 200 % de la teneur en vitamines de la matière première |
| Riche en vitamines/minéraux | au moins 30 % des AJR pour 100 g |
| Source d'acides gras oméga-3 | au moins 15 % de l'ANC pour 100 g |
| Sans sucre(s) | moins de 0,5 g de sucre par 100 g |

Une allégation **comparative** positionne le produit par rapport à d'autres de la même catégorie ou par rapport à un « produit de référence » dit classique.

LES ALLÉGATIONS ENREGISTRÉES

| NUTRIMENT PRÉSENT | FONCTION POUVANT ÊTRE ALLÉGUÉE |
| --- | --- |
| Acide folique (ou vitamine B9) | Division/multiplication cellulaire |
| Calcium | Capital osseux |
| Magnésium | Fonction nerf-muscle |
| Fer | Hémoglobine, oxygène, globule rouge |
| Zinc | Multiplication cellulaire ou synthèse de l'ADN |
| Vitamine A | Vision, intégrité des tissus |
| Vitamines B1, B2, B3 ou PP, B6 | Utilisation des nutriments dans le métabolisme |
| Vitamine C | Constitution des tissus Absorption du fer |
| Vitamine D | Construction osseuse Favorise l'absorption du calcium |
| Vitamine E | Protection des graisses contre l'oxydation |
| Iode | Synthèse des hormones thyroïdiennes |
| Fluor | Solidité de l'émail ou des dents |

| SI L'ALLÉGATION DIT | CELA SIGNIFIE : |
| --- | --- |
| Allégé en..., Light | au moins 30 % en moins |
| Ex : compote allégée en sucre | 30 % de sucre en moins par rapport à une compote classique |
| Allégé en graisses | au moins 30 % de graisses en moins par rapport à un produit similaire |
| Sans matières grasses | moins de 0,5 g pour 100 g |
| Enrichi en... | au moins 30 % en plus |
| Teneur réduite en sel | au moins 25 % en moins |

## Les allégations qualitatives

Ces allégations sont liées à l'origine, la nature, la composition, la production, et la transformation des produits. Celles-ci sont soumises à une réglementation stricte :

- **Naturel** : désigne un produit tel qu'on le trouve dans la nature, c'est-à-dire non traité, sans additif.
- **Frais** : utilisé pour un produit présentant au moment de la vente les caractéristiques gustatives et hygiéniques qu'il présentait au moment de sa production. Le produit ne

doit pas avoir subi de traitement (hors réfrigération, pasteurisation et conservation sous vide) et comporter une date limite de consommation inférieure à 30 jours.

- **Pur** : le produit est composé d'un seul élément.
- **Artisanal** : produit par un fabricant qualifié d'« artisan » selon la réglementation.
- **À l'ancienne, traditionnel** : fabriqué selon des usages anciens répertoriés, selon des recettes traditionnelles sur le plan des dénominations et de la composition, et sans additif.
- **Fermier** : produit préparé à la ferme, à petite échelle sous certaines conditions et selon des techniques traditionnelles.
- **Sans colorant, sans additif** : alors que les additifs et les colorants sont autorisés pour ce produit, le fabricant a décidé de ne pas en utiliser. Certains fabricants mettent aussi la mention « *Sans colorants ni conservateurs conformément à la législation en vigueur* » : le produit n'a alors aucun avantage spécifique, puisque c'est le mode de fabrication qui l'impose.

## Les allégations santé

Elles informent des effets bénéfiques éventuels de la consommation d'un aliment. En France et dans l'UE, les allégations qui précisent qu'un produit ou l'un de ses ingrédients permet de prévenir, traiter ou guérir une maladie sont interdites. En revanche il est possible de mettre en avant qu'un aliment ou un de ses ingrédients maintient le fonctionnement normal d'un organe ou d'une fonction du corps. Ces allégations dites fonctionnelles sont autorisées. Par exemple il est possible d'écrire sur l'emballage « *le calcium contribue au maintien d'une ossature normale* » mais il est interdit d'affirmer « *le calcium prévient l'ostéoporose* ».

Les industriels trouvent néanmoins toujours des pirouettes pour nous suggérer, sans se faire taper sur les doigts, que leur produit a des bénéfices santé. Les messages concernant l'amaigrissement ou le contrôle du poids sont interdits. Or de nombreuses marques utilisent des slogans subliminaux du style « *Votre capital minceur* ».

Seules les allégations prouvées scientifiquement sont autorisées. La Commission Européenne a défini une liste précise des allégations bien établies qui peuvent être utilisées. Pour toute nouvelle allégation, le fabricant doit soumettre un dossier scientifique auprès des autorités sanitaires européennes.

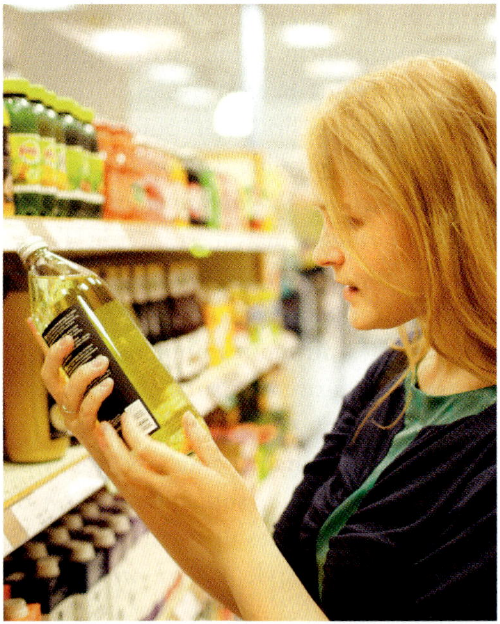

## Étiquettes : 6 pièges à éviter, 6 bons réflexes

### 1 • Sachez où sont vos priorités

Comment choisir entre des aliments similaires ? Lisez l'étiquette et privilégiez les points suivants dans l'ordre.

**1** • Celui qui est fabriqué avec des ingrédients « naturels » (farine plutôt qu'amidon modifié, œufs plutôt que jaunes d'œuf ou blancs en poudre, lait entier plutôt que lait en poudre ou protéines de lait, sucre plutôt que sirop de glucose, etc.)

**2** • Celui dont la liste d'ingrédients est la plus courte (celui qui a le moins de colorants, d'arômes, de stabilisants, de gélifiants…)

**3** • Celui qui contient le moins de sucre ajouté (saccharose, glucose, fructose, sucre inverti, sirop de glucose-fructose…)

**4** • Celui dont les graisses sont de meilleure qualité : olive ou colza de préférence

**5** • Le moins calorique

**6** • Celui qui contient le plus de fibres (céréales complètes plutôt que raffinées, teneur en fruits ou en légumes plus élevée)

**7** • Celui qui ne renferme pas les additifs que vous voulez éviter

### 2 • Repérez la position des ingrédients dans la liste

La position de l'ingrédient dans la liste est importante. On trouve ainsi quasiment dans tous les produits du sirop de glucose-fructose. Repérez-le sur l'étiquette : s'il est numéro 2 dans le produit A, préférez le produit B dans lequel il est numéro 7.

### 3 • Mais ne vous laissez pas abuser !

Puisque l'ingrédient principal doit apparaître en premier, la tentation est forte pour l'industriel de modifier la composition du produit pour que le premier ingrédient paraisse meilleur pour la santé que le deuxième. Ainsi, dans le cas d'un gâteau où le premier ingrédient serait le sucre, le fabricant peut remplacer une partie du sucre par du sirop de glucose-fructose. Résultat : la farine apparaît en premier. Pour se faire une idée de la teneur en sucre ajouté d'un tel produit, il faudrait donc repérer dans la liste tous les sucres présents : sucre, sirop de glucose-fructose, dextrose, maltodextrine, miel, fructose, lactose, etc.

#### *Diviser la liste pour brouiller les pistes*

Les industriels peuvent brouiller les pistes en séparant la liste d'ingrédients en groupes. Prenons l'exemple de ce moelleux à la fraise.

**Biscuit moelleux 50 % :**
**farine de blé, œufs, sucre, stabilisant : glycérol, matière grasse végétale, lait écrémé en poudre, sel, cacao maigre en poudre**
**Fourrage à la fraise 50 % :**
**sirop de glucose-fructose, pulpe de fruits 12 % (purée de fraise, purée de pomme, jus de fraise concentré)**

Avec une telle présentation, le consommateur a vite fait de confondre « fraise 50 % » et « fourrage à la fraise 50 % », ce qui nutritionnellement fait une sacrée différence !

### 4 • Gare aux produits allégés

Pour remplacer les graisses souvent retirées de ces produits, les industriels n'hésitent pas à avoir recours à de multiples additifs et ingrédients divers comme des amidons qui donnent de la consistance aux produits mais sont parfois encore moins bons pour la ligne que les graisses qu'ils remplacent !

### 5 • Attention aux fausses bonnes propriétés…

L'ajout de vitamines ou de minéraux est aberrant quand le produit est visiblement mauvais pour la santé, par exemple trop sucré. Attention donc aux précisions qui détournent l'attention des mauvaises qualités d'un produit, ou qui, pour consommer du magnésium, vous font avaler plus de calories.

### 6 • Vitamines et minéraux : oui, mais…

Certains aliments enrichis en vitamines et ou minéraux peuvent être intéressants. Mais ce n'est pas toujours le cas :

- vitamine D : les aliments enrichis en vitamine D en apportent des quantités infimes, sans aucun intérêt pour la santé. Inutile ;
- fer : de nombreux aliments (notamment céréales du petit déjeuner) sont enrichis en fer. Ce fer est susceptible de réagir avec d'autres nutriments et d'endommager cellules et tissus. Mieux vaut donner à un enfant un aliment qui contient naturellement du fer comme la viande ou le poisson. Quant aux hommes mais aussi aux femmes ménopausées, le fer des aliments enrichis est inutile car les besoins sont faibles et couverts par l'alimentation normale.

## Bientôt des feux tricolores sur les emballages ?

Pour en savoir plus sur l'étiquetage nutritionnel simplifié proposé par le Programme national nutrition santé (PNNS), lire annexe page 339.

# Étiquettes : 6 règles pour faire le bon choix



1 La liste d'ingrédients **la plus courte possible.**

2 Uniquement des ingrédients qu'**on peut avoir dans son placard.**

3 **Peu ou pas** de sucres ajoutés et d'édulcorants.

4 Seulement des **corps gras de qualité** (huiles végétales en l'état, beurre, crème, graisse d'oie).

5 **Peu ou pas** d'additifs.

6 **Jamais de produits allégés** en matières grasses.

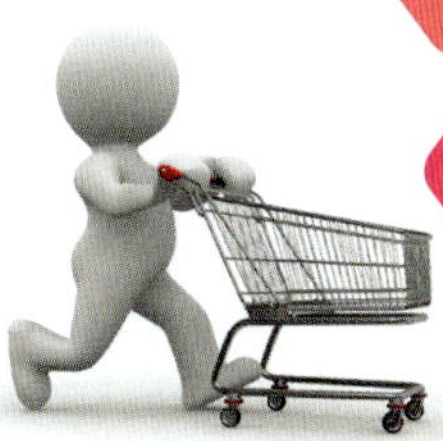

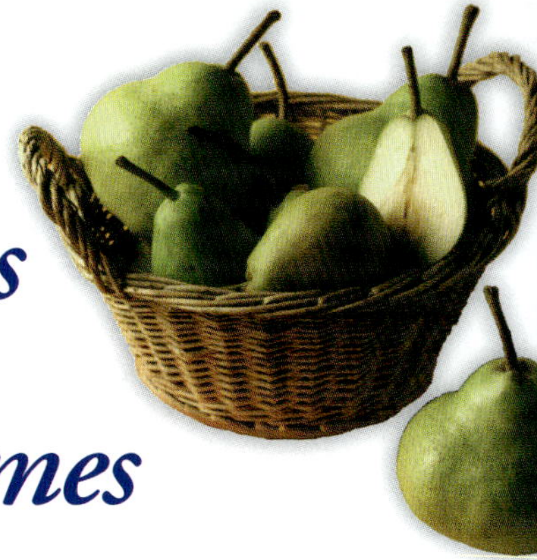

# 6 bonnes raisons de manger des fruits et légumes

Feuille, racine, tubercule, bulbe, fruit, tige... les fruits et légumes apportent une grande variété à nos menus. Ils offrent une multitude de couleurs et de saveurs pour le plaisir des yeux, des papilles et sont favorables à la santé. Ils sont incontournables...

**1 • Parce que votre corps le demande**
Pendant des millions d'années, nos ancêtres se sont nourris de végétaux. Nous sommes donc génétiquement faits pour manger chaque jour des quantités significatives de fruits et de légumes, ne serait-ce que parce qu'ils nous procurent la vitamine C que nous ne savons plus fabriquer et le potassium dont nous manquons tous. Enfin parce qu'ils sont notre principale source de fibres qui favorisent la bonne flore intestinale si importante pour la santé.

### 2 Parce qu'ils vous font paraître plus jeune !

Les personnes qui mangent le plus de fruits et de légumes ont une peau de meilleure qualité et moins de rides que celles qui en mangent peu. En effet ces aliments contiennent des dizaines de substances qui stimulent le collagène, aident l'hydratation, et protègent des rayons du soleil.

### 3 Parce qu'ils vous rassasient plus vite

Une salade en début de repas, une soupe en début de dîner : en accordant la meilleure place aux fruits et légumes, vous avalez moins de calories. Ceci a été vérifié dans des dizaines d'études sur des volontaires. C'est tout bénéfice pour la ligne et pour le vieillissement, puisque l'excès de calories fait vieillir plus vite.

### 4 Parce qu'ils préviennent les maladies de civilisation

Plus de fruits et de légumes, c'est moins de risque de maladies et de troubles de civilisation : constipation, obésité, diabète, mais aussi maladies cardiovasculaires et certains cancers, maladies de l'œil (cataracte et dégénérescence maculaire liée à l'âge), ostéoporose... (voir tableau page suivante)

### 5 Parce qu'ils aident vos enfants à l'école

Une étude sur un million d'écoliers new-yorkais a trouvé que lorsqu'on leur sert des repas avec plus de fruits de légumes et moins de sucre, les résultats scolaires sont améliorés en moyenne de 15 %. Un tel régime apporte des vitamines et d'autres substances qui aident le cerveau à mieux fonctionner.

### 6 Parce que quand vous en mangez, vous ne mangez pas d'aliments industriels

Un aliment chasse l'autre : l'estomac n'étant pas extensible, si vous mangez copieusement des fruits et légumes, il y aura moins de place pour des aliments moins intéressants sur le plan nutritionnel comme les pizzas, pâtes, pommes de terre, plats préparés, glaces. Mais attention, cela marche dans les deux sens ! Si vous avalez une pizza, moins de place ensuite pour les fruits !

## Les maladies que vous pouvez espérer prévenir en mangeant des fruits et légumes

| MALADIES OU TROUBLES | QUE FAUT-IL MANGER | RÉSULTAT | EN VEDETTE |
|---|---|---|---|
| Hypertension | 8 à 9 portions par jour | Diminution significative de la pression artérielle | Abricot, tomate, raisin, figue, tomate, avocat, kiwi, orange, épinard, pruneau… |
| Maladies cardiovasculaires | Entre 5 et 10 portions par jour | Risque réduit de 15 à 30 % | Tous |
| Accidents vasculaires cérébraux | Au moins 8 portions | Risque réduit de 30 % | Tous |
| Diabète de type II (adulte) | Au moins 5 portions | Risque réduit de 20 % | Laitue, chou frisé, épinard, pomme, banane, orange, pastèque… |
| Cancers (bouche, larynx, œsophage, estomac, colo-rectum) | Au moins 5 portions | Risque réduit de 15 à 30 % | Légumes crucifères (chou, chou-fleur, brocoli etc…) |
| Ostéoporose | Au moins 5 portions | Prévention des fractures Stabilisation de l'os et/ou reminéralisation | Légumes crucifères, fenouil, artichaut, céleri, orange, pruneau, oignon, salade, aromates |
| Cataractes Dégénérescence maculaire liée à l'âge | Au moins 6 portions | Risque réduit de 30 à 40 % Diminution de la perte de vision ou stabilisation | Maïs, épinard, laitue, brocoli, petits pois |
| Hypertrophie de la prostate | Au moins 5 portions | Risque réduit de 10 à 20 % | Agrumes, haricots verts, petits pois, choux, maïs, champignons, ignames, épinards crus et cuits, salades, ail, oignon, tomate |

## Quels fruits et légumes manger ?

Les fruits et légumes apportent des dizaines de composés intéressants pour la santé, en particulier une famille très étendue appelée **polyphénols**. Un Européen consommerait environ 1 000 mg de polyphénols par jour. Il existe une grande variété de polyphénols et tous sont utiles au bon fonctionnement de l'organisme. Il y a dans les fruits et légumes d'autres familles de composés intéressantes comme les **caroténoïdes**, qui sont des pigments jaune-orange, ou encore les composés organosulfurés. Comment s'assurer de n'en pas manquer ? En mangeant **5 à 12 portions** de fruits, légumes, légumes secs par jour, en variant les couleurs. Cependant, si vous ne mangez pas une grande variété de fruits et légumes, nous avons élaboré pour vous des listes de course et des fréquences de consommation a minima, de manière à vous assurer de recevoir chaque semaine sans vous ruiner la gamme variée des composés végétaux protecteurs.

## Crus ou cuits ?

Les deux. Les légumes et fruits crus apportent plus de vitamines et de minéraux et conservent aux légumes crucifères une classe de composés anti-cancer détruits par la chaleur (la choucroute garde ses substances anti-cancer à condition d'être crue, lactofermentée). Comme ils sont fermes, on les mâche plus longtemps, ce qui est tout bon pour la satiété et la ligne. Mais ils peuvent être délicats à digérer. Les légumes et fruits cuits seront plus digestes. Quant aux caroténoïdes (dans la tomate, la carotte, les épinards, l'abricot…) la cuisson les rend plus assimilables. Privilégiez malgré tout les cuissons courtes.

## Frais, en conserve ou surgelés ?

Il est préférable de manger des végétaux frais, mais conserves et surgelés permettent de consommer des fruits et des légumes hors saison. La surgélation préserve un peu plus les vitamines que les conserves, mais, comme pour les conserves, elle élimine les composés anti-cancer des légumes crucifères. Mieux vaut donc acheter frais brocoli, choux, etc.

## Que penser des salades en sachet ?

Les salades prêtes à l'emploi séduisent car elles font gagner du temps aux ménages pressés Elles ont été triées, coupées, prélavées, puis plongées dans un bain antiseptique (le plus souvent à base de produits chlorés), séchées et conditionnées en sachet plastique. Elles sont ensuite conservées au frais entre 1 et 4 °C. Ces produits suscitent beaucoup de questions. Voici les principales, avec nos réponses.

### Faut-il craindre les sous-produits chlorés ?

Les désinfectants chlorés peuvent donner naissance à des résidus comme le trihalométhane qui a été associé à un risque plus élevé de cancers. Mais les niveaux de sous-produits chlorés dans les légumes sont extrêmement faibles, plus faibles que ceux trouvés dans un verre d'eau du robinet.

### Le traitement des légumes affecte-t-il la teneur en vitamines ?

Les études conduites sur ce sujet ne trouvent pas de diminution significative d'une vitamine emblématique comme la vitamine C, dans les salades en sachet par rapport aux salades classiques lavées à la maison.

### Faut-il relaver les légumes prêts à l'emploi ?

La réponse est non. Un lavage supplémentaire ne va pas les rendre plus propres à consommer, et pourrait même, en ajoutant des opérations manuelles, contribuer à les contaminer.

### Finalement, une salade en sachet ou une salade du marché, c'est pareil ?

Pas vraiment. Une salade que l'on vient de récolter est accompagnée d'une cohorte de micro-organismes qui constituent la flore normale de la plante. Cette flore lui est utile pour se protéger contre d'autres organismes nuisibles. Elle est la plupart du temps inoffensive, et de plus en plus de chercheurs pensent même qu'en résistant en partie au lavage à la maison, elle finit dans notre tube digestif et enrichit notre propre flore intestinale. La salade en sachet n'apporte rien de tout cela.

## Quels fruits et légumes acheter bio ?

En agriculture biologique, l'utilisation de produits chimiques de synthèse et des OGM (Organisme Génétiquement Modifié) est interdite. Ce type d'agriculture s'appuie sur différents principes tels que :

- la fertilisation des sols par des méthodes naturelles comme le recyclage des matières organiques (compost, fumier issus de la ferme…) et la rotation des cultures ;
- la protection des cultures par des techniques naturelles (utilisation de coccinelles pour débarrasser les plantes des pucerons par exemple) ;
- le respect du confort et du bien-être des animaux qui disposent, dans les élevages, d'un espace suffisant et d'un accès au plein air. Ils sont nourris avec des aliments biologiques et les médecines douces sont privilégiées (homéopathie, phytothérapie…).

Mais les produits bio sont-ils nutritionnellement plus intéressants que les produits issus de l'agriculture conventionnelle ?

Plusieurs études ont montré que les fruits et légumes bio peuvent afficher des teneurs légèrement plus élevées en vitamine C, oligo-éléments et antioxydants (polyphénols). La raison ? En l'absence de

| LES FRUITS ET LÉGUMES LES PLUS CONTAMINÉS | | LES FRUITS ET LÉGUMES LES MOINS CONTAMINÉS | |
|---|---|---|---|
| FRUITS | LÉGUMES | FRUITS | LÉGUMES |
| Fraise | Carotte | Ananas | Asperge |
| Nectarine | Céleri | Kiwi | Aubergine |
| Pêche | Concombre | Mangue | Avocat |
| Pomme | Epinard | Melon | Chou-fleur, chou vert |
| Raisin | Poivron | Pamplemousse | Maïs doux |
| | Pois gourmands | Papaye | Oignon |
| | Pomme de terre | | Patate douce |
| | Tomate cerise | | Petit pois |

Source : classement 2015 de l'Environmental Working Group (EWG)

pesticides, les plantes sont obligées de se défendre « seules ». Elles produisent donc davantage d'antioxydants pour mieux résister contre les agressions (microorganismes, insectes). Mais d'autres études ont conclu que la qualité nutritionnelle des fruits et légumes dépendait davantage de la variété cultivée que du mode de production. Alors…

Alors peu importe dirons-nous car c'est surtout l'absence de pesticides (herbicides, fongicides, insecticides) qui fait tout l'intérêt des produits bio. En mangeant bio, non seulement on encourage une agriculture respectueuse de l'environnement mais on réduit aussi de manière significative son exposition aux pesticides. L'ennui, c'est que les aliments bio sont en moyenne 20 à 30 % plus chers que ceux issus de l'agriculture conventionnelle. Alors que faire ? Acheter bio seulement quand l'avantage sur le conventionnel est bel et bien réel. Par exemple, acheter bio les fruits et légumes qui ont le plus de risques d'être contaminés par les pesticides (voir tableau page précédente).

## Frais, secs ou séchés ?

On a tendance à appeler communément « fruits secs »… tous les fruits qui ne sont pas frais ! Or il faut faire la distinction entre deux grandes types de fruits secs.

- **Les fruits séchés :** abricots, pruneaux, bananes, raisins, dattes…

Ayant été déshydratés, les fruits séchés ont bien évidemment une teneur en eau très abaissée par rapport à celle des fruits frais : elle varie entre 20 et 30 % (au lieu de 80 à 90 % pour les fruits frais) et c'est ce qui garantit leur conservation. Ils sont, de ce fait, riches en sucres (65 % en moyenne) et très énergétiques : 3 à 5 fois plus caloriques que les fruits frais dont ils dérivent. Par exemple, un abricot frais qui apporte 47 calories en apporte 266 lorsqu'il est séché.

Le taux de protéines augmente aussi, pour parvenir entre 2 et 5 % (au lieu de 0,5 à 1 % dans les fruits frais).

Les graisses ne dépassent guère 1 % (elles sont déjà très peu abondantes dans les fruits frais).

La richesse des fruits séchés en substances minérales et en oligo-éléments est tout à fait remarquable, puisque l'apport total se situe aux alentours de 2 à 3 g aux 100 g (4 à 5 fois supérieur à celui des fruits frais). L'abricot séché est particulièrement riche en potassium et en fer et la banane séchée, en potassium et magnésium. La datte sèche et surtout la figue séchée sont très riches en calcium. Les vitamines s'y retrouvent également à des taux très intéressants. Par exemple, le bêta-carotène est parfaitement préservé, en particulier dans l'abricot séché qui constitue une des meilleures sources alimentaires de bêta-carotène. Les vitamines du groupe B sont 2 à 3 fois plus abondantes que dans les fruits frais sauf la vitamine B1 dans l'abricot, quand celui-ci est traité par l'anhydride sulfureux (sulfites), un conservateur qui inactive la vitamine B1. En revanche, la vitamine C est détruite à 90 % par le séchage. Les fruits séchés ne peuvent donc pas totalement remplacer les fruits frais qui, eux, sont sources de vitamine C.

Enfin, la teneur en fibres des fruits séchés est aussi considérablement augmentée par rapport à celle des fruits frais.

### *Bons pour le transit*

Les fruits secs ont un effet laxatif du fait de leur richesse en fibres, avec une mention spéciale pour le pruneau. 100 g de pruneau couvrent un peu moins de la moitié des apports conseillés en fibres. Le pruneau renferme aussi des quantités élevées de sorbitol, un sucre-alcool qui n'est que partiellement absorbé, stimulant les contractions de l'intestin. Les propriétés laxatives du pruneau sont connues depuis longtemps. Dans *Le Malade imaginaire* (Molière), Toinette déguisée en médecin interroge son maître Argan sur ce qui lui a été prescrit :

Toinette : *Que vous ordonne votre médecin pour votre nourriture ?*

Argan : (...) *Le soir de petits pruneaux pour lâcher le ventre.*

### TABLEAU DE COMPOSITION MOYENNE DE QUELQUES FRUITS SÉCHÉS (POUR 100 G)

| | ABRICOT SEC | BANANE SÉCHÉE | DATTE SÈCHE | RAISIN SEC | FIGUE SÉCHÉE |
|---|---|---|---|---|---|
| Calories | 266 | 273 | 287 | 280 | 250 |
| Glucides | 60.7 g | 63 g | 69 g | 66.5 g | 55.6 g |
| Protéines | 4.8 g | 3 g | 2.5 g | 2.5 g | 3.7 g |
| Lipides | 0.5 g | 1 g | 0.1 g | 0.5 g | 1.4 g |
| Fibres | 8.6 g | 5.5 g | 7.1 g | 6.5 g | **11 g** |
| Calcium | 55 mg | 20 mg | 62 mg | 40 mg | **160 mg** |
| Potassium | **1520 mg** | 1150 mg | 677 mg | 783 mg | 770 mg |
| Magnésium | 52 mg | **90 mg** | 58 mg | 31 mg | 62 mg |
| Fer | **5.2 mg** | 1.3 mg | 3 mg | 2.4 mg | 2.5 mg |
| Bêta-carotène | **4.7 mg** | 0.15 mg | 0.03 mg | 0.03 mg | 0.08 mg |

Source : Aprifel.

Achetez les fruits séchés bio de préférence car ils ne contiennent pas de sulfites, agents conservateurs antibrunissement qui sont responsables d'allergies dont certaines formes d'asthme. Il suffit de comparer leur aspect et pour s'aperçevoir que l'abricot sec non bio a effectivement subit un léger traitement !

**Abricot sec bio**

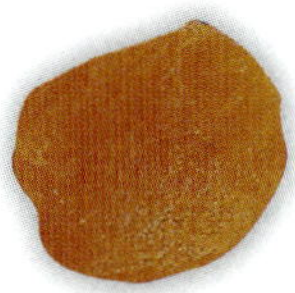

**Abricot conventionnel**

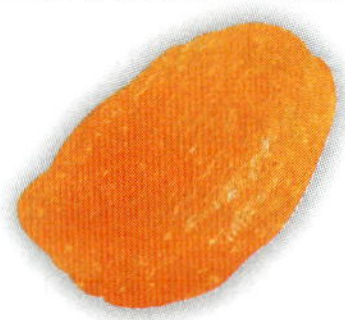

● **Les fruits oléagineux (c'est-à-dire qui donnent de l'huile) :** amandes, noisettes, pignons, pistaches, noix de pécan...
Ils sont riches en lipides (60 % de graisses dans les noix et noisettes sèches). Ce sont également d'excellentes sources de minéraux, de fibres et de vitamine E.

### *Les oléagineux font-ils grossir ?*

« Des oléagineux, d'accord, mais... ma ligne ? » Voilà le frein majeur à une consommation plus répandue de ces aliments pourtant intéressants. De fait, les oléagineux apportent des calories ! La bonne nouvelle, c'est que nous compensons efficacement ce surplus de calories en diminuant la quantité d'autres aliments. Au final, tout s'équilibre. Une étude américaine a même trouvé que les femmes qui consomment chaque jour 40 amandes ne prennent pas plus de poids que celles qui n'en consomment pas.

**En pratique**

On peut donc conseiller :

- 3 fruits frais par jour (dont au moins 2 crus)

**+**

- 20 à 40 g de fruits séchés ou oléagineux par jour.

## Les règles d'étiquetage des fruits et légumes au détail

En supermarché, l'étiquetage des fruits et légumes frais non transformés doit indiquer obligatoirement :

- **la nom du produit** (pomme, poire, etc.) et la variété,
- **l'origine** (pays, département ou commune),
- **le prix au poids ou à la pièce.** En général mentionner la catégorie est facultatif. C'est obligatoire uniquement pour les agrumes (lime, kumquat et pomelos), la fraise, le kiwi, la pomme, la pêche/nectarine, la poire, le raisin, le poivron, la salade et la tomate.

On considère qu'un produit est :

- **extra** (qualité supérieure) s'il est quasiment exempt de défauts ;
- **de catégorie I** (bonne qualité) s'il présente de légers défauts ;
- **de catégorie II** (qualité marchande) s'il comporte des défauts plus importants.

La mention « traitement après récolte » et le calibre ne sont obligatoires que pour la pomme de terre.

## À la belle saison

| LÉGUMES | FRÉQUENCE | CONSEILS |
|---|---|---|
| Laitue | Au moins 4 fois par semaine. **Pleine saison** : avril à septembre | **Choisir** : feuilles vigoureuses et bien vertes, base blanche<br>Achetez bio si possible<br>**Conserver** : 1-2 jours au réfrigérateur, feuilles entières, lavées et essorées dans un sachet ou une boîte hermétique |
| Tomate | Au moins 4 fois par semaine. **Pleine saison** : mai à septembre | **Choisir** : peau lisse et brillante, odeur typée<br>Privilégier les semences anciennes aux variétés hybrides (OGM)<br>**Conserver** : 3-4 jours à l'air ambiant |
| Courgette | Au moins 3 fois par semaine. **Pleine saison** : mai à septembre | **Choisir** : Lisse et ferme, vert sombre<br>**Conserver** : 4-5 jours dans un endroit sec et frais |
| Aubergine | Au moins 3 fois par semaine. **Pleine saison** : juin à septembre | **Choisir** : Peau lisse et brillante<br>**Conserver** : 5 jours bac à légumes du réfrigérateur |
| Brocoli | Au moins 3 fois par semaine. **Pleine saison** : juin à novembre | **Choisir** : boutons serrés et fins, vert foncé<br>À consommer peu cuits ou crus<br>**Conserver** : 4-5 jours dans le bac à légumes du réfrigérateur dans un film alimentaire<br>Congélation : blanchir 5 mn à l'eau bouillante mais éviter les surgelés car moins de composés actifs |
| Artichaut | Au moins 2 fois par semaine. **Pleine saison** : avril à septembre | **Choisir** : feuilles bien serrées et couleur uniforme, tige humide<br>**Conserver** : 4-5 jours dans le bac à légumes du réfrigérateur, cru avec la queue<br>Manger les « violets » crus comme dans le Midi |
| Haricot vert | Au moins 1 fois par semaine. **Pleine saison** : juin à septembre | **Choisir** : gousse fine, longue et ferme<br>**Conserver** : 2-3 jours dans le bac à légumes du réfrigérateur |
| Radis rouge et rose | Au moins 2 fois par semaine. **Pleine saison** : mars à juin | **Choisir** : bien formés, fanes bien fraîches et vertes<br>**Conserver** : 4-5 jours au réfrigérateur, coupés en tranches, dans un linge légèrement humide |

## À la saison froide

| LÉGUMES | FRÉQUENCE | CONSEILS |
|---|---|---|
| Chou-fleur (chou pommé, chou de Bruxelles et autres crucifères selon disponibilité) | Au moins 2 fois par semaine. **Pleine saison** : septembre à avril | **Choisir** : dense et lourd, feuilles vert pâle, florettes bien blanches et régulières, grain fin et serré<br>**Conserver** : 3 jours dans le bac à légumes du réfrigérateur, lavé et divisé en bouquets, dans une boîte hermétique<br>Éviter les surgelés. À consommer peu cuits ou crus |
| Potiron (ou citrouille) | Au moins 1 fois par semaine. **Pleine saison** : septembre à décembre | **Choisir** : ferme et lourd, pédoncule présent ou tranche nette, belle couleur orange<br>**Conserver** : 3-4 semaines, entier, dans un endroit sec et frais ou 2 jours au réfrigérateur, en tranches, filmé |
| Carotte | Au moins 1 fois par semaine. **Pleine saison** : septembre à mars | **Choisir** : couleur intense, brillante, fanes vertes et vigoureuses<br>Acheter bio si possible<br>**Conserver** : 5 jours dans un endroit frais ou 8 jours dans le bac à légumes du réfrigérateur |
| Épinard | Au moins 1 fois par semaine. **Pleine saison** : octobre à mai | **Choisir** : vert franc, feuilles charnues et lisses, bio si possible<br>**Conserver** : 1 jour à l'air ambiant ou 2 jours dans le bac à légumes du réfrigérateur |
| Poireaux | **Pleine saison** : septembre à avril | **Choisir** : feuilles bien vertes, racines renflées<br>**Conserver** : 2-3 jours à l'air ambiant ou 8 jours dans le bac à légumes du réfrigérateur |
| Mâche (chicorée et autres variétés de salades) | Au moins 3 fois par semaine. **Pleine saison** : septembre à mai | **Choisir** : feuilles bien vertes, luisantes<br>**Conserver** : plusieurs jours dans le bac à légumes du réfrigérateur |
| Olives | Au moins 1 fois par semaine | Dessaler avant de consommer |
| Ail, oignons, aromates, épices | Chaque jour. **Pleine saison** : toute l'année | **Choisir** : l'ail avec une tête bien renflée et ferme, l'oignon avec un bulbe ferme et net<br>**Conserver** : l'ail 6 mois, endroit sec et sombre, l'oignon 1-2 mois, endroit sec<br>Parmi les épices, privilégier le curcuma |

# *Soupes froides fraîches*

## OUI

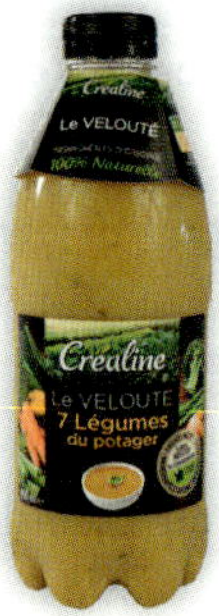


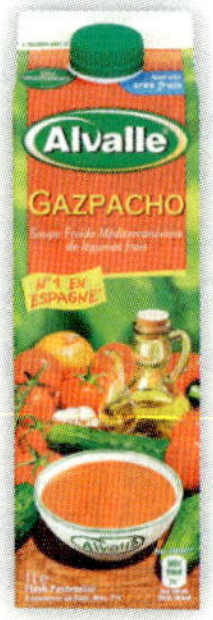


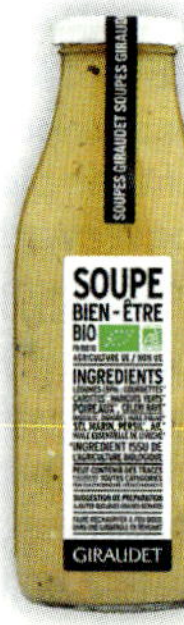


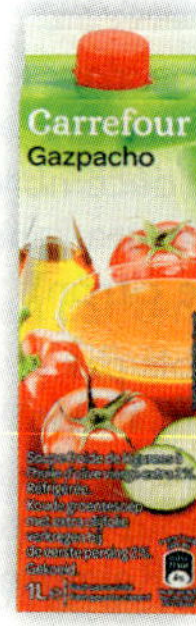


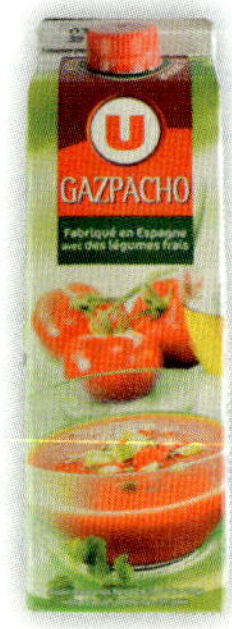


### Velouté 7 légumes Créaline

- Légumes : 51 %
- Mat. grasses : crème fraîche

Un mélange de 7 légumes dont des pommes de terre en 2e position (ça c'est moins bien), un peu d'eau et de crème fraîche. Mais pas d'additif. Un produit acceptable.

- Cal : 27
- Prot : 0.7 g
- Glu : 5 g
- Lip : < 0.5 g

### Gazpacho Alvalle

- Légumes : 93 %
- Huile : olive

Une recette traditionnelle : beaucoup de légumes (tomates, poivrons, oignons), de l'huile d'olive et un peu d'eau. Ni additifs, ni conservateurs. Bravo !

- Cal : 46
- Prot : 0.7 g
- Glu : 3.9 g
- Lip : 2.6 g

### Soupe Bien-être Bio Giraudet

- Légumes : 51 %
- Huile : olive

Une soupe aux 7 légumes (sans pommes de terre) cuisinée avec un peu d'huile d'olive et d'huile essentielle de livèche aux vertus détoxifiantes. Une des meilleures du rayon !

- Cal : 24.6
- Prot : 0.7 g
- Glu : 1.9 g
- Lip : 1.6 g

LE TOP

### Gazpacho Carrefour

- Légumes : 85.5 %
- Huile : olive

L'une des rares soupes sans ajout d'eau. Une recette à base de légumes aromatisés à l'huile d'olive et au jus de citron. C'est simple, c'est bon, on prend !

- Cal : 38
- Prot : 0.7 g
- Glu : 3 g
- Lip : 2.3 g

### Gazpacho U

- Légumes : 95 %
- Huile : olive

Beaucoup de légumes, de l'huile d'olive, du vinaigre et du jus de citron. Pas d'ingrédient inutile, que du légume mixé ou presque, bravo !

- Cal : 43
- Prot : 0.6 g
- Glu : 2.9 g
- Lip : 2.9 g

LE FLOP

### Gazpacho vert Alvalle

- Légumes : 54.8 %
- Huile : olive

De l'eau, comme premier ingrédient, avec un peu de légumes, du yaourt et du sucre. Il y a mieux même si la recette est cuisinée à l'huile d'olive.

- Cal : 36
- Prot : 1 g
- Glu : 3.7 g
- Lip : 1.6 g

### Carotte coriandre Ferme d'Anchin

- Légumes : 27 %
- Mat. grasses : crème, beurre

Des ingrédients bio mais surtout peu de légumes dans cette soupe épaissie à l'amidon de riz et parfumée avec un arôme. La coriandre est à l'état de traces.

- Cal : 23
- Prot : 0.6 g
- Glu : 3.7 g
- Lip : 1.1 g

### Soupe carotte orange Alvalle

- Légumes : 50 %
- Mat. grasses : olive + crème

Plus d'eau que de légumes (carottes uniquement et jus d'orange). Une mixture naturellement sucrée à laquelle on ajoute encore du sucre. Ça finit par faire beaucoup.

- Cal : 59
- Prot : 0.6 g
- Glu : 6.3 g
- Lip : 3 g

### Soupe de légumes Monoprix Bio

- Légumes : 38.7 %
- Mat. grasses : beurre

Peu de légumes, près de 12 % de pommes de terre, le tout cuisiné avec du beurre et épaissi avec de l'amidon de riz. Faible intérêt nutritionnel.

- Cal : 31
- Prot : 0.5
- Glu : 5.4
- Lip : 0.6

### Gaspacho Bio Green Shoot

- Légumes : 50.6 %
- Huile : olive

Tomates, poivrons rouges, concombre, oignon, ail dans de l'eau. Sans doute un peu trop liquide d'où l'ajout de chapelure (farine et levure de blé). Peut mieux faire !

- Cal : 74
- Prot : 0.6 g
- Glu : 2.7 g
- Lip : 6.7 g

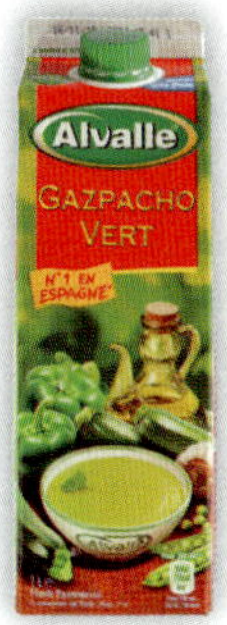


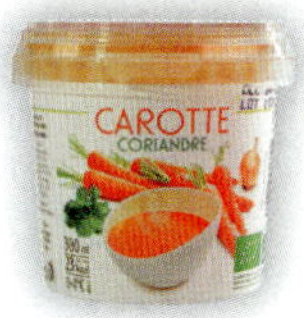


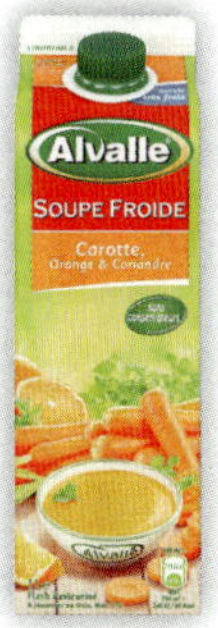


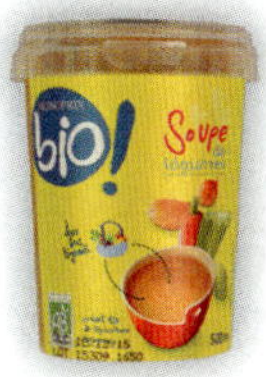


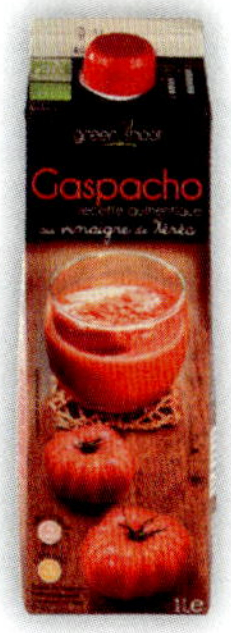


NON

# OUI

## *Jus et smoothies*

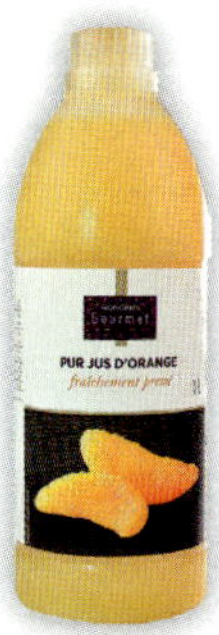

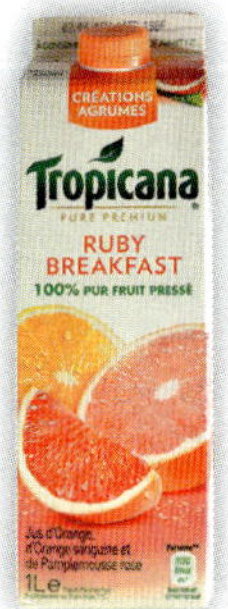


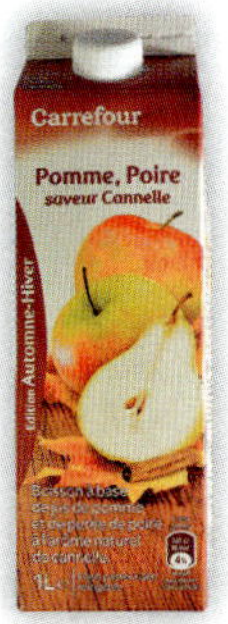


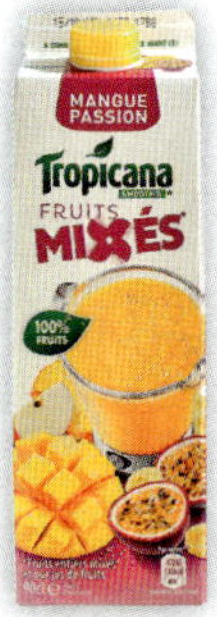


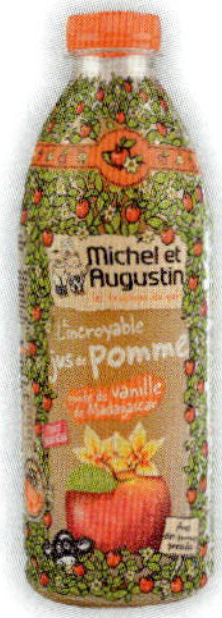


### Jus d'orange Monoprix Gourmet

- Sucres : 8.9 g
- Fibres : 1.3 g

Dans la gamme des jus d'orange, celui-ci est le moins sucré et le plus riche en fibres. De plus, il est stabilisé par haute pression à froid et non flash pasteurisé. On prend !

- Cal : 41
- Prot : 0.8 g
- Glu : 8.9 g
- Lip : 0 g

### Smoothie abricot poire pêche Innocent

- Sucres : 8.4 g
- Fibres : 1.4 g

35 % de pêche, 20 % de poire, 15 % d'abricot. Les 30 % restant ce sont du jus de pomme et du jus d'orange. À l'arrivée, un smoothie riche en fibres et peu sucré. Un bon produit.

- Cal : 48.8
- Prot : 0.6 g
- Glu : 11 g
- Lip : 0 g

LE TOP

### Ruby Breakfast Tropicana

- Sucres : 8.5 g
- Fibres: 0.8 g

Une association de 3 jus : orange, orange sanguine et pamplemousse rose d'où sa couleur rubis. Un jus très peu sucré c'est pourquoi nous l'avons sélectionné.

- Cal : 42
- Prot : 0.7 g
- Glu : 8.5 g
- Lip : 0 g

### Pomme poire saveur cannelle Carrefour

- Sucres : 9.9 g
- Fibres: NC

80 % de jus de pomme et 20 % de purée de poire, avec un arôme naturel de cannelle. L'un des jus les moins sucrés de la sélection.

- Cal : 41
- Prot : NC
- Glu : 9.9 g
- Lip : NC

### Tropicana Fruits mixés Mangue passion

- Sucres : 11.4 g
- Fibres : 1.7 g

De la purée de mangue (20 %) et du jus de fruit de la passion (11 %) mélangé à du jus d'ananas et de pomme. Un smoothie qui n'est pas trop sucré et l'un des plus riches en fibres.

- Cal : 55
- Prot : 0.7 g
- Glu : 11.6 g
- Lip : 0 g

### Jus de pomme vanille Michel et Augustin

- Sucres : 11 g
- Fibres : 0.2 g

Jus et purée (5 %) de pommes avec de l'extrait naturel (et non, de l'arôme !) de vanille. Un jus de pomme moins sucré que ses concurrents. Un bon produit.

- Cal : 44
- Prot : 0 g
- Glu : 11 g
- Lip : 0 g

LE FLOP

### Raisins pressés Andros

- Sucres : 18 g
- Fibres : 0 g

Un jus 100 % naturel, pas d'additifs juste des fruits pressés mais hyper sucré et dépourvu de fibres alimentaires. Une bombe glycémique pour votre pancréas.

- Cal : 74
- Prot : 0.2 g
- Glu : 18 g
- Lip : 0.1 g

### Jus de Grenade Force Bio

- Sucres : 14 g
- Fibres : NC

C'est bio, c'est naturel, c'est plein d'antioxydants mais c'est très (trop) sucré. À boire avec parcimonie.

- Cal : 84
- Prot : 1.1 g
- Glu : 14 g
- Lip : 0.6 g

### Tropicana Essentiels Magnésium

- Sucres : 12.9 g
- Fibres : 1.3 g

De l'ananas et de la pomme en premiers ingrédients puis de la banane et du fruit de la passion. Un jus enrichi en magnésium mais qui contient aussi beaucoup de sucre.

- Cal : 59
- Prot : 0.5 g
- Glu : 13.1 g
- Lip : 0 g

### Tropical Sunny Delight

- Sucres : 9.1 g
- Fibres: NC

Boisson à base de jus concentrés (mandarine, orange, mangue, fruit de la passion). Ajout de sucre, d'un stabilisant et d'un épaississant et d'un arôme. Pas très naturel tout ça.

- Cal : 39
- Prot : 0 g
- Glu : 9.2 g
- Lip : 0 g

### Tropicana Essentiels Antioxydant

- Sucres : 12.9 g
- Fibres: 1.2 g

Jus de raisin, pomme, mûre, cassis, cranberry... Des antioxydants oui sûrement mais accompagnés de beaucoup de sucre. Mieux vaut manger tous ces fruits en salade.

- Cal : 58
- Prot : 0.1 g
- Glu : 13 g
- Lip : 0 g

### Matin Délice Andros

- Sucres : 13 g
- Fibres: 0.6 g

Du jus d'orange (55 %), du jus de raisin blanc (30 %) et du jus de clémentine (15 %). À l'arrivée un cocktail très sucré et pauvre en fibres. On peut trouver beaucoup mieux.

- Cal : 57
- Prot : 0.6 g
- Glu : 13 g
- Lip : 0.1 g

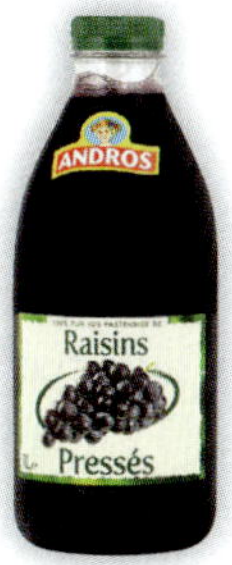


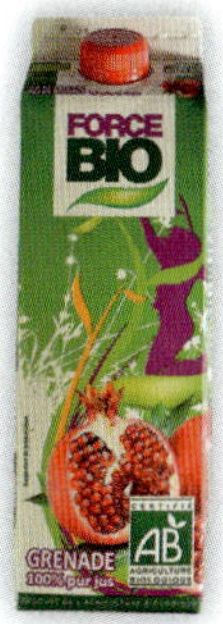


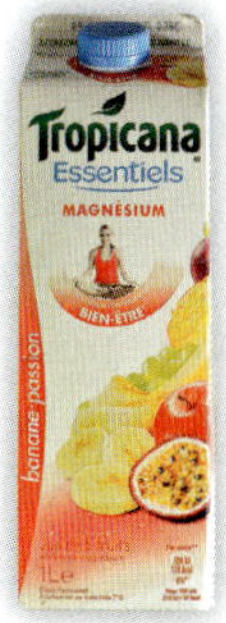


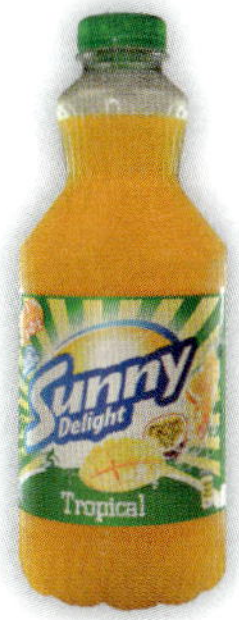


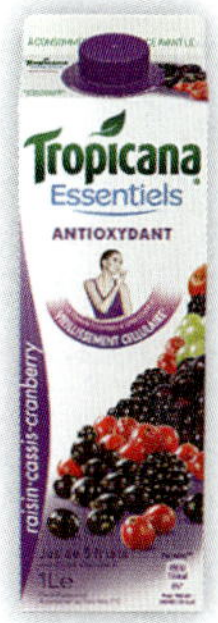


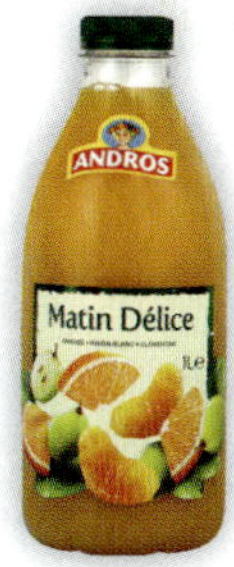


NON

# *Le rayon snacking a le vent en poupe*

**Sandwiches, salades de crudités, salades repas, box de pâtes, corner sushi… Tous ceux qui, entre midi et deux, sont en quête d'une solution repas pratique et rapide, se retrouvent au rayon snacking.**

●●● Avec la réduction du temps consacré à la pause déjeuner, le snacking est en plein boom. En 2015, la part de ce linéaire représentait 17 % du rayon traiteur. Si les sandwiches ont longtemps été le produit de prédilection, ils sont désormais dépassés par les salades repas, loin devant les box de pâtes.

Le principe : la salade est composée à chaque fois de protéines, de féculents et de légumes. Elle est accompagnée d'un petit pain grillé, de gressins ou de blinis et d'un dessert qui varie en fonction des recettes, ainsi que d'une fiole pour doser soi-même l'assaisonnement.

Premier arrivé sur le marché, Sodebo a depuis été rejoint par Mix, Les Crudettes, Bonduelle et Daunat. Ici comme ailleurs, la qualité varie selon les références. Le diable se cache souvent dans la sauce, pas toujours équilibrée en acides gras et qui, dès qu'elle est allégée en matières grasses, perd en naturalité. Vous trouverez notre sélection des meilleures salades repas page 58.

## Les box de pâtes

Si les box de pâtes ont cartonné au début de la décennie, force est de constater que leur part de marché recule un peu dans le rayon mais elles sont toujours là. Ces boîtes de pâtes dont certaines sont des pâtes fraîches, sont prêtes en 2 minutes au micro-ondes. À côté des recettes classiques (bolognaise, carbonara, jambon, épinard-ricotta...), on trouve désormais une gamme de nouilles asiatiques. Sodebo, Fleury Michon, Lustucru et les MDD se partagent le gâteau.

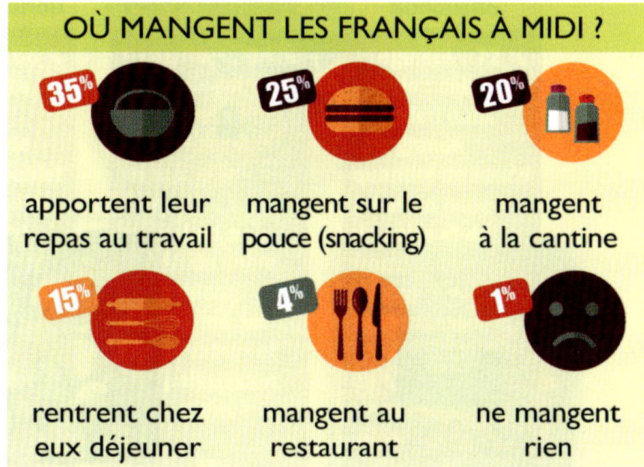
OÙ MANGENT LES FRANÇAIS À MIDI ?
35%
apportent leur repas au travail
25%
mangent sur le pouce (snacking)
20%
mangent à la cantine
15%
rentrent chez eux déjeuner
4%
mangent au restaurant
1%
ne mangent rien

## *Faites* LE BON CHOIX

- Lorsque vous voulez acheter une salade de crudités ou de féculents en bols transparents, prêtez attention à la qualité de la sauce. C'est souvent là que l'on peut juger de la qualité du produit.
- Dès qu'il y a du poulet en salaison ou bien des dés de jambon cuit dans la salade, méfiance. Les enrobages sont bourrés d'additifs, stabilisants, épaississants et autre. Dans les salades repas, le jambon cru est généralement moins problématique.
- Les box de pâtes restent des produits très industriels. Choisissez celles qui proposent des légumes mélangés aux pâtes, la densité nutritionnelle sera évidemment meilleure.

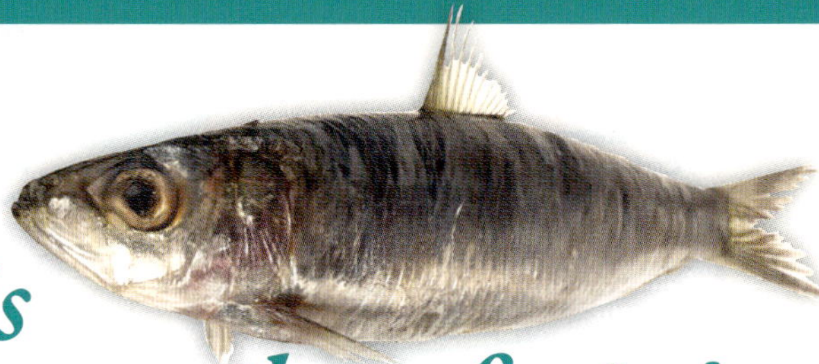

# *Il est frais mon poisson, il est frais !*

En France on trouve sur les étals pas moins de 200 espèces de poissons, des aliments que les Français apprécient puisqu'en 2014, chacun d'eux en a consommé environ 24 kg. 74 % des poissons sont achetés en grandes ou moyennes surfaces (seulement 26 % en poissonneries).

## Dans le poisson tout est bon

Le poisson est le grand gagnant des régimes minceur car il apporte presque autant de protéines que la viande mais, en général, moins de calories. De plus, on va le voir, ses graisses sont mieux équilibrées.

Les poissons sont aussi de bonnes sources de zinc, de sélénium, de magnésium et de calcium, surtout dans les arêtes. Pour cette raison, il est préférable de manger des sardines entières plutôt qu'en filet (en plus, c'est moins cher). Côté vitamines, ils renferment de la vitamine D, de la vitamine A (en particulier les poissons gras), de la vitamine E et des vitamines B1 et B3. Mais la réputation santé des poissons repose surtout sur leur teneur en « bonnes graisses ». Ils contiennent en effet moins de graisses saturées que les viandes et surtout plus de graisses polyinsaturées. Les poissons dits demi-gras ou gras renferment en effet de bonnes quantités de graisses polyinsaturées de la famille des oméga-3. Et contrairement aux sources végétales d'oméga-3 (comme l'huile de colza ou la noix), ces oméga-3, appelés EPA et DHA, sont utilisés immédiatement par l'organisme, sans transformation préalable. Ces deux graisses fluidifient le sang, régulent le rythme cardiaque, freinent les inflammations, donc protègent des maladies cardiovasculaires. Elles auraient également un effet anti-dépresseur.

## Poisson sauvage ou poisson d'élevage ?

Un tiers seulement des poissons que l'on consomme en France est issu de la pêche fraîche tandis qu'environ la moitié provient de l'aquaculture (le reste est de la pêche congelée). Mais le poisson sauvage est-il meilleur que celui d'élevage sur les

**POISSON MAIGRE OU POISSON GRAS ?**

| CATÉGORIE | % DE MATIÈRES GRASSES | EXEMPLES |
|---|---|---|
| Poissons maigres | < 1 % | Baudroie, Merlan, Brochet, Cabillaud, Lieu, Lotte, Perche, Raie, Morue |
| Poissons maigres | 1-3 % | Carrelet, Colin, Merlu, Rascasse, Sole, Flétan, Limande, Turbot, Éperlan |
| Poissons demi-gras | 3-10 % | Anchois, Bar, Carpe, Espadon, Mulet, Rouget, Roussette, Sardine, Thon, Truite |
| Poissons gras | > 10 % | Anguille, Hareng, Maquereau, Saumon |

Source : *Connaissance des Aliments*, E. Fredot, Lavoisier 2005.

plans nutritionnel et environnemental ? A priori la réponse est simple : le poisson sauvage est meilleur pour la santé comme pour le palais. En réalité, les choses sont plus nuancées. D'un côté, l'alimentation des poissons dans l'aquaculture pose toujours problème. En effet, depuis 1996, grâce à la crise de la vache folle, les poissons d'élevage ne peuvent plus être nourris avec des farines provenant d'animaux terrestres. Mais le souci c'est qu'on leur donne à la place des farines de poisson. Or pour produire 1 kg de poisson d'élevage, il faut 3 à 7 kg de poissons sauvages réduits en farine. Et cela réduit considérablement le stock de poissons de pleine mer... D'un autre côté, l'aquaculture ne met pas en danger la survie des espèces et permet la consommation de poissons exempts de métaux lourds. Et la contamination des poissons d'élevage par des molécules organochlorées (PCB ou polychlorobisphényls et dioxines) est très faible. Cependant, comme elle est construite sur le modèle industriel de l'agriculture, l'aquaculture utilise quand même de nombreux produits chimiques (antibiotiques et désinfectants) tout en générant des problèmes environnementaux et sanitaires qu'elle subit en retour via la pollution des eaux à laquelle elle contribue. Pour répondre à ce souci, le label AB, garantissant un mode de production plus respectueux de l'environnement, a été étendu à l'aquaculture.

Sur le plan nutritionnel, les différences entre les poissons sauvages et d'élevage tendent à s'estomper. Certes le poisson d'élevage est souvent plus gras que son homologue sauvage mais les teneurs en oméga-3 sont maintenant assez semblables et surtout plus stables chez les poissons d'élevage.

## À vérifier avant d'acheter

### Sur l'étiquette

Doivent être indiqués, pour chaque poisson, le mode de production (pêché en mer, en eau douce ou élevé) et si le produit est décongelé. Et depuis fin 2014 :

- Le type d'engin de pêche utilisé pour le capturer : sennes, chaluts, filets maillants et filets similaires, filets tournants et filets soulevés, lignes et hameçons, dragues ou casiers et pièges. À savoir : les chaluts, s'ils utilisent des filets tirés sur les fonds sous marins, et les sennes, quand elles sont associées à un dispositif de concentration de poisson, sont une catastrophe pour les écosystèmes marins. Les casiers, les pièges et la pêche à la ligne sont en revanche des techniques dites « passives », plus respectueuses.

- La sous-zone précise de pêche. Jusqu'à présent, seule la zone « générale » (Atlantique, Méditerranée…) était précisée. Désormais il faudra indiquer si c'est la Mer Baltique ou celle de Norvège, l'Ouest méditerranée ou la Mer Noire, ce qui permettra, si vous cherchez des produits ayant parcouru des petites distances, d'opter pour la zone la plus proche de chez vous. Pour les poissons d'eau douce, doivent être indiqués le nom du fleuve ou du lac et celui du pays.
- Le nom latin qui sera accolé au nom commercial. Ceci vous permettra de savoir que la baudroie et la lotte sont en fait le même poisson, *Lophius piscatorius*.

### La fraîcheur

Il n'est pas toujours facile de déterminer l'état de fraîcheur d'un poisson. Avant l'achat, seuls trois critères peuvent nous guider : l'aspect de la peau, celui de l'œil et celui des ouïes. Un poisson très frais présente une peau brillante à la couleur vive, ses yeux sont bombés, clairs et brillants ; ses ouïes sont rouge vif. Plus il « vieillit » et plus sa peau se ternit, plus son œil devient opaque et s'affaisse, et plus ses branchies se décolorent et jaunissent.

## Les boîtes de poisson

Une des manières les plus simples et les moins onéreuses de consommer du poisson est d'avoir recours à des boîtes de conserves. Sardines à l'huile, maquereaux au vin blanc et autre thon naturel correspondent chaque année à la mise en boîte de 108 000 tonnes de poissons entiers (thon : 66 %, maquereau : 17,3 %, sardines : 14,3 %). Mais le poisson en conserve vaut-il le poisson frais ? Côté nutritionnel, on est tenté de répondre non même si les différences ne sont pas très importantes, sauf en ce qui concerne les vitamines (perdues à cause du traitement thermique ou dispersées dans l'huile ou l'eau salée qui recouvre les poissons). La teneur en oméga-3 des poissons en boîte est ainsi en général légèrement inférieure à celle des poissons frais (pour la même espèce), surtout pour les poissons conservés dans l'huile. En effet, les oméga-3 peuvent migrer dans l'huile. Les poissons conservés dans l'huile seront évidemment plus gras et la nature de cette huile est importante : choisissez de préférence du poisson à l'huile d'olive ou à l'huile de colza. Notez que certaines marques comme Connétable proposent des produits labellisés (Label rouge ou éco-label MSC) ou millésimés (plus la sardine à l'huile vieillit, meilleure elle est d'où l'idée de ces boîtes millésimées.

## Le poisson fumé

Le fumage est une méthode traditionnelle de conservation du poisson utilisée pour de nombreuses variétés de poissons comme le haddock (églefin), le saumon, la truite ou le hareng. Les entreprises françaises produisent 86 % des saumons fumés vendus en France. Elles sont les n°1 en Europe.

Le saumon fumé est le plus souvent élaboré à partir de saumon Atlantique d'élevage provenant de Norvège, d'Irlande ou d'Écosse et depuis quelques années du Chili. Cette espèce peut être vendue sous la dénomination « saumon ». Les opérations de tranchage et de fumage sont majoritairement effectuées en France. Voici comment on fume les saumons : après filetage et lavage du poisson, on procède à son salage au sel fin sec. On rince ensuite les filets et on les met en chambre froide pour laisser le sel migrer à cœur. Puis, dans une cheminée à plusieurs étages, on pend les filets, on allume un feu de bûches au bas avec un mélange de bois de hêtre et d'essences odorantes et on recouvre de sciure. Les filets sont ainsi séchés et imprégnés des particules de fumée qui leur donnent un goût et une odeur particuliers. Le fumage traditionnel dure trois à quatre jours et produit un saumon haut de gamme. Le saumon fumé trouvé en supermarchés peut être, quant à lui, fabriqué en douze heures. Les industriels optimisent par exemple le fumage en mettant la sciure à consumer dans des générateurs situés à côté des cellules de fumage. Cela permet de mieux maîtriser la consommation de sciure et d'augmenter l'efficacité de la fumée. Sinon, les saumons 1er prix sont généralement salés en injectant la saumure directement dans le muscle. Ainsi on gagne du temps et du poids. En revanche, on perd en goût ! Sur le plan nutritionnel, le fumage fait sécher le poisson et donc augmente la concentration en nutriments, notamment en protéines et en sel. Mais le fumage génère aussi des hydrocarbures aromatiques polycycliques (HAP) qui sont des substances cancérogènes. Cependant leurs taux dans le poisson sont considérés par les scientifiques comme acceptables (à condition de ne pas manger du poisson fumé trop souvent).

## *Faites* LE BON CHOIX

- Choisir les poissons pêchés à proximité (rivière, lac ou mer) pour un maximum de fraîcheur et un minimum de transport.
- Varier les espèces de poissons consommées et manger du poisson gras au moins une fois par semaine (pour les oméga-3).
- Privilégier les sardines en boîtes à l'huile d'olive ou de colza.
- Préférer le saumon « fumé au bois », n'ayant pas subi de congélation, tranché main (l'indication « façon traiteur » garantit l'absence de déchets, à ne pas confondre avec « qualité traiteur » qui décrit un conditionnement de petites quantités de saumon), salé au sel sec. La couleur du saumon doit être homogène avec des bordures de tranches de couleur claire et sans tache brune.

# *Sur la plage abandonnée, coquillages et crustacés...*

Entre les traditionnelles huîtres de Noël, les indétrônables moules-frites et les plateaux de fruits de mer synonymes de vacances au bord de la mer, les Français mangent chacun environ 11 kg de coquillages et crustacés par an.

## Nutritionnellement ça donne quoi ?

La chair des coquillages et crustacés présente un profil nutritionnel assez semblable à celui de la chair des poissons maigres en termes de protéines et lipides. Les crustacés et coquillages possèdent aussi des teneurs en oméga-3 appréciables. Côté vitamines et minéraux, ils sont riches en vitamines B3 et B12 et sont de très bonnes sources de phosphore, de zinc, d'iode, de cuivre et de sélénium.

## Les critères de fraîcheur

- **Les crevettes**, d'abord : elles doivent présenter une carapace humide et luisante et ne doivent pas rester collées les unes aux autres quand on les transvase dans un sac.

- **La langoustine** fraîche, elle, est rose ou orange-rouge, d'une couleur vive, sans tache noire ni grise en particulier près de la queue et sur la carapace. Plus elle est fraîche plus l'oeil est brillant, et plus les branchies sont roses.
- **Les tourteaux**, eux doivent être lourds avec une carapace non abîmée. Les moules fraîches sont forcément fermées. Quant à l'huître, elle doit elle aussi être bien fermée avant l'ouverture mais c'est encore le test du citron qui est le plus efficace : l'huître doit se rétracter sous l'effet du citron (ou du vinaigre).

## La reine des coquillages

Jusqu'à récemment, on ne consommait des huîtres qu'au cours des mois contenant un « r », cependant les nouvelles méthodes de culture et de conservation permettent aujourd'hui de trouver certaines variétés toute l'année.

On distingue les huîtres selon plusieurs critères dont l'indice de chair, qui est le rapport entre le poids de chair égouttée et le poids total de l'huître (exprimé en %). Les fines ont un indice supérieur à 6,5 ce qui signifie que plus de 6,5 % de leur poids est constitué de chair. L'appellation « de claire » fait référence à l'affinage en claires, qui a pour but d'engraisser les huîtres issues des parcs. Les claires sont le plus souvent d'anciens marais salants dans lesquels elles trouvent une abondante nourriture.

**TENEURS EN OMÉGA-3 DES COQUILLAGES ET CRUSTACÉS**

| COQUILLAGES CRUSTACÉS | G/100 G |
|---|---|
| Clam | 0,2 g/100 g |
| Crabe (Alaska) | 0,4 g/100 g |
| Crevette | 0,5 g/100 g |
| Coquille Saint Jacques | 0,2 g/100 g |
| Homard | 0,4 g/100 g |
| Huître | 0,5 g/100 g |
| Moule (Méditerranée) | 0,2 g/100 g |

- **huîtres fines :** huîtres possédant un indice de chair compris entre 6,5 et 10,5 ;
- **huîtres spéciales :** indice de chair supérieur à 10,5 ;

- **huîtres fines de claire : huîtres fines affinées** au moins 1 mois en claires à une densité de 40 huîtres au m² ;
- **huîtres spéciales de claire :** huîtres spéciales affinées au moins 4 à 5 mois en claires à une densité de 5 à 10 huîtres au m² ;

Le calibre, lui, est indiqué par les lettres P, M et G, ou par des chiffres de 0 à 5 – le numéro 5 est le plus petit calibre et le 0 le plus gros – auxquels s'ajoute le calibre « longue » pour les coquilles mal formées.

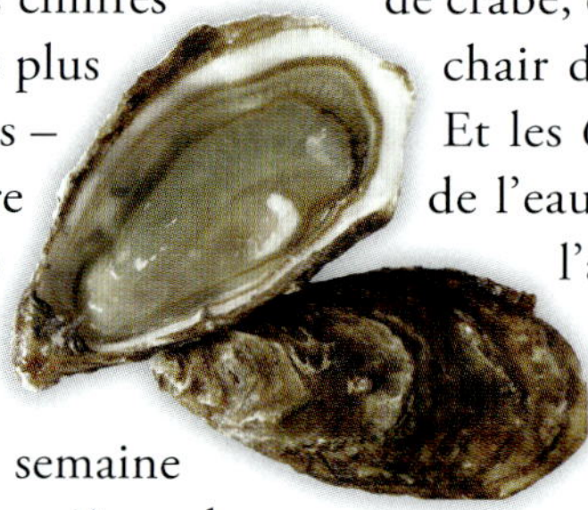

Conseil de conservation au réfrigérateur : une semaine tout au plus pour les huîtres entières, dans un contenant peu profond, recouvertes d'un linge humide. Éviter de les garder dans un sac en plastique ou un contenant hermétique.

## Zoom sur le surimi

Une forme unique, une consistance unique… le désormais célèbre « bâtonnet de crabe » a ses adeptes, convaincus que c'est pratique et bon de manger ainsi du poisson. Mais comment est-il fabriqué ? À partir de quoi ?

À la lecture de la liste des ingrédients, une chose saute aux yeux immédiatement : il ne s'agit absolument pas de « bâtonnets de crabe ». En guise de chair de crabe, on trouve généralement 38 % de chair de poisson aromatisée au crabe ! Et les 62 % restants ? Eh bien ce sont de l'eau, du blanc d'œuf, de l'huile, de l'amidon, du sucre, etc. Bref, cela ne fait pas lourd en poisson dans le produit final tant et si bien qu'à l'arrivée, le bâtonnet est souvent plus riche en glucides qu'en protéines.

### Secret de fabrication

L'ingrédient principal du surimi est la chair de poisson (colin ou merlan bleu en général). Pêchés sur des bateaux-usines, on prélève les filets de ces poissons qui sont ensuite mixés, lavés plusieurs fois et pressés. Puis les protéines solubles, le gras, le sang sont éliminés. On obtient alors ce que l'on appelle le « surimi base », une espèce de pâte blanche fade mais riche en protéines. Après ajout de substances destinées à lui faire supporter le froid sans encombre (polyphosphates, sucre, sorbitol), cette pâte est congelée à - 30 °C afin d'être conservée. Une fois à terre, à l'usine, on ajoute au surimi base de la fécule, du blanc d'œuf, de l'huile, du sel, du sorbitol, du sulfate de calcium, des arômes et des colorants. Cette pâte (quasi liquide) est ensuite cuite sur un tambour de cuisson, à la vapeur, sous forme d'une bande. La bande est enroulée et on obtient le bâtonnet surimi.

Les bâtonnets sont mis dans des barquettes plastiques. La vraie cuisson a lieu dans l'emballage final du produit, lors de la pasteurisation. Quand on connaît les risques de migration, à haute température, de molécules toxiques du plastique vers les aliments (comme c'est le cas pour le bisphénol A qui a fait parler de lui dans les biberons en plastique), on espère que les fabricants ont testé leurs emballages...

### *Le surimi en deux produits*

- **Délices de surimi à la chair de crabe Fleury Michon**

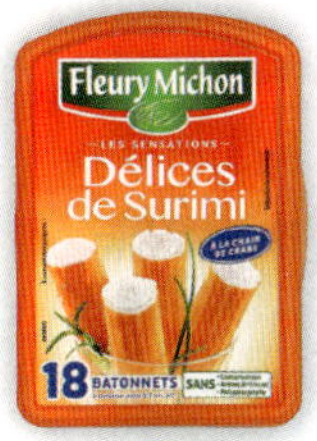


LE TOP

Un peu de chair de crabe en plus du poisson, soit 43 % d'ingrédients nobles (contre 38 % en général). Pas extraordinaire mais comme il n'y a ni polyphosphate ni exhausteur de goût, on garde !

- **Petits Coraya + sauce fromage blanc et fines herbes**

LE FLOP

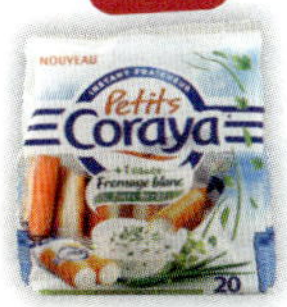


Des bâtonnets de qualité médiocre + une sauce de qualité médiocre = 9 additifs (contre seulement 2 dans le produit au dessus), de l'amidon modifié, du sirop de glucose… Bref, on est loin du poisson !

# *Les viandes de boucherie*

**Au rayon boucherie, peu de marques et une liste d'ingrédients unique pour tous les produits : 100 % pur viande. Que faut-il donc savoir sur ces aliments ?**

●●● Blanches, roses ou carrément rouges, les viandes de boucherie sont les reines des protéines, du fer… et des graisses saturées. Les Français en consomment environ 20 kg par an et par habitant. L'appellation viande de boucherie regroupe toutes les viandes issues des animaux domestiques : bœuf, veau, agneau, mouton, porc ou cheval. Les volailles et les lapins, le gibier, les abats et la charcuterie n'entrent pas dans cette catégorie.

## La viande c'est quoi ?

Que ce soit du rumsteck, du gigot, des côtelettes ou encore du flanchet, ce que l'on mange dans la viande c'est du muscle (rouge ou rosé) avec plus ou moins de tissu conjonctif (blanc) autour. Sur le plan nutritionnel, l'intérêt principal des viandes tient à leur apport en protéines de bonne qualité : 16 à 25 g de protéines / 100 g de viande avant cuisson. Côté minéraux, la viande apporte du fer (3 à 5,5 mg / 100 g pour le bœuf contre 1-2 mg / 100 g pour le poulet) sous une forme facilement assimilable par l'organisme. 100 g de viande apportent ainsi en moyenne 15 % des apports conseillés en fer pour la femme et 30 % de ceux pour l'homme.

### COMPOSITION MOYENNE DE LA VIANDE DE BOUCHERIE

| CONSTITUANTS | TENEURS (G/100 G) |
|---|---|
| Eau | 70 |
| Protéines | 18 |
| Lipides | 10 |
| Glucides | traces |

Les viandes sont aussi l'une des principales sources alimentaires de zinc et de vitamine B12.

Mais c'est la teneur en graisse des viandes qui fait couler le plus d'encre. D'abord parce que les viandes sont pointées du doigt du fait de leur teneur élevée en graisses saturées mauvaises pour le cœur. Ensuite, parce qu'il est plus difficile qu'on ne l'imagine de faire la différence entre une viande « maigre » et une viande « grasse » : l'équation viande grasse = viande rouge et viande blanche = viande maigre est-elle valide ? En fait la teneur en graisse des viandes dépend de plusieurs facteurs comme :

- l'alimentation de l'animal : plus il est engraissé et plus sa viande sera grasse (logique) ;
- l'espèce : le mouton est par exemple l'une des viandes les plus grasses ;
- le morceau choisi : la viande de l'épaule sera plus grasse qu'une escalope ;
- le mode de vie de l'animal : plus il est sédentaire et plus il est gras.

Globalement, les viandes de boucherie contiennent 40 % de graisses saturées, 42 % de graisses monoinsaturées (celles de l'huile d'olive) et seulement 18 % de graisses polyinsaturées. Par comparaison, un poisson renferme en moyenne 33 % de chaque type de graisses. En bref, la viande rouge n'est pas toujours grasse et la viande blanche pas toujours maigre (voir tableau page suivante).

| 1ère catégorie | 2e catégorie | 3e catégorie |
|---|---|---|
| **Morceaux de bœuf** | | |
| Entrecôte et noix d'entrecôte<br>Filet, faux-filet, onglet, hampe<br>Rumsteck<br>Tende de tranche, tranche, aiguillette<br>Bavette d'aloyau | Gîte noix, rond de gîte<br>Macreuse<br>Paleron<br>Collier<br>Jumeau<br>Basse côte | Gîte<br>Plat de côte<br>Poitrine<br>Flachet<br>Jarret<br>Queue |
| **Morceaux de veau** | | |
| Côte<br>Longe, filet<br>Noix | Côte découverte, bas de carré<br>Épaule | Poitrine, tendron<br>Flanchet<br>Jarret, collier, pied |
| **Morceaux d'agneau** | | |
| Côtelettes<br>Côtes filet et filet<br>Selle<br>Gigot | Épaule<br>Collier | Poitrine<br>Haut de côte |
| **Morceaux de porc** | | |
| Filet<br>Côtelettes | Épaule | Poitrine<br>Haut de côte |

Source : *Connaissance des Aliments*, E. Fredot, Lavoisier 2005

POSITION ANATOMIQUE DES DIFFÉRENTS MORCEAUX

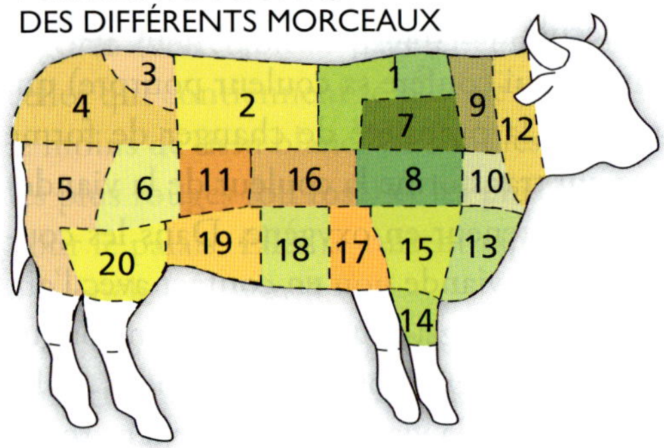


1. Entrecôte
2. Filet ou faux-filet
3. Rumsteak
4. Culotte
5. Gîte
6. Aiguillette
7. Paleron
8. Macreuse
9. Talon
10. Griffe
11. Bavette
12. Collier
13. Poitrine
14. Crosse
15. Gîte avant
16. Plat de côtes
17. Poitrine
18. Tendron
19. Flanchet
20. Gîte arrière

## Un étiquetage plus simple

Parce que les consommateurs connaissent de plus en plus mal les dénominations des différents morceaux de viande et parce que, du

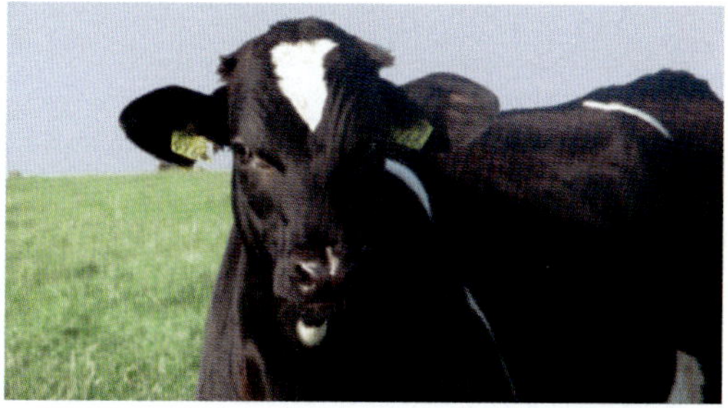

coup, ils passent deux fois plus de temps dans le rayon boucherie que dans les autres rayons de supermarché, les professionnels de la viande et la DGCCRF ont mis en place, fin 2014, un nouvel étiquetage qui indique désormais :

- **Le mode de cuisson** : « à griller », « à rôtir » ou « à mijoter ».
- Pour les morceaux les plus connus (paleron, jarret, queue…), le nom anatomique, et pour les moins connus, **la catégorie** (escalope, gigot, rôti…) ou **le plat** associé (pot-au-feu, blanquette, bourguignon…).

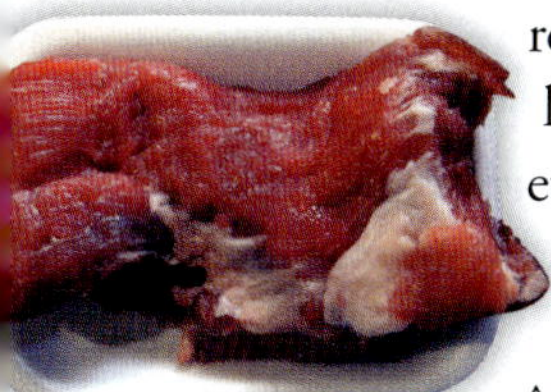

- **Le potentiel de tendreté** ou de moelleux au moyen d'étoiles : *, ** ou ***.

| ANCIENNE DÉNOMINATION DES MORCEAUX DE BŒUF À GRILLER | NOUVELLE DÉNOMINATION |
|---|---|
| Tournedos<br>Châteaubriant | Filet |
| Cœur<br>Filet<br>Aiguillette de rumsteck<br>Limande | Rumsteck ou pavé ou tournedos (selon les découpes) |
| Poire<br>Araignée<br>Dessus de palette<br>Nerveux de gîte<br>Tende de tranche<br>Rond de tranche | Steak |
| Filet et faux-filet avec os | T Bone |
| Milieu de train allongé<br>Dernière côte de la basse côte<br>Deux premières côtes du faux-filet | Côte |
| Milieu de train de côte | Entrecôte |
| **CEUX DONT LE NOM NE CHANGE PAS** | |
| Onglet | |
| Faux-filet | |
| Bavette d'aloyau | |

## 4 critères pour bien choisir son steak haché

**Origine.** Le steak haché « pur bœuf » de supermarché a plus de chance de provenir d'une vache laitière réformée que d'un bœuf de race à viande… et le fabricant n'est pas obligé de l'indiquer ! En revanche, si le steak est fabriqué à partir de race à viande, c'est suffisamment rare pour être mis en évidence sur l'emballage. Charal, Bigard, Monoprix Gourmet et Carrefour en proposent. Lisez bien les étiquettes.

**Classique ou « façon bouchère ».** Façon bouchère signifie que le hachage est plus gros et le steak moins compressé. Il est donc a priori plus moelleux. Il peut paraître plus « artisanal » et donc meilleur, mais la viande est de même qualité que les steaks classiques.

**Composition.** Préférez le « pur bœuf » qui indique qu'il n'y a que du muscle et son gras (donc pas de cartilages, d'abats, d'additif ou d'ingrédients autres que la viande). Le rapport collagène/protéine indiqué sur l'emballage reflète la quantité de nerfs, tendons et aponévrose (la membrane fibreuse entourant le muscle) : il doit être le plus bas possible. Gare aux burgers et boulettes : ce sont des préparations qui contiennent seulement 75 % de viande (et parfois beaucoup moins) ainsi que de nombreux additifs et épaississants.

**Taux de matière grasse.** 5 ou 15 % ? Tout est affaire de goût mais il semblerait que le steak haché pas trop gras soit plus savoureux. Attention : quand la teneur en graisse augmente, le rapport collagène/protéine s'éleve aussi (<15 % contre <12 % pour les steaks à 5 %).

### *Steak de vache à lait*

En fin de carrière (on parle de « réforme »), les vaches laitières sont engraissées durant 2 à 4 mois puis abattues. Leur viande est moins chère que la viande de races à viande (Charolais, Limousines, Salers…) et représente 50 % de la viande consommée en France.

## Les règles de conservation

Pour conserver la viande fraîche de manière optimale, placez-la au réfrigérateur (0 à 4° C) dans son emballage d'origine (papier du boucher ou barquette filmée du libre-service). Elle pourra sans problème y rester 2-3 jours.

N'utilisez ni boîte hermétique ni papier d'aluminium (la couleur de la viande foncerait et elle risquerait d'y suinter). La viande hachée, elle, doit être consommée le plus rapidement possible.

Si vous souhaitez congeler une viande, faites-le seulement si vous êtes sûr de la fraîcheur du produit (donc a priori pas après l'y avoir laissé trois ou quatre jours au réfrigérateur). En effet, la congélation ne détruit pas les micro-organismes mais empêche juste leur prolifération. Sachez aussi que la décongélation modifie la couleur de la viande (qui évolue vers le rouge sombre), augmente sa tendreté (ce qui est une bonne nouvelle) et relâche un peu d'eau.

### *Faites* LE BON CHOIX

- Côté santé : les viandes rouges ne devraient être consommées qu'une à deux fois par semaine car des études ont trouvé que les personnes qui en consomment beaucoup (plus de 500 g par semaine) ont un risque plus élevé de cancers digestifs.
- Astuce nutrition : pour manger un steak haché contenant des graisses bénéfiques pour le cœur c'est-à-dire un steak équilibré en oméga-6 et oméga-3 (ratio oméga-6/oméga-3 < 3), cherchez le logo Bleu-Blanc-Cœur attestant que l'animal a été nourri avec des aliments à base de lin : marques Socopa, Arcadie Sud-ouest, Bœuf fermier du Maine…

biotiques comme facteur de croissance a été interdite par l'Union Européenne en 2006. Aujourd'hui, ils ne sont utilisés qu'à des fins thérapeutiques et les éleveurs ont l'obligation de respecter une période de retrait assurant que tout résidu est totalement éliminé par l'animal avant sa mise sur le marché.

## Leur intérêt sur le plan nutritionnel

Comme les viandes de boucherie, les volailles et lapins se distinguent surtout par leurs teneurs en protéines de bonne qualité et en fer. Elles sont globalement moins grasses (mis à part l'oie, aucune volaille ne renferme plus de 15 % de graisses [5 % en moyenne]). La qualité de ces graisses diffère de celle des viandes de boucherie : moins de graisses saturées (35 % des graisses totales) mais beaucoup plus d'oméga-6 puisqu'elles sont nourries essentiellement de céréales riches en oméga-6. Les volailles élevées en plein air ou nourries aux graines de lin auront un profil en graisses plus équilibré (plus d'oméga-3). Et c'est l'oie la plus calorique : elle bat les records en protéines et graisses (voir tableau).

**COMPOSITION NUTRITIONNELLE DE QUELQUES ANIMAUX DE BASSE-COUR**

| | KCAL /100 G | PROT. G/100 G | LIP. G/100 G | FER MG/100G |
|---|---|---|---|---|
| Dinde | 110 | 22 | 2,5 | 1 |
| Canard | 130 | 19,5 | 6 | 2 |
| Lapin | 130 | 20,5 | 5,5 | 1 |
| Oie | 280 | 29 | 17,5 | 3,5 |
| Pintade | 155 | 23,5 | 6,5 | 0,8 |
| Poulet | 125 | 22 | 4 | 1 |

## Comment choisir une volaille

Premier prix, Label rouge, AOC ou biologique ? Y a-t-il vraiment une différence entre un poulet labellisé et un poulet standard ? Côté sanitaire, tout est contrôlé, pas de différence. La grande différence, c'est le goût (et le prix !). Et cette différence s'explique par la méthode d'élevage (voir tableau). Les poulets standard sont des poulets jeunes qui ont grandi rapidement et qui ont peu couru. Leur chair a une texture différente de celle des poulets labellisés qui eux, poussent plus

## LES SIGNES OFFICIELS DE QUALITÉ DU POULET

| | POULET CLASSIQUE | CRITÈRES QUALITÉS CERTIFIÉS | LABEL ROUGE | AGRICULTURE BIOLOGIQUE |
|---|---|---|---|---|
| Objectif Principal | Recherche d'une production accessible avec un bon rapport qualité/prix | Conformités à des règles de production préalablement fixées par différents éleveurs. Cahier des charges contrôlé par un organisme officiel agréé par le ministère de l'Agriculture | Garantie d'un élevage fermier et d'une qualité supérieure | Garantie d'un élevage respectueux de l'environnement et sans produits chimiques de synthèse |
| Origine | Souches à croissance rapide | Souches à croissance intermédiaire | Souches rustiques à croissance lente | Souches rustiques à croissance lente |
| Densité d'animaux / $m^2$ | 23 | 18 | 11 maximum | 10 maximum |
| Durée de l'élevage | environ 40 jours | 56 jours minimum | de 81 à 110 jours | 81 jours minimum |
| Alimentation | 100 % végétale, minérale, vitaminique | 100 % végétale (au moins 65 % de céréales) | 100 % végétale (au moins 75 % de céréales) | 100 % végétale (au moins 75 % de céréales et 90 % de matières premières certifiées AB) |
| Parcours extérieur | non | non | oui | oui |

**BIEN-ÊTRE ANIMAL : LES LABELS QUI ASSURENT**

| | | |
|---|---|---|
| POULE BIO PONDEUSE | AB | Bio (code 0) ou plein air (code 1) |
| POULET | AB, Label Rouge | Les poulets fermiers sont également plus susceptibles d'avoir été correctement traités. |
| DINDE, PINTADE, CANARD ET OIE | AB | Attention : les canards « gras » sont des canards gavés. Il ne peut donc être question de bien-être dans cette catégorie. |
| LAPIN | AB, Label Rouge | Attention : rare ! |
| BŒUF | AB, Label Rouge | Toujours choisir des races à viande (pour éviter les vaches réformées) |
| VEAU | AB | |
| PORC | Label Rouge | Les porcs fermiers en liberté ou plein-air sont également mieux traités. |
| AGNEAU | AB | |
| POISSON | AB | |

lentement et disposent de plus d'espace pour évoluer : elle est moins ferme (moins de fibres musculaires) et renferme plus d'eau. Le must c'est évidemment les volailles fermières c'est-à-dire élevées en plein air (parcours limité) ou en liberté (complète). Elles sont soit Label Rouge, soit biologiques, soit AOC, soit issues d'unités de production de petite taille.

## Quid des antibiotiques ?

Depuis 2011, les éleveurs sont encouragés à réduire le recours aux antibiotiques pour soigner leurs animaux. L'usage comme « promoteur de croissance » est, lui, interdit depuis 2006. Cependant, même si la tendance est à la baisse, leur usage reste relativement fréquent en raison de l'industrialisation des élevages (bâtiments confinés, proximité des animaux…) qui favorise les infections. Problème : les antibiotiques augmentent le risque d'allergie chez l'homme et l'apparition de bactéries résistantes. Pour diminuer le risque de tomber sur une viande en contenant :

- Privilégiez les viandes issues de filières biologiques ou alors de petits élevages.

- N'abusez pas des viandes blanches, en particulier du lapin, mais aussi des volailles et du porc.
- Privilégiez les produits de la filière Bleu-Blanc-Cœur. Les animaux nourris aux graines de lin consomment en effet davantage d'oméga-3. Ils ont un système immunitaire plus résistant et donc moins besoin d'antibiotiques.

## Les mentions obligatoires sur chaque emballage

- Les numéros de lot ou numéros individuels d'identification : ils permettent de remonter à la « fiche signalétique » des produits. Pour la volaille classique, ils aideront à identifier l'éleveur ; pour les labels, le « numéro individuel d'identification » permettra de connaître l'éleveur, l'âge de l'animal à l'abattage, le type d'alimentation… L'étiquette des produits certifiés porte également le nom de l'organisme indépendant qui a contrôlé le produit.
- L'estampille sanitaire : délivrée par la Direction Générale de l'Alimentation, elle indique que le produit satisfait aux exigences sanitaires en vigueur.
- La mention « 100 % végétaux, minéraux, vitamines » : présente sur toutes les volailles, elle signifie qu'aucune farine animale n'est administrée aux volailles.
- La fiche d'élevage : elle assure la traçabilité du lot. Elle est utilisée et remplie par l'éleveur, les techniciens et les vétérinaires.

### *Faites* LE BON CHOIX

- Les volailles sont globalement moins grasses que les viandes de boucherie. Vous pouvez en consommer 2 à 3 fois par semaine.
- Choisissez toujours de préférence une volaille fermière : sa qualité – gustative et nutritionnelle – compense bien son coût plus élevé.
- Enlevez toujours la peau des volailles après cuisson.

# *Dans le cochon, tout est bon ?*

**Ah, les charcuteries ! Patrimoine de la gastronomie française… et cauchemar des diététiciens ! Vraiment ? Tout dépend de quelle charcuterie on parle. Avec plus de 400 spécialités, elles ont, du point de vue nutritionnel, quelques différences.**

Le terme charcuterie désigne traditionnellement les préparations à base de viande de porc. Aujourd'hui il se réfère également à des produits à base de volaille, bœuf, veau, mouton (merguez, saucisse de volaille, jambon de dinde…). Quatre techniques sont à la disposition des charcutiers pour traiter la viande et la conserver : le salage (sel), la salaison (sel + sucre + nitrates et/ou sel nitrité), le séchage, la cuisson et le fumage. Outre la viande, les charcuteries peuvent contenir d'autres ingrédients selon les recettes tels que des aromates et épices, sucres, graisses, alcools, condiments et aussi des additifs.

On trouve dans les supermarchés quatre gammes de charcuterie :

- la charcuterie sèche (jambon cru, saucisson, saucisse sèche, lardons, copa, bacon, jambon fumé),
- le jambon cuit (de porc, de dinde, de poulet, fumé…),
- les pâtés (mousses de foie, rillettes, pâtés de campagne…),
- et les saucisses (saucisses de Strasbourg, chipolatas, Montbéliard, boudins, andouillettes...).

### UN MARCHÉ DOMINÉ PAR LES MDD

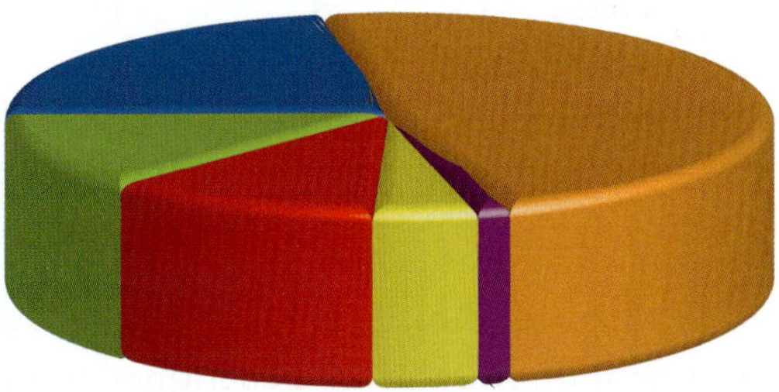

- MDD 47.6 %
- Autres marques 22.4 %
- Fleury Michon 12.6 %
- Herta 11.6 %
- MDD premiers prix 4.6 %
- Madrange 1.2 %

Source : info.charcuteries.fr

### *À qui profitent les marges ?*

Quand vous achetez pour 10 euros de charcuteries :

- L'éleveur reçoit 3.10 €
- L'abattoir reçoit 0.80 €
- Le charcutier reçoit 1.60 €
- Le supermarché reçoit 4.00 €
- L'état (TVA) reçoit 0.50 €

## Quelques chiffres

1 200 000 tonnes de charcuteries sont produites en France chaque année. Un Français consomme chaque jour en moyenne 35 g de charcuteries (40 g pour les hommes, 30 g pour les femmes). Comme quoi, malgré une image diététique peu reluisante, la charcuterie maintient une bonne place dans l'assiette des Français. Est-ce une catastrophe sanitaire ? Pas vraiment. Lorsque l'on regarde les chiffres de plus près, on constate que le jambon blanc, qui est l'un des produits les plus fréquentables, représente plus d'un tiers des ventes de charcuteries en libre service (9 ménages sur 10 en

achètent régulièrement). Les saucisses, souvent beaucoup plus grasses et chargées en additifs, ne représentent, elles, que 15 % des ventes.

## Nutritionnellement, ça donne quoi ?

Les charcuteries sont souvent mises à l'index et accusées de favoriser les maladies cardiovasculaires en raison de leurs teneurs excessives en graisse et en sel. Ce reproche n'est pas complètement infondé mais les charcuteries ont de quoi se défendre.

- **Côté graisses**, on constate de grandes variations d'un produit à l'autre. Le jambon blanc découenné par exemple présente des teneurs variant entre 1.5 et 5 g de lipides aux 100 g alors que certains produits comme le salami, les mousses de foie ou le foie gras flirtent avec les 50 g / 100 g (voir tableau). Sur le plan nutritionnel, ces graisses ne sont pas si inintéressantes que l'on pourrait le croire. Si la moitié d'entre-elles ne sont pas de très bonne qualité (40 % d'acides gras saturés connus pour leurs effets néfastes sur la santé cardiovasculaire et 10 % d'oméga-6), l'autre moitié est constituée de graisses monoinsaturées bénéfiques pour la santé (lire page 147).

**TENEURS EN SEL ET EN GRAISSES**

| | TENEUR EN SEL (G / 100 G) | TENEUR EN GRAISSES (%) |
|---|---|---|
| Jambon cuit | 2<br>1.5 pour l'allégé en sel | 7 à 15 pour celui avec couenne<br>3 pour le dégraissé, découenné |
| Jambon sec | 6 | 19 |
| Lardons | 3 | 20 |
| Pâté de foie, pâté de campagne | 1.8 | 29 |
| Saucisson sec | 5 | 33 |
| Saucisse de Francfort, Strasbourg… | 1.5 | 26 |

Source : Connaissance des Aliments, E. Fredot, Lavoisier, 2005

- **Côté sel**, même constat, de grandes variations d'un produit à l'autre. Si le jambon cru, la saucisse sèche et le saucisson présentent des teneurs très élevées (5 à 6 g aux 100 g), les rillettes, les pâtés et toutes les charcuteries cuites (jambon, rôti de porc, épaules ou jambonneaux) ont des teneurs plus raisonnables (1.5 à 2 g).

## Une bonne source de protéines

Les charcuteries sont riches en protéines de bonne qualité. Les jambons cuits, secs, les filets de bacon, les saucissons secs et saucisses sèches en contiennent plus de 20 %. Viennent ensuite les rillettes, andouilles et andouillettes dont la teneur se situe entre 15 et 20 %. Le boudin, la saucisse, les mousses, les pâtés et les terrines sont les produits qui en contiennent le moins (10 à 15 %).

## Des ingrédients indésirables

À la différence des fromages traditionnels qui sont constitués uniquement de lait, de ferments et de sel, les charcuteries sont globalement des produits « complexes ». La grande majorité des charcuteries contiennent des ingrédients destinés à améliorer leur conservation, leur texture, leur cou-

### *Jambon cuit au bouillon de légumes*

Jusqu'en 2009, on trouvait dans les supermarchés des jambons ne comportant pas de nitrites. En fait, les industriels utilisaient un bouillon riche en céleri et en carotte fournissant naturellement des nitrates. Ils rajoutaient à la cuisson des ferments capables de transformer ces nitrates en nitrites. Ce procédé totalement naturel permettait d'assurer une bonne conservation du jambon, le développement de la couleur rose appréciée des consommateurs et l'apparition de saveurs aromatiques. Cependant, depuis 2009, la DGCCRF impose la mention « nitrites » dans le cas de ce genre de fabrication. Devant ce flou réglementaire, les industriels ont préféré retourner à la fabrication classique, avec des sels nitrités.

leur ou leur goût : farine de blé, poudre de lait, huiles végétales, glucose… mais aussi de nombreux additifs tels que conservateurs, arômes, stabilisants, colorants. Trois d'entre eux méritent attention.

## Les nitrites et les nitrates

Les sels nitrités (salpêtre, nitrite de sodium, nitrate de sodium ou de potassium), désignés sous les codes E249, E250, E251 ou E252, entrent très fréquemment dans la composition des charcuteries. Ils sont utilisés pour donner une couleur rose (plus appétissante que la couleur grise naturelle que prend la viande de porc lorsqu'elle est salée) mais également pour prévenir le développement de la bactérie *Clostridium botulinum* responsable du botulisme (maladie neurologique grave). Une Dose Journalière Admissible (DJA) a été déterminée pour les nitrites car ces composés sont susceptibles d'entraîner la formation de nitrosamines, des substances cancérigènes qu'il convient d'éviter. Une consommation raisonnable de charcuteries n'entraîne généralement pas de dépassement de la DJA. Cependant les études montrent que les gros consommateurs de charcuteries ont plus de risques de souffrir de cancer digestif que les autres.

## La fumée

Un certain nombre de charcuteries sont fumées. C'est le cas des Knacki, de certains jambons, des lardons... Le problème, c'est que les procédés traditionnels utilisés pour fumer les aliments (combustion de copeaux de hêtres, de pin…) génèrent des composés cancérigènes appelés Hydrocarbures Aromatiques Polycycliques (HAP). Les études montrent que dans les régions du monde où l'on consomme beaucoup de produits fumés, les cancers digestifs sont plus fréquents. Ils convient donc de ne pas abuser des charcuteries fumées. En revanche, les charcuteries au « goût fumé » ne posent aucun problème ; celles-ci ne sont pas fumées mais aromatisées grâce à l'utilisation de fumées liquides débarrassées de leurs composés toxiques.

**Les polyphosphates**

Ils sont utilisés par les industriels pour augmenter les capacités d'hydratation des protéines de la viande ainsi que leur capacité de rétention de l'eau. Ils permettent d'obtenir une meilleure tenue des produits lors de la coupe et retardent le rancissement. Ils « trompent » le consommateur car, à poids égal, un produit avec des polyphosphates renferme plus d'eau et donc moins de viande qu'un produit qui n'en contient pas. Un code des bonnes pratiques encourage les industriels à se passer de polyphosphates d'autant plus que l'alimentation moderne (riche en viande et en additifs) apporte trop de phosphate, ce qui augmente le risque de nombreuses maladies (lire page 25)...

## Mais y a quoi dans les Knackis ?

Difficile de deviner les ingrédients qui se cachent derrière la texture fine et le goût uniforme des Knackis. Herta, Monique Ranou (Intermarché), Nos régions ont du talent (Leclerc), Carrefour... quelle que soit

### *Les différentes qualités de jambon*

- Jambon « supérieur » : le produit a plus d'ingrédients nobles et moins d'additifs que les produits standards. Le jambon cuit supérieur ne contient ni polyphosphates, ni gélifiants. On trouve en revanche souvent du dextrose (glucose), des arômes, des nitrites et enfin des antioxydants (ascorbate de sodium) destinés à empêcher les graisses de rancir.
- Jambon « choix » : en plus de tous les additifs trouvés dans le jambon supérieur, il contient des polyphosphates mais pas de gélifiants.
- Jambon « standard » (1er prix) : il contient systématiquement des gélifiants en plus des polyphosphates.

Ces différentes qualités sont également retrouvées dans les jambons de dinde ou de poulet qui peuvent contenir ou non des gélifiants et des polyphosphates. En revanche, les recettes n'intègrent pas systématiquement des antioxydants.

la marque, les compositions de ces saucisses sont peu ou prou les mêmes. En premier ingrédient : de la viande de porc. Après une brève salaison, cette viande est hachée puis malaxée avec du gras de porc. Les teneurs en viande indiquées varient de 34 à 80 % selon les marques (la viande contenant elle-même de la graisse, on ne connaît pas la quantité réelle de viande maigre dans le produit). Une chose est sûre, à l'arrivée, l'ensemble est gras (la teneur moyenne en graisses est d'environ 25 g / 100 g). Vous trouverez parfois mentionné « viande de porc séparée mécaniquement ». Cela signifie que la viande ne provient pas de morceaux nobles. Elle a été récupérée sur les carcasses par raclage, broyage et tamisage… à éviter !

L'eau arrive généralement en 2e ou 3e position dans la liste d'ingrédients (avant ou après le gras de porc), ce qui signifie qu'il y en a… beaucoup ! Comment faire pour la retenir et obtenir une pâte à texture fine et homogène ? Eh bien on y ajoute plusieurs ingrédients (selon les marques et les types de saucisse) :

- des protéines de lait : elles retiennent l'eau et émulsifient ;
- du plasma de porc : il permet de lier les différentes particules de viande et de gras dispersées ;
- des polyphosphates : ils retiennent l'eau et stabilisent l'ensemble lors de la cuisson ;
- plus surprenant, des fibres de blé ou des protéines de pois qui lient et remplacent le traditionnel plasma de porc ;
- du lactose : utilisé pour compléter l'apport en matière sèche, il « assèche » le produit.

Viennent ensuite les substances qui vont contribuer au goût : les arômes (dont la nature est rarement précisée), parfois des épices et des aromates et très souvent des exhausteurs de goût. Enfin viennent les substances destinées à la conservation : les nitrites bien sûr que l'on retrouve systématiquement dans toutes les marques, les antioxygènes (acide ascorbique, érythorbate de sodium) qui retardent le rancissement des graisses ou encore les fumées dont on ne sait pas toujours si elles ont été débarrassées de leurs composés toxiques (HAP). Bilan des courses : la knacki emballée, tout comme la saucisse de Strasbourg ou de Francfort, est loin d'être un produit naturel. Vous vous en doutiez ?

## *Faites* LE BON CHOIX

- Roi du rayon : le jambon. Évitez les jambons bas de gamme. Ils sont bourrés de polyphosphates, de gélifiants, de nitrites… et d'eau ! Autant que possible, consommez des jambons allégés en sel et enrichis en oméga-3.
- Préférez les pâtés en bocaux plutôt que les pâtés emballés sous plastique ; ils ont plus de chance de ne pas contenir de nitrites, surtout si leur couleur est plus grise que rose.
- Si vous aimez la rosette, le salami, le saucisson et la saucisse sèche, consommez-les avec parcimonie ; ces produits sont extrêmement gras. Idem pour les mousses de foie et de canard qui de plus contiennent beaucoup d'additifs.

# *Papa, c'est quoi cette bouteille de lait ?*

**Les Français consomment de moins en moins de lait. Est-ce un problème pour leur santé ? Et les laits spécifiques (de chèvre, vitaminés, sans lactose…), ont-ils un intérêt sur le plan nutritionnel ? Petit tour d'horizon pour essayer d'y voir plus clair.**

Le lait entier commercialisé contient 87 % d'eau, 5 % de sucre (le lactose), 3.6 % de graisses (surtout saturées) et 3.5 % de protéines de bonne qualité. Il fournit quelques vitamines : B2 et B12, A et D. Le lait est présenté comme un aliment incontournable, notamment pour la santé des os en raison de sa richesse en calcium. 120 mg aux 100 g, c'est en effet pas mal. Mais d'autres aliments font mieux : sardines, amandes, figues séchées, épinards… Bref, si on tolère le lait, on peut en boire mais on n'est pas obligé ! À noter : il ne suffit pas de se procurer suffisamment de calcium, il faut aussi le retenir. Les vitamines D et K, les fruits et légumes y contribuent, alors que paradoxalement le lait le laisse échapper… d'où l'intérêt de ne pas trop en consommer (1 à 2 laitages par jour tout au plus) !

## Silhouette Candia

**Vitamine D : 1 µg**
**Calcium : 120 mg**
**Prix : 1.00 €/L**

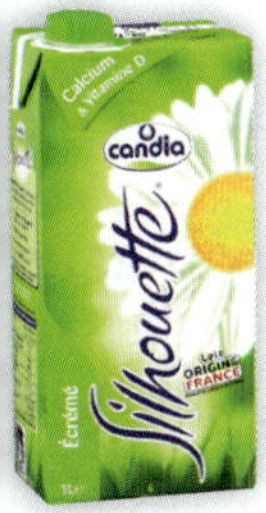


Un lait écrémé avec un tout petit peu de vitamine D et autant de calcium qu'un lait classique. N'importe quel lait écrémé de base ferait aussi bien l'affaire !

## Lait Viva de Candia

**Vitamine D : 0.75 µg**
**Calcium : 120 mg**
**Prix : 0.85 €/L**

Un lait appauvri en lactose (2,8 g

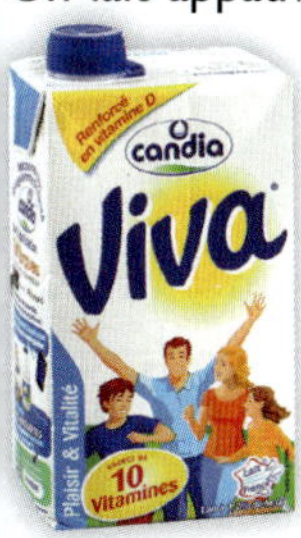


contre 4,8 g) et enrichi en vitamines (en quantités modestes), notamment en vitamine D. Un prix raisonnable pour un avantage nutritionnel modéré.

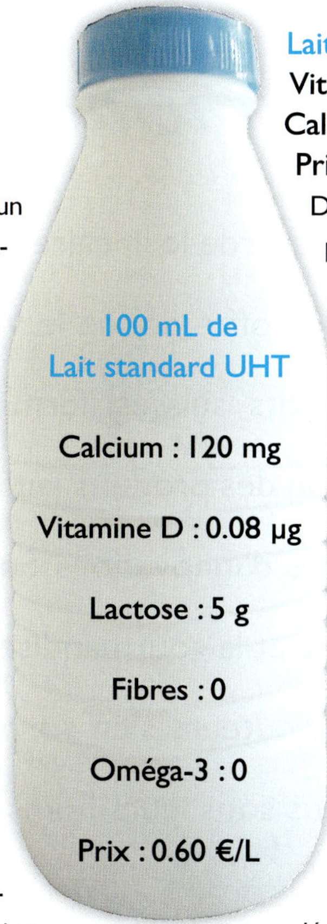


## Lait de chèvre Lactel

**Vitamine D : NC**
**Calcium : 120 mg**
**Prix : 1.75 €/L**

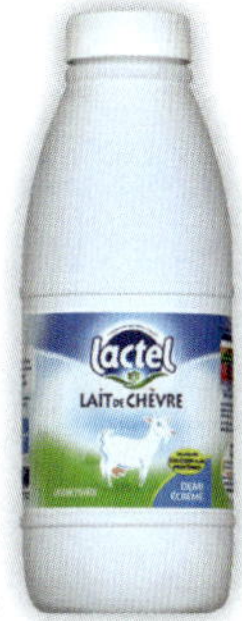


Des protéines un peu plus faciles à dégrader et un peu moins de lactose que dans le lait de vache. Moins d'hormones de croissance aussi ! Pourquoi pas si on ne peut se passer de boisson lactée.

## Matin Léger de Lactel

**Vitamine D : 0.75 µg**
**Calcium : 120 mg**
**Prix : 1.30 €/l**

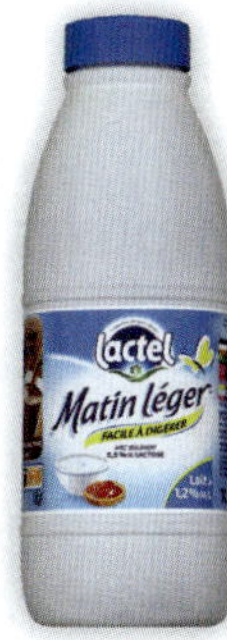


Seulement 0,5 g de lactose contre 4.8 g habituellement. Pour le reste, c'est un lait UHT de base très légèrement enrichi en vitamine D. Pourquoi pas si vous digérez mal le lait.

# Au royaume de Danone

Quand on regarde le linéaire des produits laitiers, la diversité de l'offre donne le vertige. Yaourts, fromages blancs, petits suisses, fermiers, gourmands, allégés, crèmes desserts… le rayon des produits laitiers frais est particulièrement dynamique en termes d'innovations. Surfant sans complexe à la fois sur la santé, la minceur et la gourmandise, Danone mène la danse. Mais les marques de distributeurs s'en sortent bien aussi puisque 4 yaourts sur 10 sont vendus sous leurs noms.

## Un yaourt c'est quoi ?

Le **yaourt** est un lait fermenté par deux souches bactériennes bien précises : le *Lactobacillus bulgaricus* et le *Streptococcus thermophilus*. Qu'il soit ferme, brassé, nature, aux fruits ou aromatisé, pour recevoir la dénomination yaourt, il doit avoir été fermenté exclusivement par ces deux bactéries que l'on doit retrouver vivantes dans le pot. Le yaourt est donc un produit **vivant**.

À partir du moment où le lait a été ensemencé avec d'autres ferments, on parle de **laits fermentés**. Par exemple Activia de Danone est un lait fermenté avec des bifidobactéries, des bactéries d'origine intestinale (*Bifidobacterium bifidum*...). Même chose pour Actimel qui est un lait fermenté au *Lactobacillus casei*.

Le **fromage blanc** est un fromage frais non affiné (le lait est caillé en présence de ferments lactiques et de présure puis égoutté). Le caillé est ensuite mis en pot (faisselle) ou battu (fromages blancs lisses). Le fromage blanc ne contient pas les bactéries lactiques vivantes du yaourt.

Les **crèmes desserts**, les laits emprésurés, les riz au lait et les gâteaux de semoule ne sont pas fermentés et ne contiennent pas non plus de bactéries vivantes.

*Les yaourts boudés par les jeunes*

La consommation de produits laitiers chez les jeunes aurait baissé de 25 % en 10 ans. La raison de cette désaffection ? La déstructuration des repas. En effet, c'est à la fin des repas que les yaourts sont le plus souvent consommés.

## Nutritionnellement, ça donne quoi ?

Fermes ou brassés, les yaourts et les laits fermentés nature ont les qualités nutritionnelles du lait (lire page 113) à ceci près qu'ils contiennent moins de lactose (il est digéré par les bactéries dans le pot). La teneur en matières grasses dépend du lait utilisé et s'il est enrichi en crème ou pas. Elle varie de 0 % à 5 %.

L'intérêt des yaourts tient principalement à la présence de bactéries qui sont bénéfiques à l'équilibre intestinal. Leur intérêt tient aussi à la qualité de leurs protéines (3 à 4 g/100 g dans les yaourts, 5 à 8 g dans le fromage blanc). Comme le lait, on peut en consommer mais sans excès.

Les yaourts sont également vendus allégés, sucrés, édulcorés, aromatisés ou additionnés de fruits… Il n'y a alors qu'à se pencher sur les étiquettes pour voir fleurir les additifs…

## Nature mais pas forcément naturel

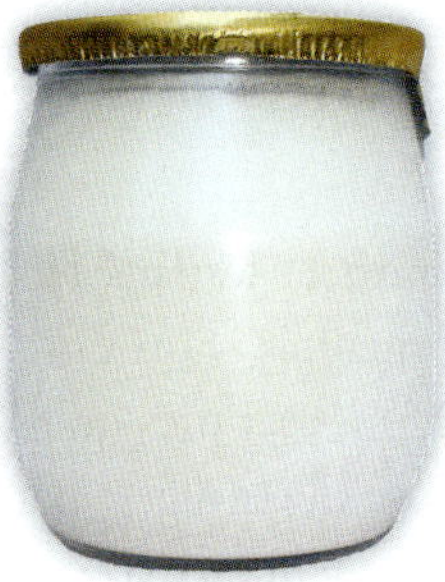

Mis à part dans les yaourts, les laits fermentés nature et les petits suisses, on trouve dans certains produits nature des additifs destinés à améliorer la texture et le goût. Fjord de Danone ou Calin 0 % de Yoplait, contiennent, en plus des ingrédients habituels (lait, crème, ferments…), des protéines de lait qui servent d'épaississant. Objectif : rendre le yaourt plus onctueux, plus plaisant aux papilles. Même chose pour Perle de lait de Yoplait qui contient en plus, de l'amidon transformé, un autre épaississant.

### *Ferme, brassé ou à boire*

Les yaourts brassés sont mis en pot après avoir été fermentés puis brassés dans des cuves alors que pour les yaourts fermes, la fermentation a lieu directement dans le pot. Les yaourts liquides sont fabriqués comme les yaourts brassés mais après le brassage, ils sont battus. Généralement, les yaourts brassés trouvés en supermarchés sont enrichis en crème et sont donc nettement plus caloriques.

## Des fruits… donc des additifs !

À croire qu'il est impossible de faire un yaourt aux fruits appétissant sans avoir massivement recours aux additifs et au sucre. Chaque yaourt aux fruits est une symphonie d'arômes, de colorants, d'épaississants et de conservateurs. En effet, les fruits sont un produit instable : à l'état naturel, ils s'abîment, perdent de l'eau et brunissent.

## Allégés mais chargés en épaississants

En débarrassant le yaourt de ses matières grasses, il perd de son onctuosité. Pour leurrer nos papilles, les fabricants jonglent avec les épaississants et les émulsifiants. Parmi les épaississants, il est courant de trouver des amidons modifiés (blé, maïs), des algues (carraghénanes), des gommes (guar, xanthane) et même de la gélatine de porc.

### CE QU'ON TROUVE DANS UN TAILLEFINE (EN PLUS DU LAIT, DES FRUITS ET DES FERMENTS)

**arômes**

donnent du goût et/ou une odeur

**acésulfame K, sucralose, glycoside de stéviol**

donnent le goût sucré sans ajouter de calories

**carraghénanes, gomme xanthane, pectine**

épaississent, stabilisent

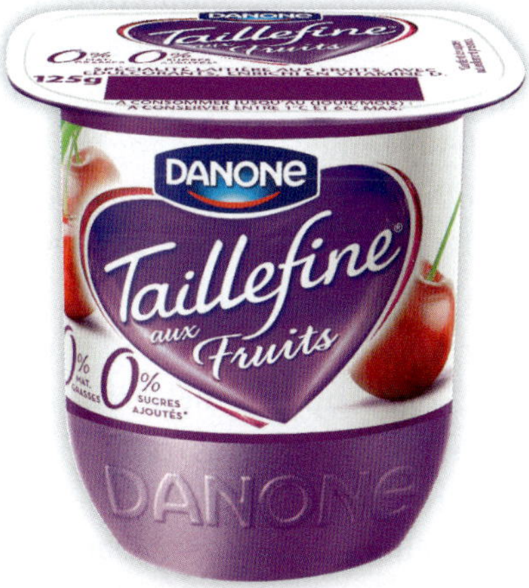


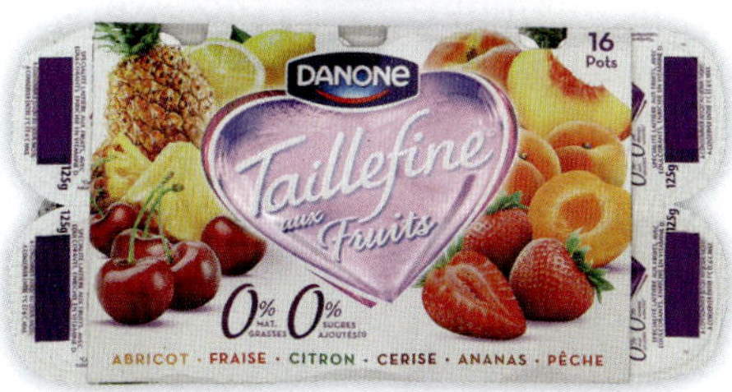


**jus de carotte pourpre**

ajoute ou redonne de la couleur

**citrate de sodium, acide citrique, acide lactique**

corrigent l'acidité, conservent, renforcent l'action des autres additifs

**amidon**

donne une texture crémeuse

## Les alicaments en perte de vitesse

Les alicaments sont des aliments qui renferment des substances ayant certains effets thérapeutiques. Les deux produits phare du rayon mis au point par Danone sont Actimel et Danacol.

### Actimel s'essouffle

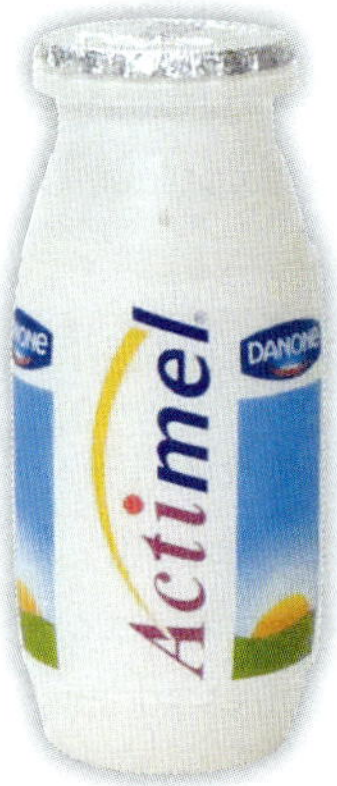


Actimel est un lait fermenté contenant des bonnes bactéries (les probiotiques, lire page 120) censées participer « *à renforcer les défenses de notre corps* ». Faut-il y croire ? Plusieurs études (financées par Danone) ont, c'est vrai, montré un léger effet bénéfique sur le système immunitaire. Il semble néanmoins que le succès d'Actimel provient davantage de son marketing que de ses vertus. D'ailleurs, depuis que l'entreprise ne peut plus communiquer sur ses effets santé, les ventes s'effondrent. Trop cher, trop sucré, trompeur sur ses bienfaits : Actimel ne séduit plus. Danone s'est donc recentré sur trois produits : « classique », 0 %, fraise. Mais les produits de la gamme contiennent encore un ou plusieurs ingrédients que l'on préférerait ne pas trouver dans un aliment estampillé « bon pour la santé ».

**Passe encore :** Actimel « classique » qui, malgré la présence de sucre, comporte des ingrédients simples et vous apportera quelques bonnes bactéries.

**À éviter :** Actimel 0 % qui cumule dextrose, épaississants, édulcorant… et eau en deuxième ingrédient, mais aussi Actimel fraise (dextrose, épaississant, arôme, correcteur d'acidité).

### Danacol contre le grand méchant cholestérol

Ce yaourt à boire qui renferme 1,6 g de phytostérols (soit 5 fois plus que ce qu'apporte l'alimentation) prétend réduire le cholestérol de 10 %. Sur le principe, c'est vrai, les phytostérols font baisser le cho-

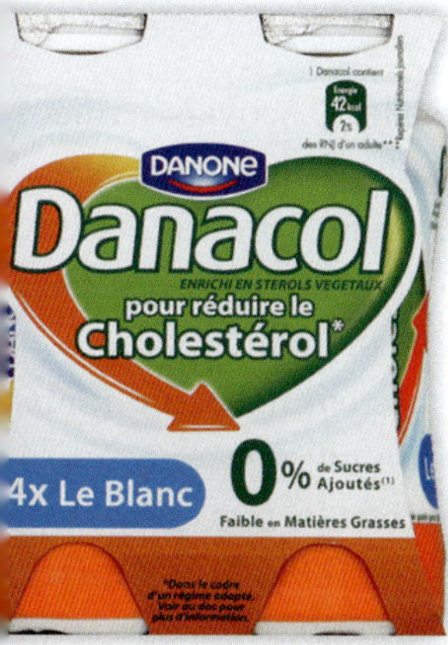


lestérol, plusieurs études en attestent. Mais des doutes subsistent quant à leur innocuité. De fortes doses de ces substances empêchent en effet l'absorption digestive de certains antioxydants impliqués dans la prévention des cancers. On sait aussi que, paradoxalement, de fortes doses de phytostérols augmentent le risque d'infarctus ! Si Danone rassure, de nombreux médecins contestent l'utilité de Danacol, voire le déconseillent. D'autant que de plus en plus de voix s'élèvent pour dire que le cholestérol n'est peut-être pas l'ennemi que l'on croyait.

**Passe encore :** Danacol nature dont la composition est simple et ne comporte ni sucre, ni édulcorant.

**À éviter :** la version Fruit rouge ou Pêche-abricot, qui contient 6 épaississants, 2 édulcorants et 2 colorants, mais également Le blanc (nature, édulcoré) qui contient 3 épaississants et 2 édulcorants.

### Activia : à boire et à manger

Activia, comme Actimel, contient un probiotique, ici bénéfique pour l'équilibre intestinal. C'est « LE » blockbuster de Danone. L'entreprise a profité de la bonne image et du succès de ce produit pour le décliner à l'infini. Yaourts brassés, fermes, crémeux ou liquides, sucrés, édulcorés ou allégés, aromatisés, aux fruits mixés, sur lit de fruits, aux fruits entiers ou aux céréales : l'offre est pléthorique ! Comme pour n'importe quel autre produit, plus le yaourt est sophistiqué, plus on y trouve d'additifs (édulcorants, épaississants, arômes, colorants)... pas forcément bons pour la santé intestinale.

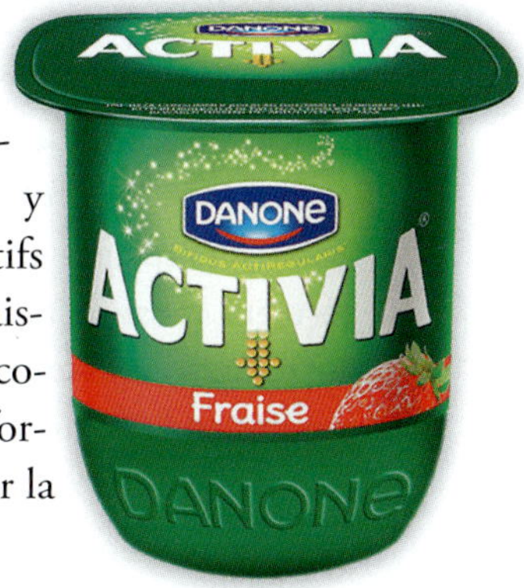

### *Probiotiques : pas que chez Danone*

Les « probiotiques » sont des bactéries vivantes ou des levures qui, selon la définition officielle, « *rééquilibrent la flore intestinale et exercent un effet positif sur la santé* ». Les études montrent que c'est sur les diarrhées, l'intestin irritable, les complications liées à la prise d'antibiotiques, les gastrites, les ulcères et les infections vaginales que les probiotiques ont le plus d'effets. On trouve des probiotiques dans les yaourts « classiques » (*Lactobacillus bulgaricus* et *Streptococcus thermophilus*) et dans certains laits fermentés (Actimel, Activia…). Mais aussi en pharmacie avec la levure de bière « active » et les probiotiques sous forme de capsules ou de sachets. Ces derniers constituent une bonne option car ils ne sont associés ni à du sucre, ni à des additifs (arômes, colorants, édulcorants…).

**Vous pouvez y aller :** Activia « fermes » (Nature, Nature 0 %, Saveur framboise, vanille, citron ou coco), Brassé Nature, Activia Fibres, Activia 0 % Nature, Activia Recette au fromage blanc nature.

**Passe encore :** Activia figue, pruneaux, mangue, Activia Fusion myrtille-açaï.

**À éviter :** Activia Fruits panachés, Activia Fruits panachés 0 %, Fruits mixés, Ananas (avec morceaux), Cerise (avec morceaux), Fromage blanc fraise, Fromage blanc pêche, Activia Recette au fromage blanc saveur fruits.

## Les yaourts consistants ou ultra-protéinés

Danio de Danone, Yopa de Yoplait, Mon Encas de Carrefour… : les yaourts-snacks ont envahi le rayon frais. Plus fermes, plus riches en protéines rassasiantes (7 à 8 g/100 g) et plus pauvres en matières grasses (pour la ligne) que les yaourts, ce sont théoriquement des collations plus saines que les biscuits, barres de céréales et autres sodas.

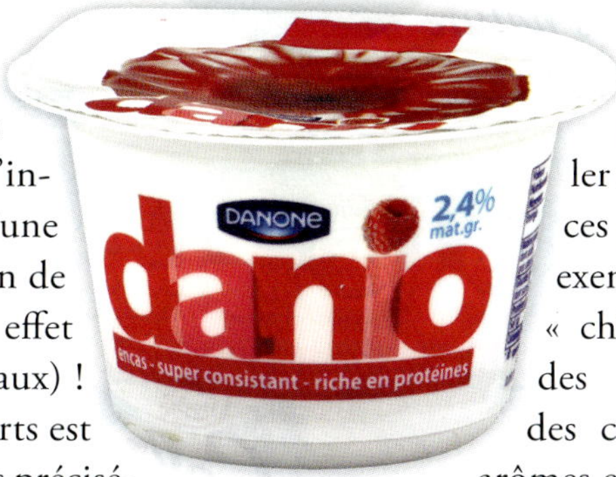


Problème : avec autant de sucre, on peut s'interroger sur l'intérêt d'une telle stratégie. Une portion de 150 g de Danio, c'est en effet 15.5 g de sucre (3 morceaux) ! L'autre défaut de ces yaourts est la présence d'additifs, plus précisément d'épaississants. On trouve – en plus des cararaghénanes et de la gomme de guar – de l'amidon modifié. Ce dernier se comporte comme du glucose pur dans l'organisme : il fait bien monter la glycémie et donc augmente le risque d'hypoglycémie réactionnelle (fringale). Bizarre pour un produit conçu pour caler ! Les versions « lights » de ces produits (Taillefine+ par exemple) sont encore plus « chimiques » avec, en plus des épaississants classiques, des correcteurs d'acidité, des arômes et des édulcorants. À bannir à tout prix.

Si vous cherchez à contrôler votre ligne et/ou votre appétit, préférez les petits suisses 0% : c'est zéro additif, zéro sucre et près de 10 g de protéines aux 100 g. Une pomme coupée en morceaux pour sucrer et vous avez une collation parfaite.

## *Faites* LE BON CHOIX

- Privilégiez toujours les produits laitiers les plus simples. Un yaourt nature vaut mieux qu'un yaourt aromatisé qui vaut mieux qu'un yaourt aux fruits ou qu'une crème dessert bourrés d'épaississants, de sucre, de conservateurs et de colorants.
- Évitez les produits allégés qui contiennent aussi beaucoup d'additifs.
- Les produits à base de soja sont une alternative intéressante du point de vue nutritionnel. Sans lactose, certains contiennent peu d'additifs (voir notre sélection page 128).

# *Fromage ou dessert ?*

**Pointé du doigt en raison de sa teneur en matières grasses élevée, le fromage a souvent mauvaise presse auprès de ceux qui se soucient de leur ligne et de leur santé. Il est pourtant intéressant nutritionnellement, à condition de savoir raison garder.**

●●● Pour faire un fromage, il faut trois ingrédients : du lait, des ferments, du sel. Comment avec seulement trois ingrédients fabriquer 400 fromages différents ? Tout dépend de l'origine du lait c'est-à-dire de l'espèce laitière (vache, chèvre, brebis) et de la région (donc du type de pâturage), des ferments utilisés qui développent différents arômes et du mode de fabrication (cuisson ou pas, affinage plus ou moins long…). Pâte molle, cuite, pressée ou persillée, frais ou sec, au lait de vache, de chèvre ou de brebis, cru ou pasteurisé… Le plateau de fromages français présente une grande diversité de forme, d'aspect, de goût…

## Comment se fabrique un fromage

Il faut six étapes pour fabriquer un fromage.

**1** • On prend du lait plus ou moins écrémé et on **l'ensemence**, c'est-à-dire qu'on lui ajoute un levain spécifique, un mélange de bactéries et/ou de moisissures. Ce sont ces micro-oganismes qui sont à l'origine de la typicité du fromage.

**2** • Ensuite, on **caille** le lait c'est-à-dire qu'on le fait coaguler : on le fait chauffer légèrement (30 °C) et on lui ajoute de la présure (enzyme digestive du veau) ou des bactéries lactiques. Les protéines du lait, les caséines, précipitent et le lait devient solide. Le caillé peut également être porté à une température plus élevée, de l'ordre de 50 °C, on parle alors de **cuisson**.

**3** • On **égoutte** le caillé : on le sépare du petit lait, le lactosérum, qui est éliminé.

**4** • On le **moule** : le caillé est placé dans des moules de taille et de forme différentes selon les fromages. Il continue de s'égoutter et peut éventuellement être pressé à cette étape.

### *L'industrie met la main à la pâte…*

Les fromages industriels frais comme le Boursin, le Rondelé ou le Saint-Môret ont des compositions assez simples et contiennent peu d'additifs. Ils sont tout à fait acceptables. Les fromages fondus comme la Vache qui rit, les Apéricubes mais également les crèmes de Camembert, les fondants à l'Emmental ou les cancoillottes en pot sont en revanche moins recommandables. Pour fabriquer de La Vache qui rit, vous prenez du lait, vous y ajoutez des bouts de Gouda, Comté, Emmental, du beurre, des protéines de lait et des sels émulsifiants : les sels de fonte (polyphosphates-citrates-diphosphates et phosphate de sodium). Vous chauffez, vous remuez et c'est prêt ! Miam. À noter qu'il n'y a pas de porc dans La Vache qui rit. Dans La Vache qui rit saveur jambon, le goût du jambon est apporté par un arôme à base de viande de bœuf. Magique, non ?

**5•** On **sale** le fromage. Le sel complète l'égouttage et régule le développement des micro-organismes.

**6•** On **l'affine**. Les fromages sont placés dans des caves d'affinage où tout est rigoureusement contrôlé (la température, l'humidité de l'air). On laisse les micro-organismes œuvrer et développer une croûte, une couleur, une texture et des arômes spécifiques. Cette étape est plus ou moins longue selon les fromages. Elle est de une à deux semaines pour le Brillat Savarin et de plus d'un an pour le Beaufort.

*Appellations et labels*

- **Fromage fermier** : fabriqué dans l'exploitation avec uniquement du lait de l'exploitation.
- **Fromage au lait cru** : obtenu avec du lait qui n'a pas été chauffé à une température supérieure à 40 °C.
- **AOC** (Appellation d'Origine Contrôlée) : fromage de terroir, qui tire son authenticité et sa typicité de son origine géographique. En France, 44 fromages sont des AOC (Roquefort, Comté, Cantal, Pélardon...).
- **Label rouge** : label de qualité. Fromage qui répond à des exigences définies dans un cahier des charges.

## Classification des fromages affinés

- **Les pâtes molles**

À croûte moisie : Camembert, Brie, Coulommiers, Saint Marcellin, Saint Félicien
À croûte lavée : Munster, Pont l'Evêque, Livarot, Epoisses, Rouy

- **Les pâtes persillées**

Bleu, Roquefort, Gorgonzola, Fourme d'Ambert

- **Les pâtes pressées non cuites**

À croûte moisie : Saint Nectaire, Tomme de Savoie
À croûte lavée : Morbier, Cantal, Gouda, Port Salut

- **Les pâtes pressées cuites**

Emmental, Comté, Gruyère, Beaufort

## Nutritionnellement, ça donne quoi ?

Le fromage est riche en protéines de bonne qualité et en calcium (le Parmesan et l'Emmental en contiennent plus de 1 000 mg/100 g). Est-ce une raison pour en consommer à volonté ? Hélas non. Les fromages sont aussi riches en sel et en graisses saturées. Ensuite, ils sont acidifiants pour l'organisme c'est-à-dire, et c'est très paradoxal, qu'ils perturbent la fixation du calcium sur les os. Les scientifiques quantifient ce caractère acidifiant des fromages par une valeur nommée indice PRAL. Plus l'indice PRAL est élevé, plus le fromage est acidifiant. Ainsi, le Comté, l'Emmental ont des indices PRAL particulièrement élevés (de l'ordre de 25 à 30).

## Les fromages allégés ont-il un intérêt ?

Oui. Fabriqués comme leurs homologues « gras » avec du lait et des ferments, ils ne contiennent généralement pas d'additifs. Ils constituent donc une bonne alternative pour les personnes qui suivent un régime hypocalorique. Allégé signifie que le fromage contient entre 20 et 30 % de matières grasses sur **l'extrait sec**. Attention, certains fromages affichent leur teneur en graisses en pourcentage du produit fini et ça fait une sacrée différence. Ainsi, un camembert à 20 % de matières grasses (dans le produit fini) est un camembert à 45 % de matières grasses dans l'extrait sec : il n'est pas allégé !

### *Faites* LE BON CHOIX

Les fromages sont des aliments plaisir et non un passage obligé pour couvrir ses besoins en calcium. Alors faites-vous plaisir de temps en temps, les fromages de terroir font partie du patrimoine gastronomique français. Ce serait dommage de s'en priver.

# 8 fromages

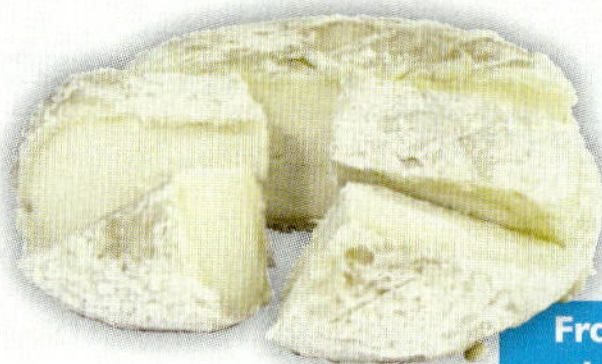

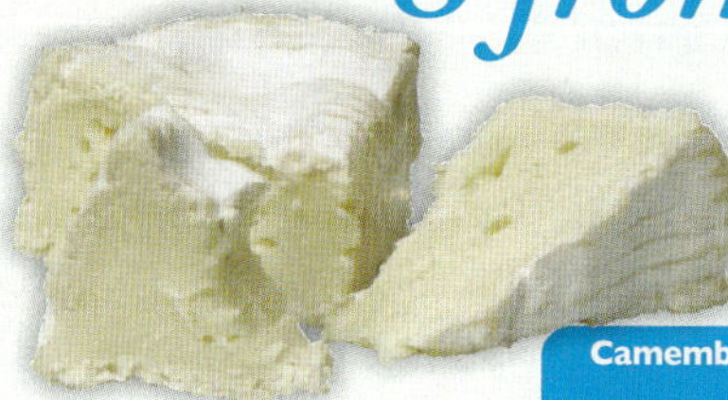

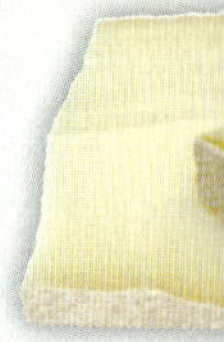

**Fromage de chèvre sec**

- Pâte molle à croûte moisie
- PRAL : 28
- Prot : 30.5 %
- MG : 35 %

Pour 100 g
- Cal : 452
- Sel : 0.9 g
- Calcium : 900 mg

Très acidifiant en raison d'une teneur élevée en protéines. Calorique en raison d'une teneur élevée en graisses.

**Munster**

- Pâte molle à croûte lavée
- PRAL : 16
- Prot : 23 %
- MG : 30 %

Pour 100 g
- Cal : 368
- Sel : 1.6 g
- Calcium : 717 mg

Moyennement calorique et pas trop salé.

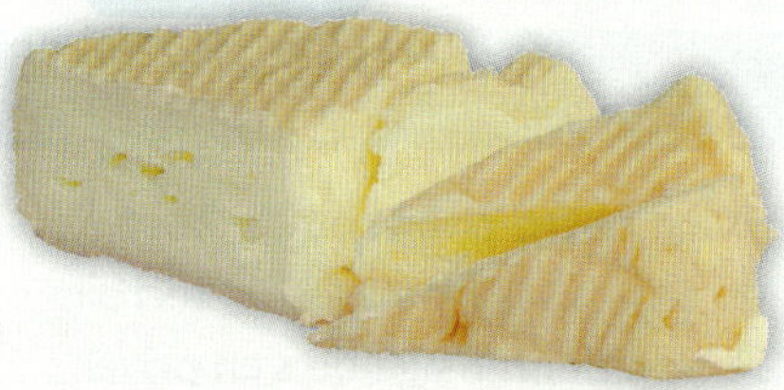

**Saint Nectaire**

- Pâte pressée non cuite à croûte moisie
- PRAL : 13.7
- Prot : 23 %
- MG : 28 %

Pour 100 g
- Cal : 341
- Sel : 1.5 g
- Calcium : 590 mg

Pas trop calorique, pas trop salé.

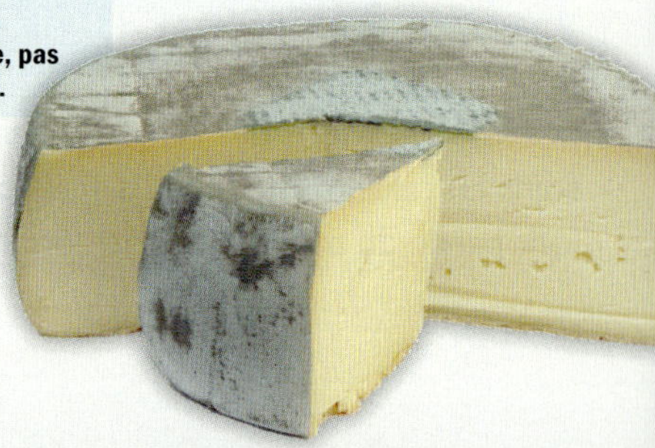

**Camembert**

- Pâte molle à croûte moisie
- PRAL : 13
- Prot : 20 %
- MG : 24 %

Pour 100 g
- Cal : 300
- Sel : 2.1 g
- Calcium : 388 mg

Le moins calorique en raison d'une teneur élevée en eau.

# a loupe

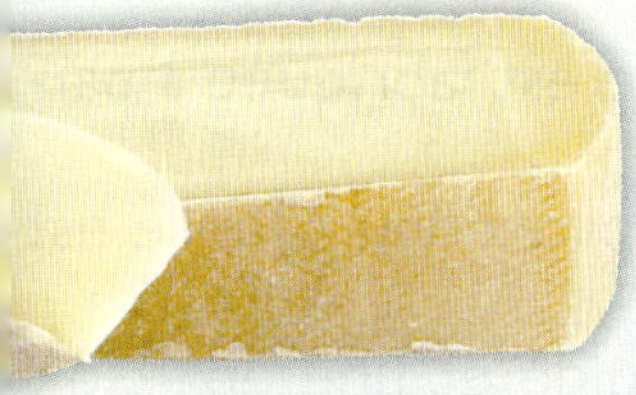

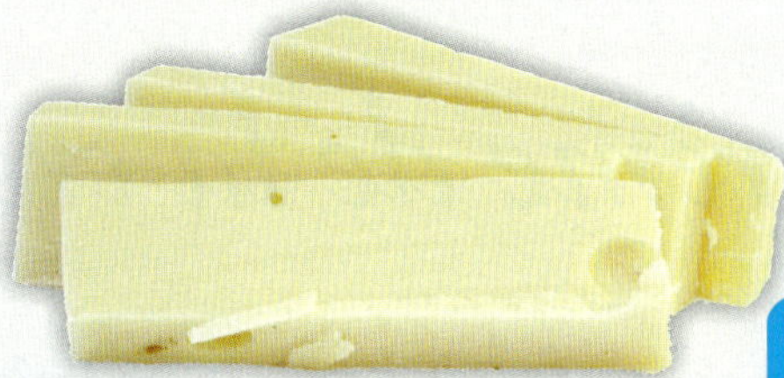

### Roquefort

- Pâte persillée
- PRAL : 13
- Prot : 21.5 %
- MG : 30 %

Pour 100 g
- Cal : 369
- Sel : 4.5 g
- Calcium : 662 mg

Extrêmement salé, comme souvent le sont les bleus et les fromages de brebis.

### Comté

- Pâte pressée cuite
- PRAL : 24
- Prot : 29 %
- MG : 31 %

Pour 100 g
- Cal : 398
- Sel : 0.8 g
- Calcium : 980 mg

Peu salé. Un des fromages les plus riches en calcium.

### Emmental

- Pâte pressée cuite
- PRAL : 24
- Prot : 27 %
- MG : 28 %

Pour 100 g
- Cal : 380
- Sel : 0.75 g
- Calcium : 791 mg

Très peu salé. Riche en calcium.

### Reblochon

- Pâte pressée non cuite à croûte lavée
- PRAL : 11
- Prot : 20 %
- MG : 27 %

Pour 100 g
- Cal : 322
- Sel : 2.1 g
- Calcium : 625 mg

Fromage le moins acidifiant.

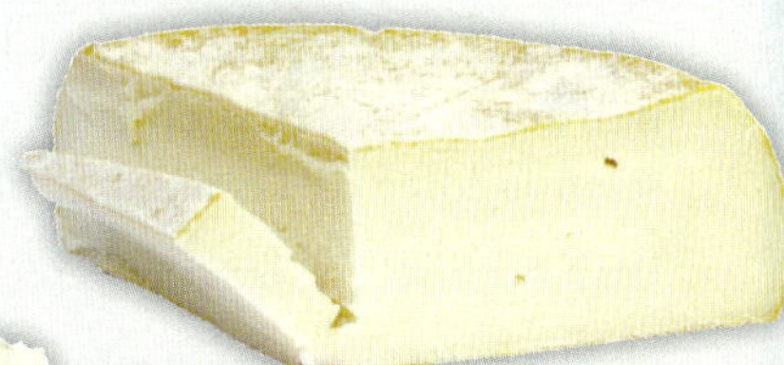

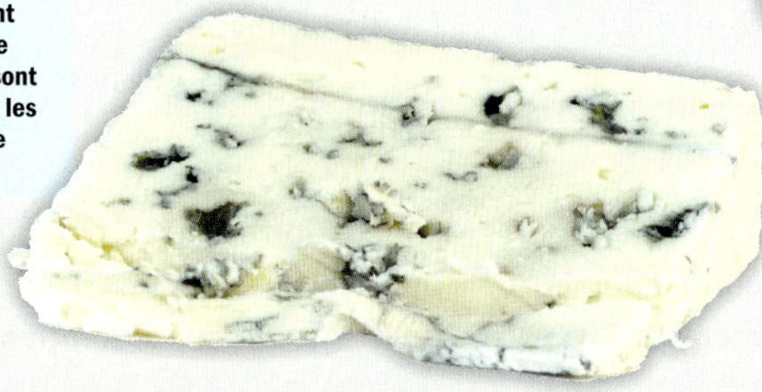

# La crème de la crème !

**Une chose est sûre : la crème fraîche est fabriquée à partir de lait de vache. Mais par quel procédé ? Quelle est la différence entre une crème liquide et une épaisse ? Quelles alternatives végétales en cuisine ? Quelques explications.**

La crème est obtenue grâce à une écrémeuse centrifuge qui permet de séparer la crème d'un côté et le lait écrémé de l'autre. La crème obtenue est liquide et selon la force de l'écrémage, plus ou moins riche en matières grasses (12 à 40 %).

## Les différentes dénominations

### La crème crue

C'est la crème que l'on obtient juste après l'écrémage. Elle ne subit aucun traitement thermique. Elle est liquide et de saveur douce. La mention « crue » est obligatoire sur l'étiquetage. Sa teneur en matières grasses est généralement supérieure à celle des autres crèmes (30 à 40 %).

### La crème fraîche épaisse

La dénomination « crème fraîche » signifie que la crème a été pasteurisée c'est-à-dire chauffée à 95 °C pendant 30 secondes (les crèmes stérilisées n'ont pas droit à cette appellation). La crème est ensuite ensemencée en ferments lactiques puis subit une maturation à température ambiante

#### TENEURS EN MATIÈRES GRASSES DES DIFFÉRENTES CRÈMES

| CRÈME CRUE | CRÈME FRAÎCHE ÉPAISSE | CRÈME UHT LIQUIDE | CRÈME LÉGÈRE |
|---|---|---|---|
| 30 à 40 % | 30 % au minimum | 30 % au minimum | 12 à 29 % maximum |

pendant une quinzaine d'heures. Par ce procédé la crème s'acidifie, **s'épaissit** et développe de nouveaux arômes. Le terme « épaisse » ne signifie donc pas qu'elle est plus grasse qu'une crème liquide.

### La crème UHT liquide

Elle est stérilisée à 150 °C pendant 2 secondes puis est refroidie rapidement.

### La crème légère

La force de l'écrémage détermine son taux de matières grasses. La crème légère contient au minimum 12 % de matières grasses et au maximum 30 %. Ce taux doit être précisé sur l'emballage. La crème légère peut être épaisse ou liquide mais elle doit être obligatoirement pasteurisée ou stérilisée. Ne pas confondre crème légère et *préparation laitière à base de crème fraîche légère à teneur en lipides réduite* (moins de 12 % de matières grasses) comme Bridélight 4 % par exemple dont la consistance est assurée par l'ajout d'amidon modifié, de maltodextrine, de gélatine et de pectine.

### La crème fouettée

Elle se compose de crème ou de crème légère, à raison de 75 % minimum. En sus, est autorisée l'addition de sucre (15 % maximum), de ferments lactiques, matières aromatiques naturelles, stabilisateurs ou protéines du lait.

La **« crème chantilly »** est une crème fouettée contenant au moins 30 % de matières grasses, à laquelle on a ajouté seulement du saccharose (lire page 242).

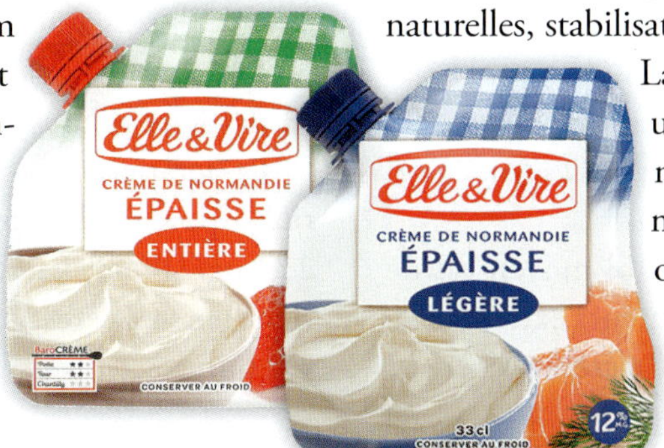

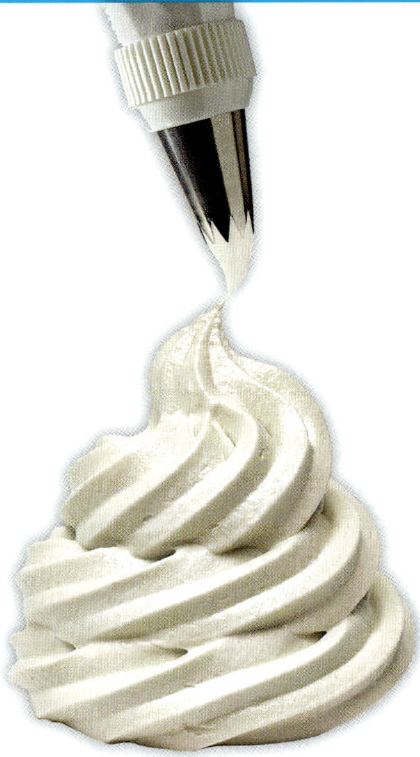

**La crème d'Isigny**

C'est la seule crème à bénéficier aujourd'hui d'une Appellation d'Origine Contrôlée (AOC). C'est une crème fraîche épaisse pasteurisée caractérisée par une très grande finesse.

## Nutritionnellement, ça donne quoi ?

La crème contient de la matière grasse (30 à 40 % en moyenne), de l'eau (59 %) et 6 % d'éléments non gras : protéines, lactose et minéraux. Plus riche en eau que le beurre, la crème est donc moins calorique : 200 à 300 kcal aux 100 g contre 730 pour le beurre et 900 pour l'huile.

**Les graisses** se répartissent de la façon suivante :

- 65 % de graisses saturées,
- 30 % de graisses monoinsaturées,
- 5 % de graisses polyinsaturées (oméga-6 et oméga-3, lire page 148).

L'apport en cholestérol moyen est de 110 mg/100 g avec des valeurs extrêmes de 53 à 70 mg/100 g pour la crème légère et de 140 mg/100 g pour une crème très riche en matières grasses.

**La vitamine A** est présente en quantité appréciable (teneur de l'ordre de 213 µg/100 g). La crème allégée est moins riche en matières grasses et de ce fait en vitamine A.

- **Les minéraux** : 100 g de crème apportent 80 à 90 mg de calcium.

## Quid de la crème de soja ?

La crème de soja liquide pour cuisine est une préparation culinaire non fermentée à base de fèves de soja. 100 % végétale, on l'utilise en remplacement de la crème fraîche aussi bien à froid qu'à chaud pour une sauce, la cuisson d'un plat ou d'un dessert. Selon les fabricants et selon les utilisations culinaires, les ingrédients qui la composent diffèrent. Pour une crème épaisse par exemple (sauce gratin, sauce béchamel), de la farine de blé, des huiles végétales, de la lécithine, et des épaississants seront employés.

- **Ses avantages** : elle ne contient pas de lactose, ni de graisses saturées et s'utilise comme la crème fraîche (sauf pour la chantilly, fouettée, elle reste liquide).
- **Ses inconvénients** : elle est le plus souvent fabriquée à partir d'huile de tournesol, une huile déséquilibrée sur le plan des acides gras (lire page 149) et peut contenir, suivant les marques, de nombreux additifs.

À noter que cette dernière remarque vaut pour les crèmes de riz ou d'avoine. Seule la crème d'amande tire son épingle du jeu grâce à sa richesse naturelle en graisses : aucune huile végétale n'entre en général dans sa composition.

### *Faites* LE BON CHOIX

- Qu'elle soit épaisse, liquide, à 15 % ou à 30 % de matières grasses, le choix de la crème à utiliser dépend du type de préparation envisagée et de vos goûts. Cependant, sa consommation doit rester raisonnée.
- Les crèmes végétales sont des alternatives nutritionnellement intéressantes à condition d'être élaborées avec de l'huile de colza.

# *Mimosa, au plat ou en omelette ?*

Présents dans de nombreux produits industriels sous forme liquide, concentrée ou en poudre, les œufs – entiers – se trouvent en boîtes en supermarchés. Et quand on parle d'œuf on veut évidemment dire œuf de poule. Léger, peu coûteux et nourrissant, l'œuf a tout pour nous séduire. En plus il se cuisine de multiples façons. Mais attention, certaines précautions sont de mise…

## Question d'étiquette

Un œuf pèse de 45 à 75 g environ. En moyenne, il pèse 60 g (dont 50 g sont comestibles). Les œufs sont classés selon leur poids et cette catégorie de poids doit obligatoirement figurer sur l'emballage : très gros (pour les œufs pesant plus de 73 g), gros (63-73 g), moyen (53-63 g) ou petit (43-53 g). Le calibre de l'œuf dépend de l'âge de la poule et de la race. Côté qualité, vous ne trouverez en magasin que des œufs de classe A, satisfaisant à des critères déterminés par la loi (œuf frais, coquille intacte...). Les œufs qui ne répondent pas à ces exigences se retrouvent dans la catégorie B (œufs conservés, coquille fêlée...), destinée à l'industrie agroalimentaire.

L'emballage des œufs doit aussi comporter obligatoirement un code permettant la traçabilité. Ce code commence par un chiffre (0 = œuf bio ; 1 = œuf de poules élevées en plein air ; 2 = œuf d'élevage au sol et 3 = œuf de poules élevées en cage) puis comporte le code du pays d'origine (FR pour la France) et enfin le numéro d'enregistrement du producteur. La date limite de conservation ou la date de ponte figurent parfois également sur la coquille.

Peut figurer aussi sur l'emballage la mention « extra-frais jusqu'au ... », la date indiquée correspondant normalement à 9 jours après la ponte. Au-delà, ils ne sont plus « extra-frais » mais frais . Les œufs extra sont destinés tout particulièrement aux préparations sans cuisson (mayonnaises, mousses, tartares, etc.) et aux œufs cuits à la coque.

Le premier chiffre correspond au mode d'élevage de la poule,
0 - pour l'œuf biologique
1 - pour la poule élevée en plein air
2 - pour la poule élevée au sol
3 - pour la poule élevée en cage

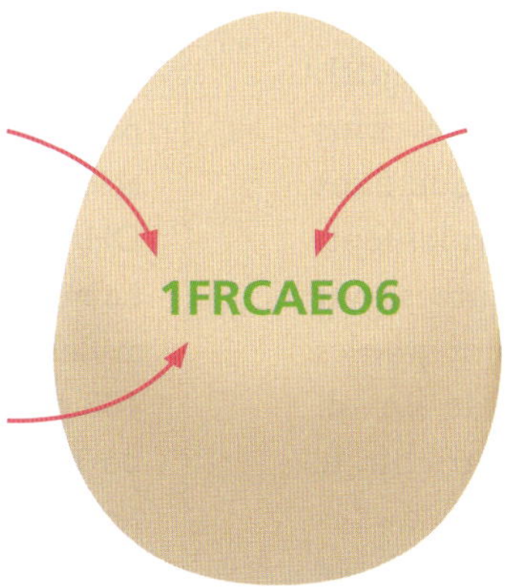


Le code final CAEO6 permet d'identifier l'élevage d'origine.

Les deux lettres correspondent au pays d'origine (FR signifie France).

## Nutritionnellement, ça donne quoi ?

L'œuf est avant tout une très bonne source de protéines d'excellente qualité. À tel point que ses protéines servent de référence pour évaluer celles des autres aliments. Ainsi, si on attribue la valeur 100 aux protéines de l'œuf, celles de la viande – pourtant réputées – n'atteignent « que » le score de 84 !

- La totalité des **graisses** de l'œuf se retrouve dans son jaune. Parmi elles, du **cholestérol** (environ 200 mg) qui n'a que très peu (voire pas du tout) d'impact sur le cholestérol sanguin (seules les personnes souffrant d'hypercholestérolémie familiale doivent surveiller leur consommation d'œufs). Les **graisses saturées** sont présentes dans l'œuf en moins grande quantité que dans la viande : 35 % des graisses seulement. Les teneurs en graisses polyinsaturées sont elles aussi plus faibles. Certaines poules sont nourries avec des graines de lin ou des huiles de poissons afin d'enrichir le jaune d'œuf en oméga-3. Les œufs de ces poules, repérables notamment par le label Bleu-Blanc-Cœur, présentent un rapport oméga-6/oméga-3 optimal (lire encadré).

Le jaune d'œuf est aussi très riche en **phospholipides**, une autre forme de graisse. 70 % des phospholipides de l'œuf sont représentés par la choline, considérée

### *“ Source de ” ou “ riche en ” oméga-3*

Les œufs issus de la filière lin tradition Bleu-Blanc-Cœur sont des aliments « source d'acides gras oméga-3 », allégation qui figure sur la boîte. Cela signifie que 100 g de cet aliment contiennent plus de 15 % de l'apport nutritionnel conseillé (ANC) en oméga-3 pour un homme adulte (2 g pour l'ALA, acide alpha linolénique, et 0,12 g pour le DHA, acide docosahexaénoïque).
Le maquereau est, quant à lui, « riche en acides gras oméga-3 ». Cela signifie que 100 g de cet aliment contiennent plus de 30 % de l'ANC en oméga-3 pour un homme adulte.

par certains comme une vitamine. La choline est le précurseur de l'acétylcholine, un messager chimique du cerveau très important puisqu'il sert de support à la mémoire. La choline aide également le foie à se débarrasser de graisses néfastes. Elle est ainsi préconisée dans le traitement des cirrhoses et des hépatites. Enfin, la choline aurait aussi des vertus protectrices contre certains cancers.

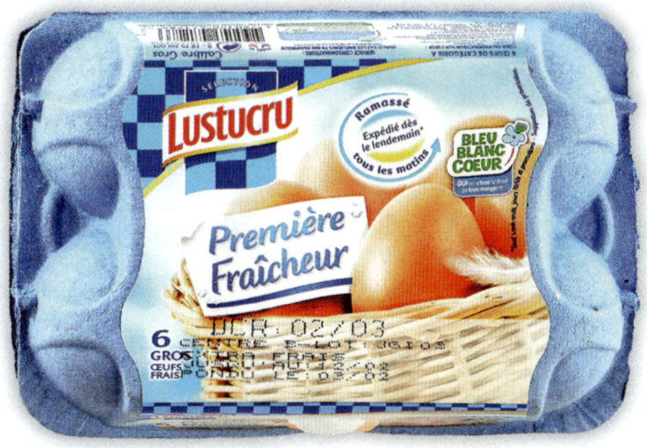


• Côté **oligo-éléments**, les œufs sont riches en phosphore et en fer, comme la viande. Mais ils possèdent un atout de taille par rapport à la viande : des antioxydants qui protègent contre les maladies oculaires liées à l'âge. Le jaune d'œuf tire en effet sa belle couleur de pigments végétaux ingérés par la poule, la lutéine et la zéaxanthine. 100 g de jaune contiennent ainsi 1 274 à 2 478 µg de lutéine et 775 à 1288 µg de zéaxanthine.

| | ŒUF TRADITIONNEL | ŒUF BLEU-BLANC-CŒUR | MAQUEREAU |
|---|---|---|---|
| Lipides pour 100 g (2 œufs) | 10.5 g | 10.5 g | 14.2 g |
| Graisses saturées | 3.3 g | 2.7 g | 3.2 g |
| Graisses monoinsaturées | 4.1 g | 3.9 g | 4 g |
| Graisses polyinsaturées | 1.4 g | 1.9 g | 3.5 g |
| Oméga-6 | 1.3 g | 1.5 g | 0.375 g |
| Oméga-3 | 0.08 g | 0.435 g | 3.089 g |
| Rapport Om6/Om3 | 16 | 3.4 | 0.12 |

COMPOSITION NUTRITIONNELLE DE L'ŒUF

| POUR 100 G | ŒUF ENTIER |
|---|---|
| Énergie (kcal) | 154 |
| Protéines (g) | 12,3 |
| Glucides (g) | 0,7 |
| Lipides totaux (g) | 11,9 |
| Cholestérol (g) | 0,42 |
| Lécithine (g) | 2,3 |
| Calcium (mg) | 50 |
| Phosphore (mg) | 193 |
| Fer (mg) | 1,7 |
| Magnésium (mg) | 12 |
| Vitamine A (eq. Rétinol) | 150 |
| Vitamine D (µg) | 1,5 |
| Vitamine E (µg) | 1 300 |
| Vitamine C (µg) | 0 |
| Vitamine B2 (µg) | 447 |
| Vitamine B5 (µg) | 1 700 |
| Vitamine B6 (µg) | 138 |
| Vitamine B9 (µg) | 60 |

(Source : Y. Nys, Valeur nutritionnelle des œufs, INRA Prod. Anim., 2004, 17(5), 385-393)

Or ces deux caroténoïdes jouent un rôle protecteur contre deux maladies ophtalmiques : la cataracte et la dégénérescence maculaire liée à l'âge (DMLA). Des taux élevés de ces deux pigments diminueraient le risque de DMLA de 79 % et la zéaxanthine à elle seule réduit le risque de cataracte de 47 %.

## Des précautions importantes

Difficile de trouver des défauts à l'œuf tellement ses qualités sont grandes. Mais force est de constater que ses protéines pour excellentes qu'elles soient, provoquent chez certaines personnes des allergies alimentaires (surtout celles du blanc). Et comme il est difficile de séparer à 100 % le blanc du jaune, la seule solution pour les allergiques à l'œuf reste de l'éviter. Cette éviction est assez facile lorsqu'on ne mange que ce que l'on cuisine soi-même. Elle est beaucoup plus difficile dès lors que l'on consomme aussi des aliments industriels. La lecture de la liste des ingrédients devient alors indispensable. Heureusement, cette allergie disparaît en général après l'âge de 5 ans (hormis dans les cas graves). Il est aussi conseillé aux parents de ne pas introduire le blanc d'œuf dans l'alimenta-

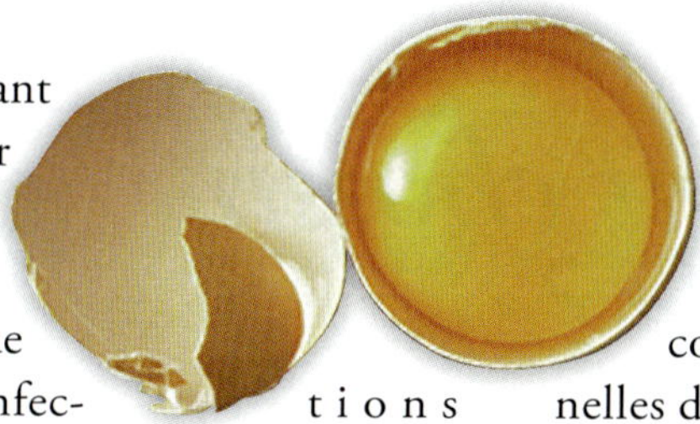

tion de bébé avant l'âge d'un an pour limiter ce risque d'allergie.

Autre risque lié aux œufs : les infections alimentaires. Si l'œuf est la seule source de protéines qui peut se conserver pendant des semaines à température ambiante non excessive (< 20 °C), il est néanmoins responsable chaque année en France d'environ 10 salmonelloses pour 100 000 habitants.

La moitié de ces toxi-infections dues aux bactéries du genre *Salmonella* proviendraient de la consommation d'œufs de basse-cour. La multiplication des salmonelles dans l'œuf est minime à faible température mais rapide à température élevée si elles pénètrent dans le jaune. Pour éviter tout risque (en particulier pour les femmes enceintes), il est important de n'utiliser que des œufs extra-frais dans les préparations à base d'œuf cru et de faire cuire longtemps les œufs les plus vieux.

## *Faites* LE BON CHOIX

- Préférez les œufs fermiers pondus par des poules élevées en plein air (code 0 ou 1) ou nourries aux graines de lin (label Bleu-Blanc-Cœur). Les magasins U et la marque Lustucru (œufs bio, Label rouge, Plein air, Première fraîcheur) proposent des œufs labellisés Bleu-Blanc-Cœur.
- Si vous ne souffrez pas d'hypercholestérolémie familiale, vous pouvez manger jusqu'à 7 œufs par semaine.
- N'utilisez que des œufs extra pour vos préparations à base d'œufs sans cuisson.

# Comment choisir une huile ?

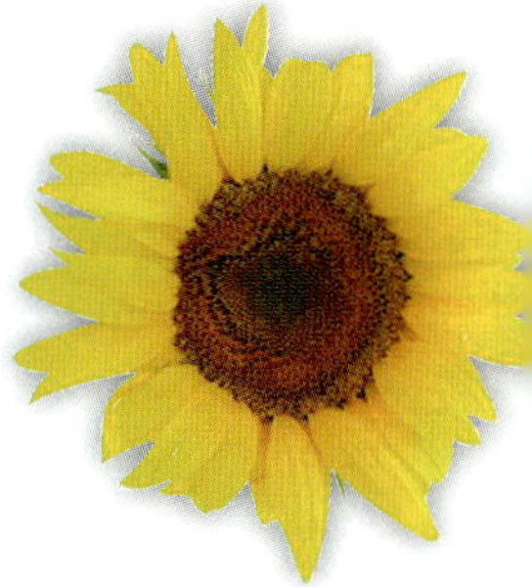

**Olive, colza, tournesol, maïs ou pépin de raisin, toutes les huiles sont composées à plus de 99 % de lipides c'est-à-dire de graisses. Pas de glucides, ni de protéines, pas de cholestérol non plus. Toutes aussi caloriques les unes que les autres, les huiles diffèrent par la nature des graisses qui les composent.**

●●● Les graisses sont fondamentales pour l'organisme. Elles lui apportent de l'énergie, du carburant, mais pas seulement :

- elles jouent un rôle essentiel au niveau de chacune de nos cellules : les graisses entrent dans la composition de leur membrane et par là conditionnent leur bon fonctionnement ;
- elles donnent naissance dans le corps à des messagers chimiques qui jouent un rôle dans le rythme cardiaque, la circulation du sang, l'inflammation, l'immunité.

Il existe trois types de graisses qui se distinguent par leur forme. Elles ont de ce fait des propriétés différentes en cuisine et aussi des effets différents sur la santé.

## Les graisses saturées

Les molécules sont rectilignes et rigides.

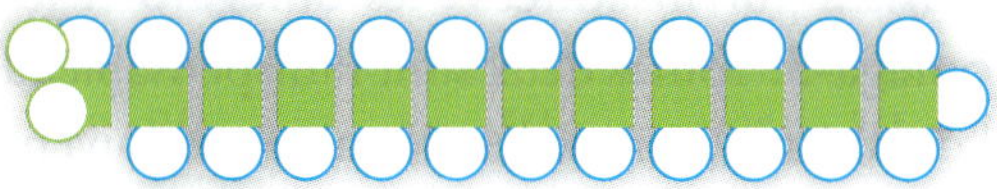

Les graisses saturées sont majoritaires dans les graisses animales (beurre, lard). Parmi les graisses végétales, ce sont l'huile de palme et l'huile de noix de coco qui en sont riches.

### En cuisine

La plupart des graisses saturées sont solides ou semi-solides à température ambiante. Elles résistent bien à la chaleur et peuvent être utilisées pour la cuisson et la friture.

### Côté santé

Les graisses saturées sont nécessaires à l'organisme : elles servent de carburant, constituent une réserve d'énergie et entrent dans la composition des membranes cellulaires. Consommées en excès, certaines d'entre elles augmentent le risque cardiovasculaire. Elles favorisent les dépôts dans les artères et la formation de caillots.

## Les graisses monoinsaturées

Les molécules présentent une courbure.

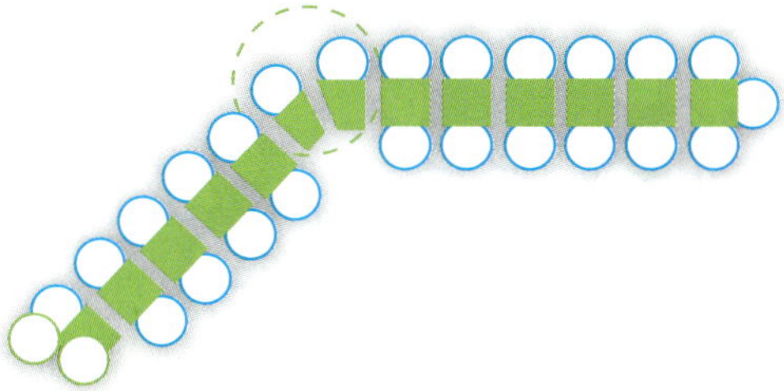

Ces graisses sont majoritaires dans l'huile d'olive, de colza, d'arachide et de noisette. On les appelle aussi oméga-9.

### En cuisine

Elles sont liquides à température ambiante mais se figent au réfrigérateur. Ces huiles supportent bien la chaleur (180 °C pour olive et arachide) et peuvent être utilisées pour la friture profonde (en bain) ou plate (à la poêle).

### Côté santé

Ces graisses sont neutres vis-à-vis du risque cardiovasculaire.

L'huile d'olive a en outre l'avantage de renfermer des polyphénols qui sont de puissants composés antioxydants.

Pourquoi cette huile a-t-elle si mauvaise presse aujourd'hui au point d'en faire un argument marketing. « *Sans huile de palme* » peut-on lire en gros caractères sur les brioches La Boulangère par exemple. Parce que :

**1** elle renferme des acides gras saturés (50 %),

**2** parce que la demande en huile de palme ayant fortement augmenté dans les années 1980, la culture du palmier à huile a provoqué une déforestation massive entraînant de graves dommages sur la biodiversité et le climat.

Pour lutter contre la déforestation, nous, consommateurs, devons inciter les industriels à s'approvisionner en huile de palme durable. Certains industriels comme Ferrero ont franchi le pas. Ils se fournissent auprès de producteurs qui protègent la forêt et préservent les communautés humaines et les droits de l'homme.

En ce qui concerne la santé, l'huile de palme consommée modérément (LaNutrition.fr recommande 10 à 12 % d'acides gras saturés), ne semble favoriser ni les maladies cardiovasculaires ni le surpoids, ce qui n'est pas le cas de certains aliments transformés dans lesquels elle est utilisée.

## L'huile de coco, le petit pot qui monte, qui monte...

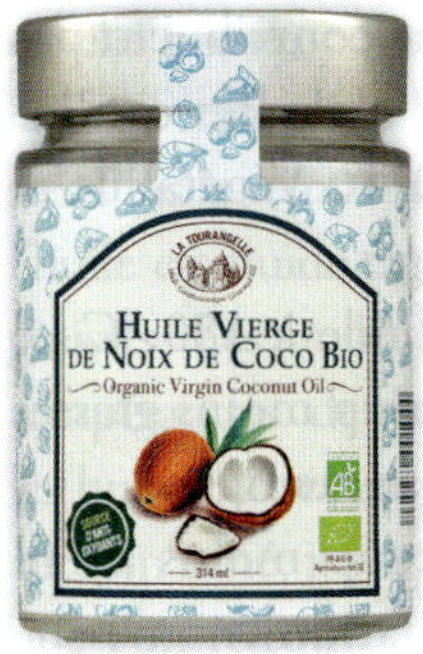


A l'heure où nous écrivons ces lignes, Monoprix est à notre connaissance la seule enseigne à proposer de l'huile de coco vierge. Cette huile aux parfum et goût subtils de noix de coco a le vent en poupe et il est fort probable qu'on la trouvera prochainement chez les concurrents. Elle est déjà très présente dans le réseau de magasins bio.

Conditionnée en pot en verre de 200 à 400 ml, cette huile est solide à température ambiante car elle est composée à 90 % d'acides gras saturés. C'est l'une des huiles les plus stables à la chaleur. Elle peut être utilisée pour démarrer une cuisson. Elle a la particularité de contenir une grande proportion d'acide laurique (près de 50 %), un acide gras saturé à chaîne moyenne directement utilisable par l'organisme donc qui n'est pas stocké. Ces graisses à chaînes moyennes sont aussi très utiles dans le régime cétogène recommandé pour traiter l'épilepsie, les cancers et les maladies neurodégénératives comme Alzheimer. Malgré sa richesse en acides gras saturés, il n'y a pas de preuve que l'huile de coco favorise les maladies cardiovasculaires. Au contraire, les pays où elle constitue la graisse principale sont peu touchés par les maladies cardiovasculaires.

Au-delà des bienfaits thérapeutiques, l'huile de coco peut également être utilisée comme un produit de beauté pour pratiquement toutes les parties du corps : la peau, les cuticules, les lèvres, le contour des yeux… Très hydratante, elle apaise, calme les rougeurs, soulage les peaux agressées par le soleil et la pollution.

## *Faites* LE BON CHOIX

- L'huile d'olive et l'huile de colza sont les deux huiles qui doivent trôner dans votre cuisine. Elles peuvent être utilisées indifféremment pour l'assaisonnement et la cuisson mais pour votre santé doivent faire partie toutes les deux de votre alimentation. L'huile de coco vierge bio peut être utilisée pour les cuissons à température élevée type wok.
- Pour une friture de temps en temps, la Végétaline® fera l'affaire. Si vous suivez ces conseils, nul besoin d'une huile combinée.
- À noter que les huiles sont des produits fragiles. Pensez à les stocker à l'abri de la lumière et de la chaleur et respectez la règle d'usage : ne jamais faire fumer une huile.

## Moutarde, ketchup

# OUI

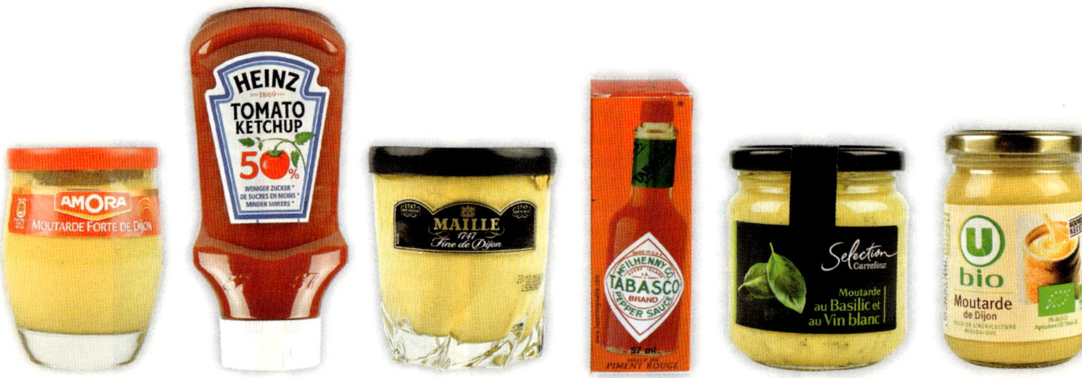


### Moutarde forte de Dijon Amora

- Sucres : 2.3 g
- Graines de moutarde : 2e ingrédient

Un classique du rayon avec une bonne teneur en graines de moutarde. Avec un peu moins de sel (6.4 g/100 g) c'était mieux.

- Cal : 161
- Prot : 7.9 g
- Glu : 4.4 g
- Lip : 12 g

### Tomato Ketchup 50 % de sucres en moins Heinz

- Sucres : 11.4 g
- 1er ingrédient : tomates

La recette du ketchup c'est entre 20 et 26 % de sucre. Là on est à 11 %. Une partie du sucre a été remplacée par de la Stevia. Le goût est au rendez-vous. Rien à dire.

- Cal : 64
- Prot : 1.4 g
- Glu : 11.9 g
- Lip : 0.1 g

### Maille 1747 Fine de Dijon

- Sucres : 1.9 g
- Graines de moutarde : 2e ingrédient

Une recette simple, sans sucre ajouté avec une bonne teneur en graines de moutarde. Seulement 2 additifs. Pas trop salée. C'est correct.

- Cal : 150
- Prot : 7 g
- Glu : 3.5 g
- Lip : 11 g

### Sauce pimentée Tabasco Amora

- 1er ingrédient : vinaigre
- Additifs : absence

Ultrasimple : vinaigre, piments rouges et sel. Un grand classique du rayon. Le piment renferme des composés bénéfiques pour l'organisme.

- Cal : NC
- Prot : NC
- Glu : NC
- Lip : NC

### Moutarde basilic vin blanc Carrefour

- Sucres : 1.4 g
- Graines de moutarde : 2e ingrédient

Une moutarde au vin blanc (17 %) avec du vrai basilic (8 %). Peu d'additifs au final et une faible teneur en sucres. Un produit de bonne qualité.

- Cal : 147
- Prot : 6.8 g
- Glu : 1.5 g
- Lip : 12 g

### Moutarde U Bio

- Sucres : 2.3 g
- Graines de moutarde : 1er ingrédient

Une moutarde ayant les graines de moutarde en 1er ingrédient. C'est suffisamment rare pour être signalé. Aucun additif. Un très bon produit.

- Cal : 165
- Prot : 7.2 g
- Glu : 2.6 g
- Lip : 12 g

LE TOP

LE FLOP

### Sauce barbecue Amora

- Sucres : 26 g
- 1er ingrédient : eau

Ce que l'on retiendra de cette sauce c'est sa très forte teneur en sucres (mélasse, sirop de glucose, sucre) ! Toutes les sauces barbecue sont du même acabit.

- Cal : 140
- Prot : 0.8 g
- Glu : 29 g
- Lip : 0.6 g

### Moutarde Fins gourmets Maille

- Sucres : 6.3 g
- Graines de moutarde : 2e ingrédient

Une spécialité à la moutarde : moutardes (Dijon et à l'ancienne) + huile de tournesol + vin blanc + des épaississants et un stabilisant. Il y a mieux.

- Cal : 360
- Prot : 5 g
- Glu : 4.5 g
- Lip : 35 g

### Yellow Mustard sweet Heinz

- Sucres : 16 g
- Graines de moutarde : 2e ingrédient

Le sucre est le 3e ingrédient. 6 % de miel, un épaississant et un arôme. Préférez la Yellow Mustard classique même si cette dernière reste assez sucrée.

- Cal : 154
- Prot : 5.1 g
- Glu : 20 g
- Lip : 4.8 g

### Moutarde aigre douce Kühne

- Sucres : 24.4 g
- Graines de moutarde : 3e ingrédient

Une moutarde aussi sucrée qu'un ketchup ! Et pour cause, on lui a ajouté du sucre et du miel. Et en prime un colorant : du caramel. Mieux vaut laisser en rayon.

- Cal : 148
- Prot : 5.1 g
- Glu : 24.9 g
- Lip : 2.4 g

### Tomato Ketchup Rustica

- Sucres : 20.6 g
- 1er ingrédient : eau

Un ketchup à base de tomate concentré et d'eau auquel on a ajouté de l'amidon transformé de maïs pour épaissir un peu et donner l'impression d'un vrai ketchup. On oublie.

- Cal : 110
- Prot : 1 g
- Glu : 24.6 g
- Lip : 0.1 g

### Sauce Worcestershire Heinz

- Sucres : 19 g
- 1er ingrédient : vinaigre

Du vinaigre, de la mélasse, des oignons et des anchois... Beaucoup trop de sucre dans cette sauce. Et aussi du sel. On laisse.

- Cal : 97
- Protéines : 0.7 g
- Glucides : 22 g
- Lipides : 0.7 g

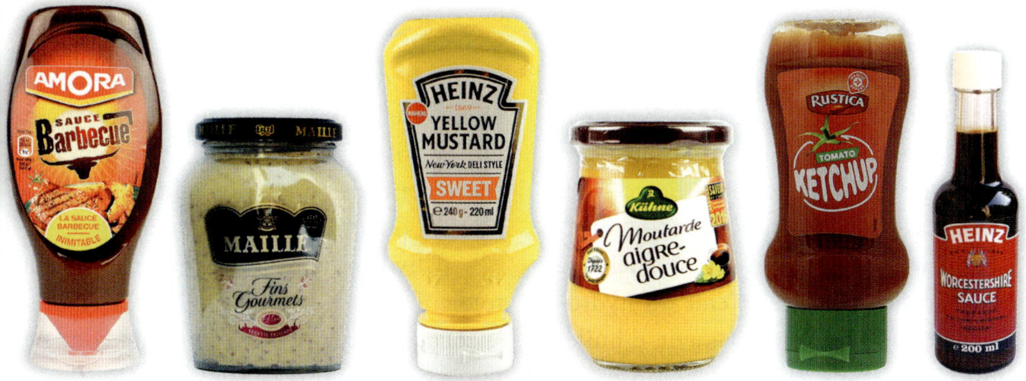


NON

# *Beurre ou margarine ?*

**Enrichie, allégée, en cuisson ou à tartiner… les Français portent la margarine dans leur cœur, surtout depuis qu'elle promet de le garder en bonne santé ! Les nouvelles matières grasses à tartiner multiplient les promesses et les fabricants surfent sur la vague santé avec le cholestérol en ligne de mire.**

●●● Pour fabriquer une margarine, on prend un corps gras, de l'eau éventuellement du lait, on y ajoute un émulsifiant (lécithine de soja ou mono et diglycérides d'acides gras) et… on émulsionne le tout.

Le corps gras utilisé est un mélange d'huiles et de graisses en l'état ou hydrogénées. Le plus souvent, il s'agit d'huiles de tournesol et de colza, de graisses de palme et de palmiste. « Hydrogénées » signifie que les huiles ont subi un traitement qui consiste à ajouter de l'hydrogène. Ce traitement vise à rendre solide une huile liquide, ou encore plus solide une graisse.

L'hydrogénation peut être partielle ou totale. Lorsqu'elle est partielle, elle favorise la formation de graisses *trans* qui sont néfastes pour la santé cardiovasculaire.

## La margarine est-elle moins grasse que le beurre ?

Oui, le plus souvent. Le beurre contient 82 % de graisses et 18 % d'eau. La teneur en graisses des margarines varie, elle, entre 35 et 80 % selon les produits.

| INGRÉDIENTS | BEURRE | MARGARINE* |
|---|---|---|
| Graisses totales | 82 % | 50 % |
| saturées | 53 % | 14 % |
| monoinsaturées (oméga-9) | 26,5 % | 23 % |
| polyinsaturées | 2,5 % | 13 % |
| Rapport oméga-6/ oméga-3 | 2 | 1,4 |
| Eau | 18 % | 50 % |

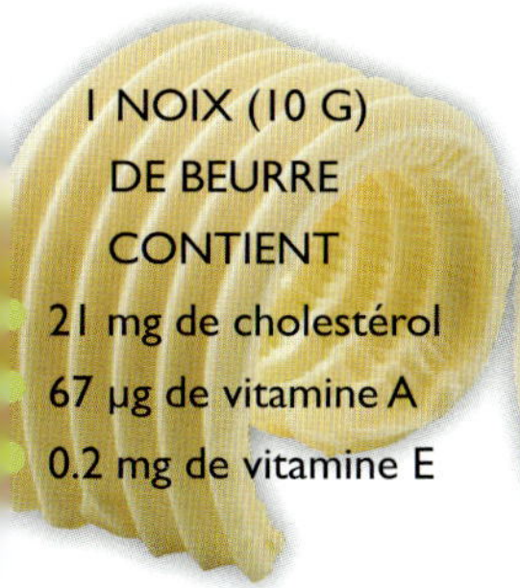


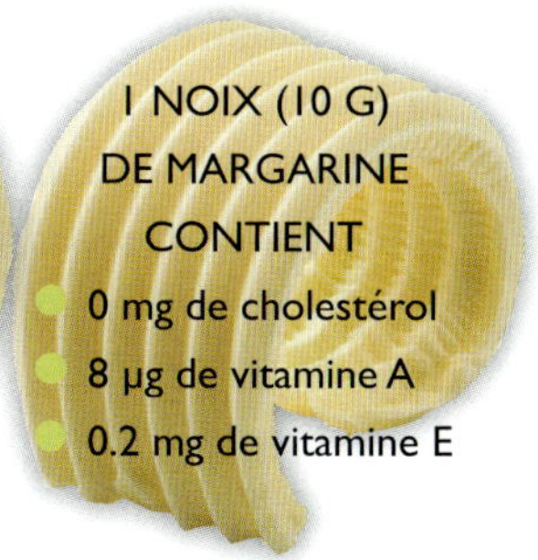


### *Le Français aime le beurre*

La France est le plus gros consommateur de beurre par habitant avec près de 8 kg par an. Pourtant cette consommation a beaucoup diminué mais c'est une baisse de long terme commencée il y a près de 30 ans et dû notamment à la concurrence d'autres matières grasses comme les margarines ou les huiles végétales.

Le beurre est consommé par 97 ménages sur 100, les huiles végétales par 95 ménages sur 100, la margarine par 65 ménages sur 100. Cette consommation est très marquée par les cultures culinaires régionales : une forte consommation de margarine dans le Nord, d'huiles végétales dans le Sud-Est, de beurre dans le Nord-Ouest.

Le secteur des margarines et matières grasses tartinables est dominé par trois entreprises : Unilever, St Hubert et Lactalis.

VENTES DE MATIÈRES GRASSES (EN KG) DANS LA GRANDE DISTRIBUTION

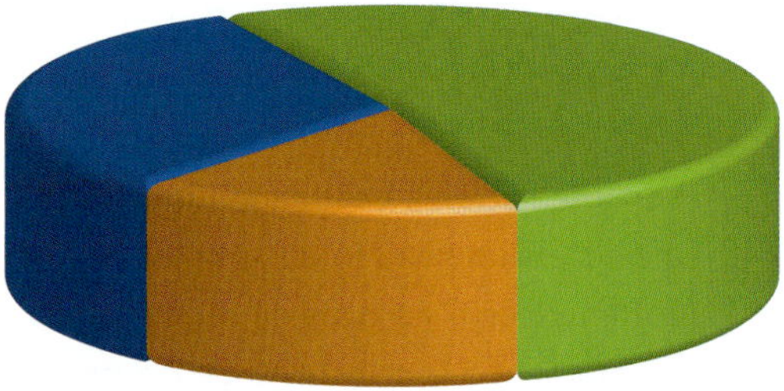


## Nutritionnellement, ça donne quoi ?

Si la composition en acides gras de l'huile utilisée pour l'élaboration de la margarine est favorable à la santé, il en sera de même pour le produit fini. Les premières margarines étaient fabriquées à base d'huile de tournesol. En pleine guerre contre le cholestérol, le tournesol avait été choisi parce qu'il correspondait parfaitement aux recommandations nutritionnelles de l'époque : moins de graisses saturées d'origine animale qui font monter le taux de cholestérol, plus de graisses polyinsaturées d'origine végétale qui le font baisser. Malheureusement, aucune étude n'a jamais permis de confirmer l'hypothèse que les margarines à base de tournesol étaient supérieures au beurre vis-à-vis du risque cardiovasculaire (même s'il est vrai qu'elles font baisser le cholestérol).

Aujourd'hui on sait que les graisses polyinsaturées ont bien un rôle à jouer dans la santé cardiovasculaire mais c'est l'équilibre entre les deux familles de graisses polyinsaturées qui est important c'est-à-dire le rapport oméga-6/oméga-3 (lire page 148). L'huile de tournesol contenant majoritairement des acides gras oméga-6, elle n'est pas équilibrée. Elle favorise l'inflammation et même les maladies cardiovasculaires (le remède s'avère pire que le mal).

Les fabricants ont donc depuis quelques années redressé le tir et on trouve aujourd'hui des produits mieux équilibrés. Autre progrès que l'on peut saluer : les étiquettes sont plutôt bien détaillées ;

le profil des graisses est donné quasi systématiquement de même que le rapport oméga-6/oméga-3 lorsqu'il est favorable (s'il n'est pas précisé, méfiance).

## Des traces de *trans*

Les graisses *trans* qui ont longtemps été un point noir pour les margarines ont presque été éradiquées de ces produits. La plupart des margarines n'en contiennent pas ou alors très peu. Il y a quelques années, les margarines contenaient couramment jusqu'à 20 % de ces acides gras néfastes pour la santé.

### *Pour la petite histoire*

La margarine est un héritage du Second Empire. C'est parce que le beurre était cher et que Napoléon III en manquait pour nourrir ses soldats, qu'il enjoignit un certain Hippolyte Mège Mouriès de trouver un produit de remplacement. En 1869, la margarine était née. Longtemps considérée comme un pâle ersatz du beurre, la margarine a gagné ses lettres de noblesse dans les années 1970, en pleine guerre contre le cholestérol.

## Évitez les margarines pour la cuisson

De nombreux produits se vendent avec l'allégation « *margarine pour cuisson* ». D'une manière générale, nous vous déconseillons d'utiliser ces produits pour cuisiner. Motif : les margarines contiennent trop d'acides gras polyinsaturés. Comme nous l'avons vu (page 148), ces graisses sont fragiles et se dégradent à la chaleur. Préférez les huiles comme l'huile d'olive, l'huile d'arachide ou l'huile de coco.

## Quid des margarines contre le cholestérol ?

En ajoutant des phytostérols à sa margarine Pro-Activ, Fruit d'Or vous promet de faire baisser votre taux de cholestérol LDL, le « mauvais » cholestérol, de 10 % dès 3 semaines, à raison de 30 g par jour,

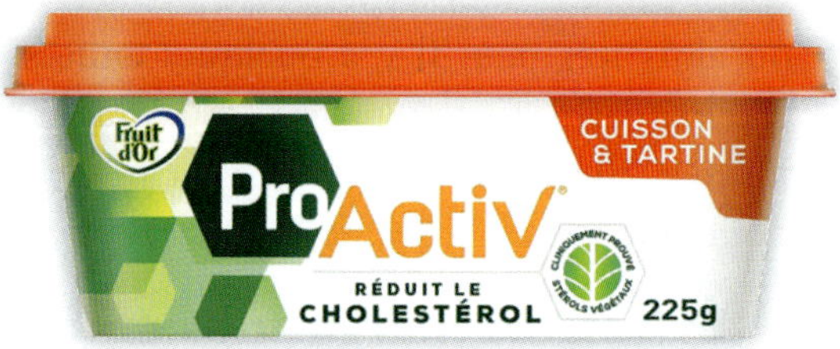


sans affecter le taux de bon cholestérol, le HDL. Vrai ou faux ? C'est possible effectivement. Plusieurs études ont montré que les stérols ou stanols végétaux pouvaient bloquer l'absorption intestinale du cholestérol et donc conduire à une baisse du taux de cholestérol dans le sang. Le problème, c'est que l'on ne sait absolument rien du bénéfice cardiovasculaire réel de ces produits et que des doutes subsistent quant à leur innocuité (voir Danacol page 119).

Baisser son taux de cholestérol ? Inutile disent certains. Après 50 années durant lesquelles on a mené une guerre sans répit contre le cholestérol, voilà qu'à présent de plus en plus de voix s'élèvent aux États-Unis mais aussi en France pour crier que l'on s'est trompé d'ennemi. Principaux arguments de ces scientifiques :

- il existe beaucoup d'autres facteurs de risque cardiovasculaire que le cholestérol (l'hypertension, le surpoids, le tabagisme, la sédentarité) ;
- il est normal que le cholestérol augmente avec l'âge et chez les seniors un taux de cholestérol élevé n'est pas associé à une augmentation du risque cardiovasculaire ;
- certaines habitudes alimentaires, comme la consommation d'huile de tournesol, entraînent une baisse du cholestérol sans pour autant protéger de l'infarctus – elles pourraient même augmenter le risque cardiovasculaire ;
- d'autres habitudes en revanche peuvent entraîner une augmentation du cholestérol et être protectrices – c'est le cas de la consommation de poissons gras riches en oméga-3.

Voilà qui donne à réfléchir, n'est-ce pas ? Ajoutez à cela que les margarines enrichies en phytostérols sont jusqu'à trois fois plus chères que leurs concurrentes classiques. Notre conclusion c'est qu'il vaut mieux acheter pour sa santé une margarine riche en oméga-3 qu'une margarine riche en phytostérols.

## Le beurre tendre c'est quoi ?

C'est un beurre classique, fabriqué à partir de crème pasteurisée. Aucun ingrédient n'est ajouté. Pour qu'il reste mou à la sortie du frigo, il subit quatre manipulations :

- on fait fondre le beurre doucement,
- puis on le refroidit lentement,
- on recueille la partie qui est encore molle à basse température (température de nos frigos),
- on malaxe cette partie molle avec du beurre « normal », pour lui conférer sa souplesse.

À noter que les fractions du beurre qui restent souples à basse température sont plus riches en graisses insaturées. Le beurre tendre contient donc en théorie plus de graisses insaturées que le beurre normal, ce qui est plutôt une bonne chose.

### *Faites* LE BON CHOIX

- Pour une bonne protection cardiovasculaire, un des paramètres à regarder sur l'étiquette est le rapport oméga-6/oméga-3 de la margarine qui doit être inférieur à 4.
- Il n'est pas interdit de manger du beurre. Mieux vaut éviter de l'utiliser pour la cuisson et le réserver aux tartines du petit déjeuner, ou ponctuellement, à quelques plats et desserts.
- De manière générale, préférer une margarine allégée à un beurre allégé (ajout d'épaississants inutiles).

- Le **riz parfumé** (thaï, basmati) connaît depuis quelques années un intérêt croissant de la part des consommateurs. Le basmati a l'avantage d'avoir un faible IG en raison d'une teneur en amylose plus importante que la plupart des autres riz. Les riz parfumés sont des **riz blancs** : ils n'ont subi qu'un traitement mécanique destiné à enlever l'enveloppe et le germe mais pas d'étuvage.

## Les nouveautés du rayon

- **Les nouilles asiatiques :**

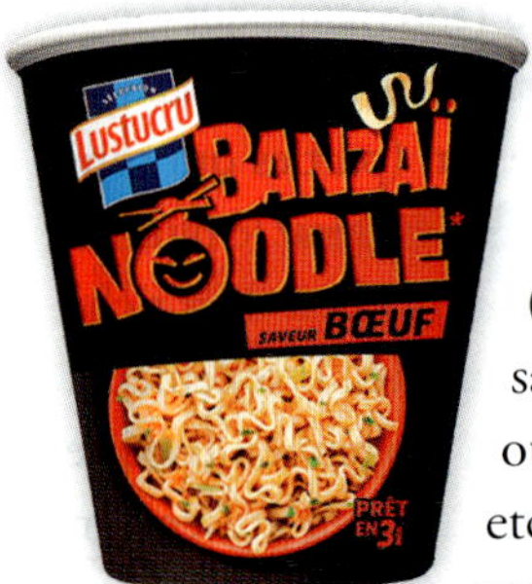


Banzai noodle (Panzani), Nouilles japonaises (Nissin), Nouilles de bœuf (Maggi), Nouilles saveur poulet, crevette ou bœuf (Suzi Wan), etc., le principe est toujours le même : des nouilles de blé aromatisées sur lesquelles on verse de l'eau puis que l'on fait chauffer 2 min au four à micro-ondes. Problème : ces produits sont fabriqués avec des ingrédients de mauvaise qualité (sirop de glucose, protéines de lait, poudres diverses…) et contiennent arômes, exhausteurs de goût, épaississants, antiagglomérants... À éviter !

- **Les riz à poêler :**

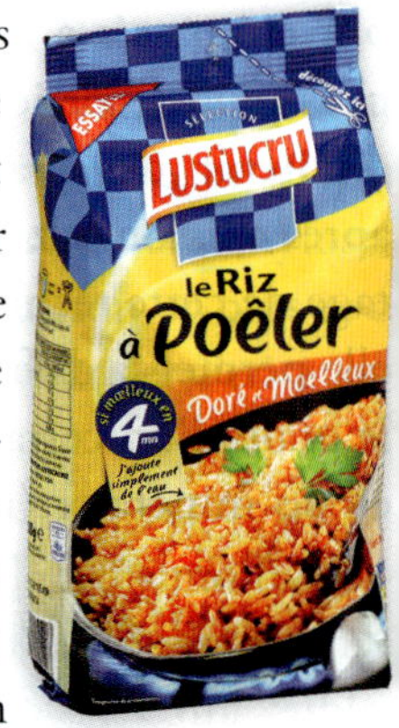


On fait dorer les grains 1 min dans un peu de matière grasse avant d'ajouter de l'eau pour une cuisson express de 4 min. La fabrication de ces produits fait intervenir une étape de « soufflage » des grains de riz qui va avoir pour effet de gélatiniser l'amidon et donc d'augmenter l'index glycémique, ce qui est globalement néfaste. Autre problème du riz « à poêler » : faire dorer les féculents génère des substances potentiellement toxiques appelées produits de glycation avancée (AGE) dont on sait aujourd'hui qu'ils altèrent les cellules et augmentent le risque de diabète.

**Le bio et le complet :**
Aujourd'hui, chaque marque de distributeurs (MDD) a sa pâte ou son riz complet, semi-complet et/ou bio : Auchan bio, Monoprix Bio, Bio Fiorini (Intermarché), Carrefour Bio, etc. Preuve – et c'est une bonne nouvelle ! – que ces produits font désormais partie du quotidien des Français.

Le riz et les pâtes tout prêts en sachet micro-ondables : On trouve sous cette forme surtout des riz cuisinés (voir notre sélection en page 178) mais également des pâtes « nature ». Parmi ces dernières, Les Panzani contiennent des émulsifiants, des épaississant, un colorant, un arôme et une mauvaise huile alors que certaines MDD en proposent avec moins d'additifs et une huile plus équilibrée (colza).

**Les pâtes et riz cuisson express :**
Pour les pâtes cuites en 3 min (Panzani par exemple), ce sont simplement des pâtes classiques mais très fines donc très vite cuites. Pour le riz cuit en 5 min (type Lustucru) en revanche, les grains ont préalablement subi une cuisson presque totale à la vapeur ou à l'eau puis ont été séchés. Leur amidon présente donc un degré de gélatinisation élevé et donc un effet plus marqué sur la glycémie. À éviter également.

## Au rayon féculents, il n'y a pas que les pâtes et le riz

**Les mélanges céréales, quinoa et/ou légumineuses :**
Tipiak, Lustucru (gamme Céréales faciles) mais aussi certaines MDD (Carrefour) proposent des associations de graines à cuisson relativement rapide, parfois parfumées avec des épices et des aromates. Sur le plan nutritionnel, ces produits sont plus intéressants que les pâtes et le riz blancs car ils fournissent davantage de fibres et de protéines. Parfait pour varier les repas au quotidien !

**L'Ebly**
Le blé à cuisson rapide est le fruit des travaux menés en France dans les années 1990 par l'Institut national de recherche agronomique (Inra) et la coopérative agricole beau-

ceronne (Eure-et-Loir). Ebly est une marque du groupe Mars Incorporated (comme Uncle Ben's). Nutritionnellement, l'Ebly est un peu plus riche en fibres que les pâtes.

### La semoule et le boulgour

Fabriqués à partir de blé dur (la semoule provient de grains de blé moulus plus ou moins finement, le boulgour est un blé dur précuit à la vapeur séché et concassé), ils ont à peu près les mêmes qualités nutritionnelles que les pâtes et l'Ebly.

### Le quinoa

Cette petite graine cultivée en Amérique du Sud n'est pas une céréale. Elle appartient à la même famille que la betterave ou les épinards, parenté qui explique sans doute son caractère alcalin bénéfique à la santé osseuse (contrairement aux céréales qui sont acidifiantes). Le quinoa est par ailleurs riche en fer et exempt de gluten, un plus pour ceux qui sont allergiques à cette protéine céréalière. Enfin, il est riche en glucides (60 % du grain cru) tout en présentant une bonne teneur en protéines (15 %). Très facile à préparer, il mérite d'avoir sa place dans vos placards, aux côtés du riz et des pâtes.

### Les légumineuses

Tout aussi économiques que les pâtes ou le riz, les légumineuses (haricots secs, lentilles, pois chiches…) cumulent les atouts. D'abord, elles sont riches en protéines (20 g/100 g), l'idéal étant de les consommer associées à des céréales. Ensuite elles sont une excellente source de vitamines du groupe B, de magnésium, de fer et de potassium. Enfin, elles permettent de faire le plein de fibres dont on connait aujourd'hui les effets bénéfiques sur la santé.

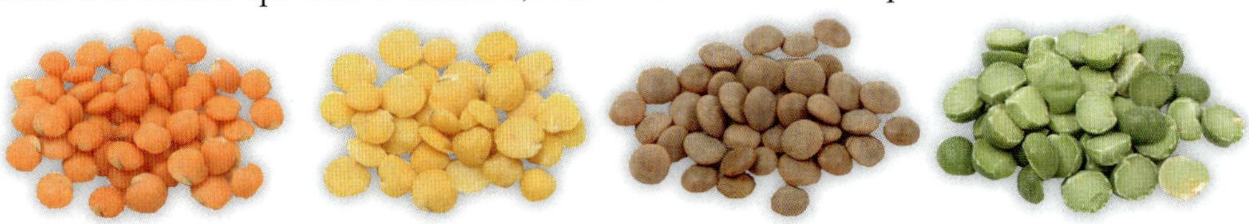

## *Faites* LE BON CHOIX

- D'une manière générale, mieux vaut éviter les produits à cuisson express et les « à poêler » dont l'IG est susceptible d'être plus élevé que les produits classiques.
- Pâtes

Préférez les pâtes complètes ou semi-complètes aux pâtes classiques et, dans la mesure du possible, choisissez-les bio car les résidus de pesticides se retrouvent essentiellement dans l'enveloppe du blé.
Privilégiez les cuissons *al dente* qui permettent de limiter la gélatinisation de l'amidon et donc de conserver un IG bas.
Consommez vos pâtes avec des légumes qui auront pour effet de diminuer la charge glycémique de la portion.

- Riz

Privilégiez le riz complet ou semi-complet, le riz sauvage et le riz basmati.
N'abusez pas du riz long grain (10 min à la vapeur) d'Uncle Ben's et du riz thaï.
Évitez le riz gluant et le riz à cuisson rapide.

- Légumineuses

N'hésitez pas à avoir recours aux légumineuses en boîte, en bocal ou en Doypack. Elles vous permettront de varier les plaisirs sans passer des heures devant vos fourneaux. Si vous consommez pas ou peu de viande, accompagnez-les de céréales (pâtes, riz) pour avoir un apport en protéines végétales équilibré ou recourez aux mélanges tout prêts (lire page 175). En ce qui concerne les cassoulets et les petits salés en boîte, attention, ils sont très salés et contiennent souvent de la viande de mauvaise qualité.

## *Sauces pour pâtes et riz*

# OUI

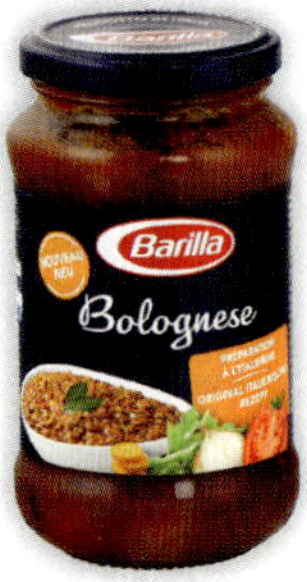


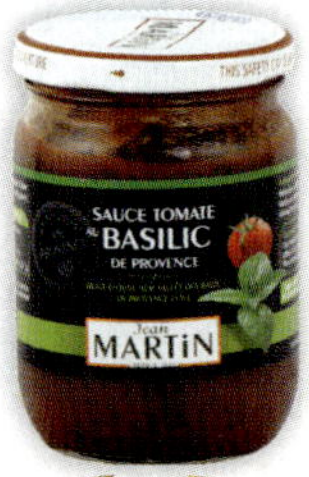


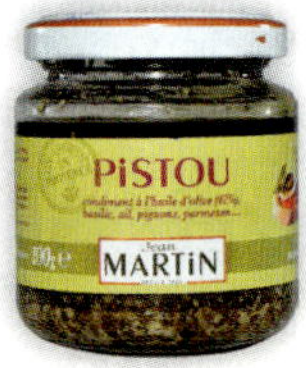


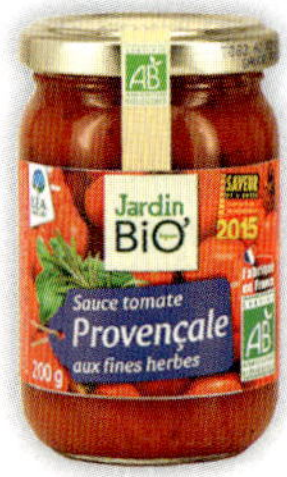


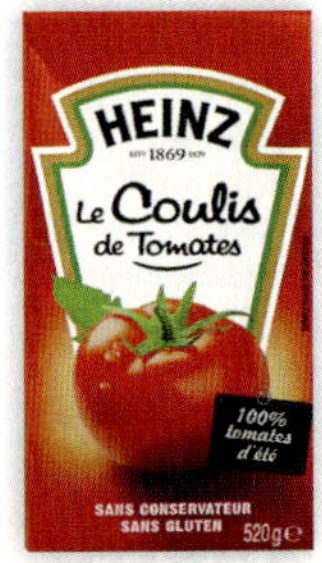


### Sauce bolognaise Barilla

- **Huile :** tournesol
- **Épaississants :** oui

41 % de tomate, 16 % de viande (bœuf et porc), 17,5 % de légumes (tomate, céleri, carottes) cuisinés avec des herbes. C'est correct.

- Cal : 90
- Prot : 3.9 g
- Glu : 6.7 g
- Lip : 4.9 g

### Sauce tomate au basilic Jean Martin

- **Huile :** olive
- **Épaississants :** non

95 % de tomates, du basilic, une pointe de sucre, du sel, de l'ail et de l'huile d'olive. Une des rares sauces sans épaississants. Bravo !

- Cal : 36
- Prot : 1.3 g
- Glu : 4.1 g
- Lip : 1.3 g

LE TOP

### Pistou Jean Martin

- **Huile :** olive
- **Épaississants :** non

Une recette comme à la maison : huile d'olive, basilic, ail, pignons, parmesan, jus de citron, sel, poivre... et c'est tout ! Chapeau.

- Cal : 461
- Prot : 3.5 g
- Glu : 4.6 g
- Lip : 47.2 g

### Sauce tomate provençale Jardin bio

- **Huile :** olive, tournesol
- **Épaississants :** non

81 % de tomates bio, des oignons et des herbes aromatiques, un peu d'ail et de sucre. Uniquement des ingrédients naturels. Un bon produit.

- Cal : 47
- Prot : 1.6 g
- Glu : 6.3 g
- Lip : 1.1 g

### Coulis de tomates Heinz

- **Huile :** aucune
- **Épaississants :** non

Un coulis de tomates tout en simplicité : 220 g de tomates pour 100 g de produit et du sel.

- Cal : 37
- Prot : 1.6 g
- Glu : 7.1 g
- Lip : 0.1 g

**Pesto alla genovese Barilla**

- Huile : tournesol
- Épaississants : non

Très peu d'huile d'olive, pas de pignon mais du lactosérum, du sucre, un arôme, un correcteur d'acidité. On est loin de la recette traditionnelle !

- Cal : 514
- Prot : 5.0 g
- Glu : 5.5 g
- Lip : 52 g

**Sauce 4 fromages Panzani**

- Crème
- Épaississants : oui

Une sauce qui ne contient que 7 % de fromages, de l'eau en premier ingrédient + beaucoup d'épaississants et d'additifs. Bof !

- Cal : 123
- Prot : 4.6 g
- Glu : 4.4 g
- Lip : 9.5 g

**Sauce italienne viande rôtie Zapetti**

- Huile : tournesol
- Épaississants : oui

De la purée de tomates à base de concentré, un mélange de viandes, de l'amidon transformé de maïs, du blanc d'œuf et des protéines de lait.

- Cal : 89
- Prot : 3.4 g
- Glu : 8.5 g
- Lip : 4.3 g

LE FLOP

**Sauce pour risotto Panzani**

- Crème fraîche
- Épaississants : oui

20 % de crème et de champignons. Les 80 % restants c'est de l'eau, de l'amidon, de l'huile de tournesol, des arômes, des émulsifiants et du sirop de glucose. Beurk !

- Cal : 81
- Prot : 1 g
- Glu : 4.9 g
- Lip : 6.2 g

**Sauce pesto rosso Barilla**

- Huile : tournesol et olive
- Épaississants : non

Une sauce très grasse comme on s'y attendait mais aussi très sucrée (sirop de glucose + sucre). Cuisinée principalement à l'huile de tournesol. C'est dommage.

- Cal : 324
- Prot : 3.8 g
- Glu : 10.7 g
- Lip : 29.5 g

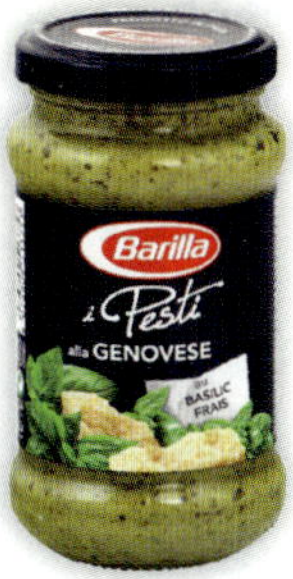


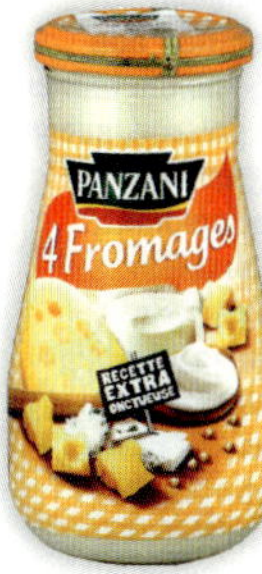


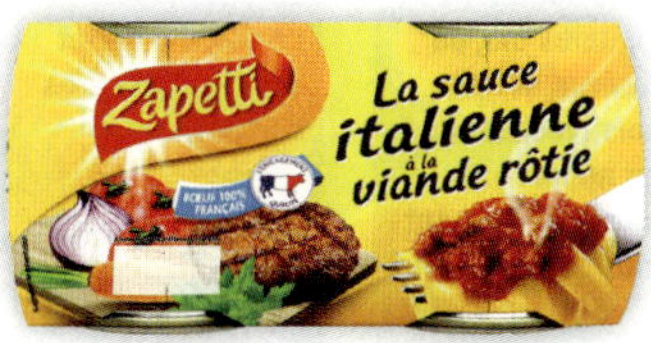


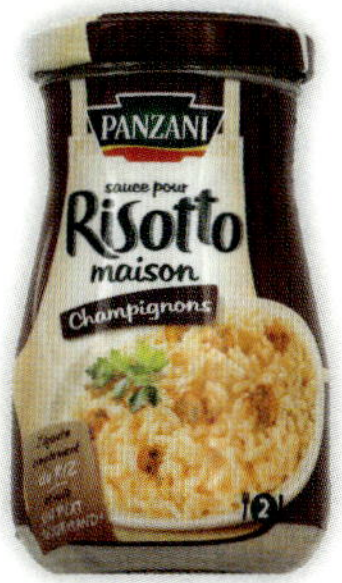


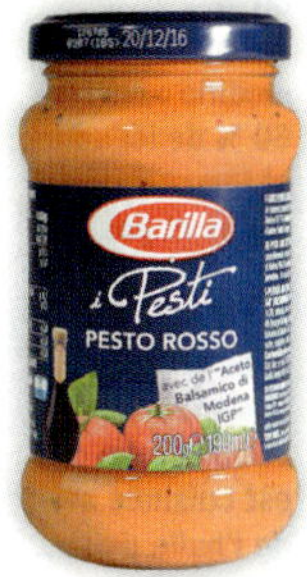


NON

## *Biscuits apéritifs*

# OUI

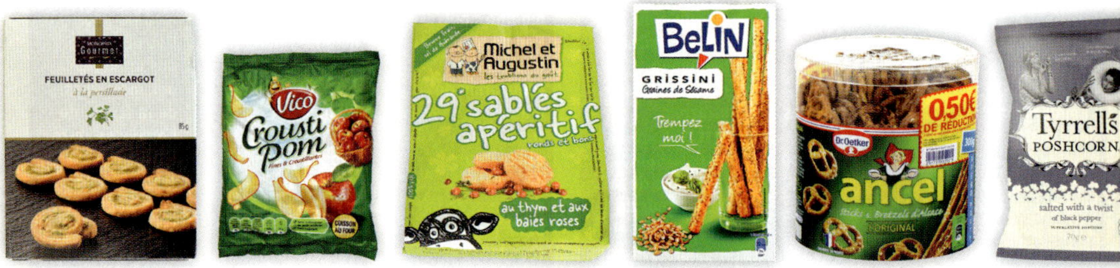


### Feuilletés escargot Monoprix

- Graisse : beurre + colza
- Sel : 2.7 g

Une pâte feuilletée au beurre garnie d'un mélange huile de colza, emmental, ail et persil. Des ingrédients de bonne qualité. Bémol pour la quantité de sel.

- Cal : 507
- Prot : 11 g
- Glu : 56 g
- Lip : 11 g

### Crousti Pom nature Vico

- Graisse : végétale
- Sel : traces

Des chips de pomme riches en fibres (13 g contre moins de 4 g en général), peu de graisses et peu de sel. Un peu sucré, ça change des chips de pomme de terre.

- Cal : 328
- Prot : 1.9 g
- Glu : 68.8 g
- Lip : 2.0 g

### Sablés thym baies roses Michel et Augustin

- Graisse : beurre
- Sel : 2 g

Des biscuits certes un peu gras mais des ingrédients « normaux » : farine, beurre, fromage, œuf... On se serait bien passé d'amidon. Très correct malgré tout.

- Cal : 525
- Prot : 7 g
- Glu : 58 g
- Lip : 30 g

### Grissini sésame Belin

- Graisse : huile d'olive
- Sel : 1.8 g

Environ 83 % de farine, 13 % de graines de sésame, 3.6 % d'huile d'olive, aucun additif. Un produit léger en matières grasses qui sort largement du lot.

- Cal : 405
- Prot : 13 g
- Glu : 64 g
- Lip : 11 g

LE TOP

### Ancel sticks Dr. Oetker

- Graisse : tournesol
- Sel : 2.5 g

Farine, sel, huile, levure. Une composition ultra simple. Biscuits plus salés mais beaucoup moins gras que la plupart des concurrents.

- Cal : 388
- Prot : 10.9 g
- Glu : 75.7 g
- Lip : 4.6 g

### Poshcorn Tyrrells

- Graisse : tournesol
- Sel : 0.6 g

Des ingrédients en petits nombres pour une recette ultra simple. Même si l'huile de tournesol n'est pas la plus équilibrée, le produit est très correct. On adopte !

- Cal : 477
- Prot : 8.3 g
- Glu : 54.6 g
- Lip : 23.4 g

### 3D Bugles jambon fromage Benenuts

- Graisse : tournesol
- Sel : 2.1 g

60 % de farine de maïs, 30 % d'huile de tournesol… et 10 % d'additifs (arômes, exhausteurs de goûts, chlorure de potassium, correcteurs d'acidité…). On évite !

- Cal : 537
- Prot : 5.8 g
- Glu : 56 g
- Lip : 32 g

### Bâtons fourrés gouda Delacre

- Graisse : palme et palmiste
- Sel : 1.1 g

Mise à part la farine de froment, aucun ingrédient n'est naturel : poudre de fromage, jaune d'œuf en poudre sans oublier les très nombreux additifs.

- Cal : 533
- Prot : 8.8 g
- Glu : 51.3 g
- Lip : 32.5 g

### Fritelle bacon Benenuts

- Graisse : colza
- Sel : 1.9 g

De la farine de maïs soufflé mélangée à de la poudre de pomme de terre et à une « base aromatisante bacon » bourrée d'arômes et de glutamate. À éviter.

- Cal : 448
- Prot : 7.5 g
- Glu : 70 g
- Lip : 15 g

### Chipster Belin

- Graisse : « végétale »
- Sel : 4 g

La recette est très simple : flocons et fécule de pomme de terre (76.6 %), huile de palme, sel, arôme. Malheureusement, c'est vraiment trop salé !

- Cal : 485
- Prot : 4 g
- Glu : 61 g
- Lip : 24 g

LE FLOP

### Pop corn caramélisé BAFF

- Graisse : tournesol, crème
- Sel : 0.6 g

Seulement 20 % de maïs. Le reste c'est beaucoup de sucre + du sirop de glucose, du beurre, une mauvaise huile, du lactosérum, des émulsifiants… Fuyez !

- Cal : 416
- Prot : 2.8 g
- Glu : 82 g
- Lip : 8.1 g

### Monster Munch pizza Vico

- Graisse : tournesol
- Sel : 2.5 g

Peu de pomme de terre (23 %), des émulsifiants, du sucre et de l'amidon (de pomme de terre et de maïs) pour bien faire monter la glycémie.

- Cal : 468
- Prot : 4.3 g
- Glu : 62.3 g
- Lip : 22 g

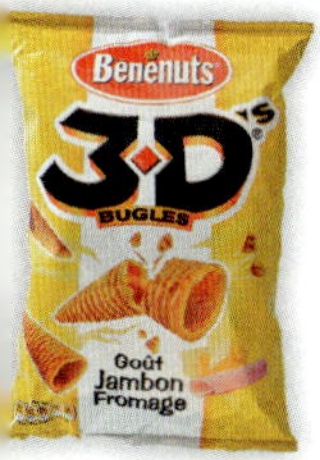


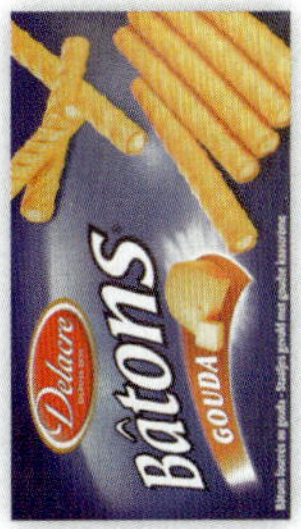


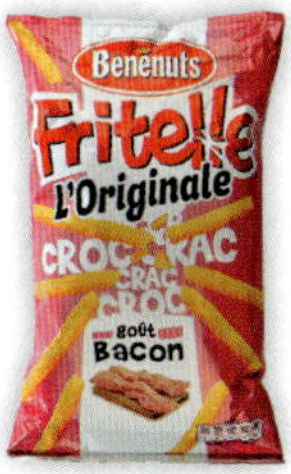


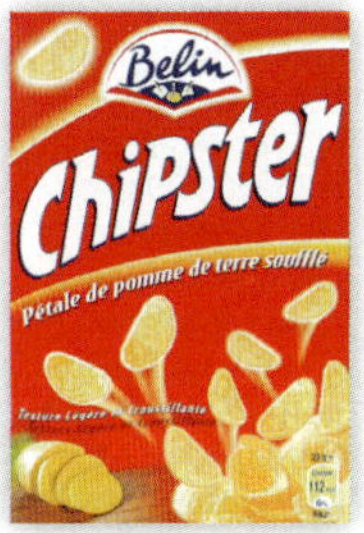


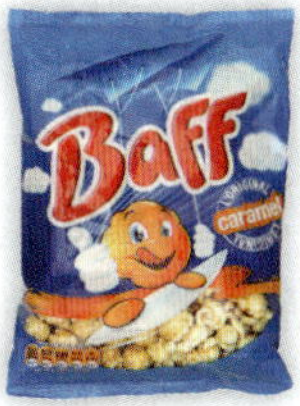


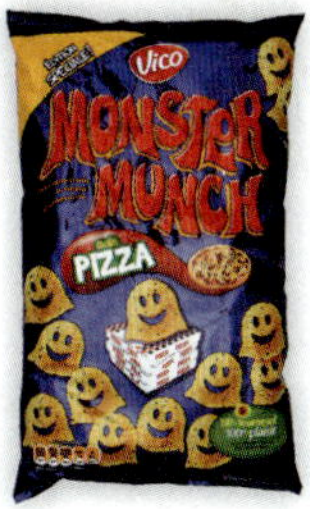


NON

## Chips, tuiles et tacos

**OUI**

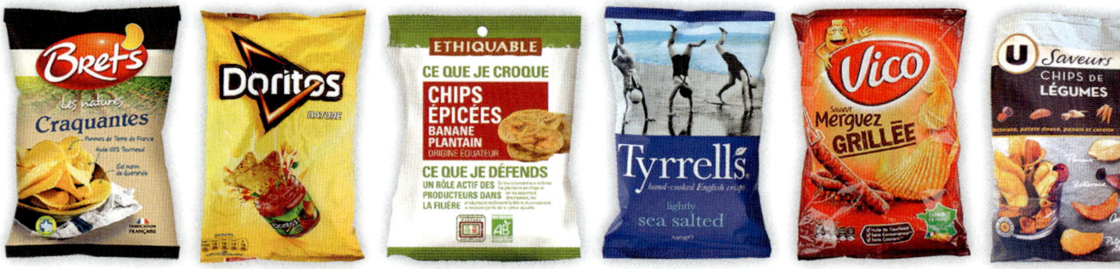


### Les natures craquantes Bret's

- Graisse : tournesol
- Sel : 1 g

La recette classique des chips : pomme de terre, huile, sel. Un bon produit, comme les autres chips sans arômes de cette gamme. À consommer occasionnellement.

- Cal : 543
- Prot : 6.1 g
- Glu : 51 g
- Lip : 34 g

### Dippas nature Doritos

- Graisse : tournesol + colza
- Sel : 0.7 g

Du maïs, de l'huile et du sel. Pas d'additif. Un produit qui change des chips de pommes de terre et qui est moins gras et moins salé.

- Cal : 497
- Prot : 6.9 g
- Glu : 63 g
- Lip : 24 g

### Chips épicées banane plantain Ethiquable

- Huile : tournesol
- Sel : 0.6 g

Des chips de banane plantain, nutritionnellement plus intéressante que la pomme de terre. Les arômes sont ici remplacés par de vraies épices, riches en antioxydants.

- Cal : 205
- Prot : 0.7 g
- Glu : 7.4 g
- Lip : 18.8 g

### Chips légèrement salées Tyrrell's

- Graisse : tournesol
- Sel : 0.64 g

La recette classique des chips mais avec une teneur en sel réduite de 50 % par rapport à la moyenne des autres chips. Une qualité rare dans cette gamme !

- Cal : 485
- Prot : 5.7 g
- Glu : 41.3 g
- Lip : 29.2 g

LE TOP

### Chips merguez grillée Vico

- Huile : tournesol
- Sel : 1.3 g

Des chips avec de vraies épices, des herbes, de l'oignon, de l'ail et du bouillon de porc. C'est donc possible faire des chips aromatisées avec des ingrédients naturels !

- Cal : 516
- Prot : 6 g
- Glu : 48.3 g
- Lip : 32.2 g

### Chips aux légumes U Saveurs

- Graisse : tournesol
- Sel : 1.5 g

Des chips aux légumes donc plus riches en fibres et en antioxydants que les traditionnelles. Aucun ajout de sucre. Vraiment pas mal !

- Cal : 485
- Prot : 4.7 g
- Glu : 37.4 g
- Lip : 29.2 g

LE FLOP

### Chips à l'ancienne saveur moutarde Lay's

- Huile : tournesol et colza
- Sel : 1.5 g

Trop d'ingrédients que l'on n'a pas envie de trouver dans des chips : arômes, chapelure, lait, exhausteurs de goût et acidifiants. Il y a mieux...

- Cal : 543
- Prot : 6.1 g
- Glu : 52 g
- Lip : 33 g

### Deep Ridged Barbecue Lay's

- Huile : tournesol et colza
- Sel : 1.4 g

Deux fois plus ondulées... et 2 fois plus transformées ! Des arômes, de la farine de blé, du glucose fumé, de l'acidifiant, du colorant... Passez votre chemin !

- Cal : 518
- Prot : 6.5 g
- Glu : 53 g
- Lip : 30 g

### Pringles Original

- Huile : tournesol et maïs
- Sel : 1.4 g

Des tuiles à base de pomme de terre déshydratée, de farine de riz, d'amidon et de maltodextrine. Bref un produit très transformé, à bannir malgré le faible taux de sel.

- Cal : 516
- Prot : 3.8 g
- Glu : 51 g
- Lip : 33 g

### Snack poppé tomate&herbes Too good

- Graisse : tournesol
- Sel : 2.2 g

L'idée d'associer le soja et la pomme de terre est bonne ; le concept de cuisson au four est pertinent ; dommage que tous les ingrédients soient sous forme de poudre !

- Cal : 399
- Prot : 18.1 g
- Glu : 58.5 g
- Lip : 8.7 g

### Chips au sel de Camargue Sibell

- Huile : tournesol
- Sel : 1.2 g

Avec 37 g d'huile de tournesol pour 100 g, c'est une des chips les plus grasses (et donc les plus caloriques) de la sélection. Préférez celles de la page de gauche.

- Cal : 559
- Prot : 5.0 g
- Glu : 49 g
- Lip : 37 g

### Chips à la crevette Suzi Wan

- Huile : végétale
- Sel : 2.21 g

Une recette simple mais vraiment trop salée et contenant du sucre. C'est dommage.

- Cal : 553
- Prot : 2.6 g
- Glu : 65.9 g
- Lip : 30.7 g

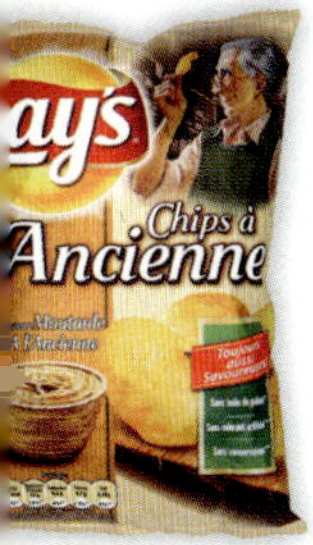


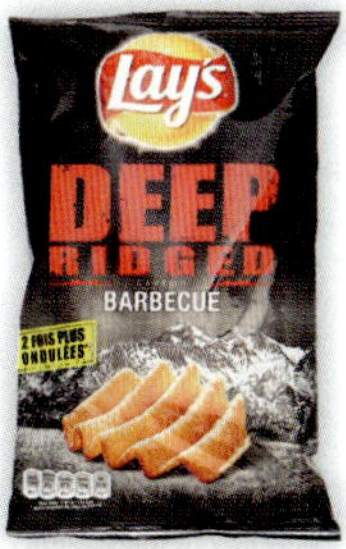


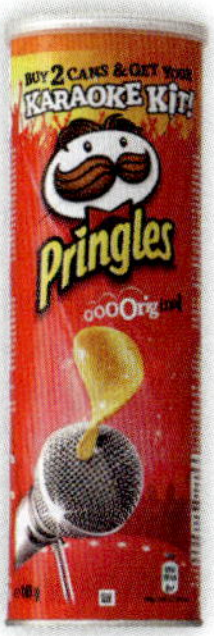


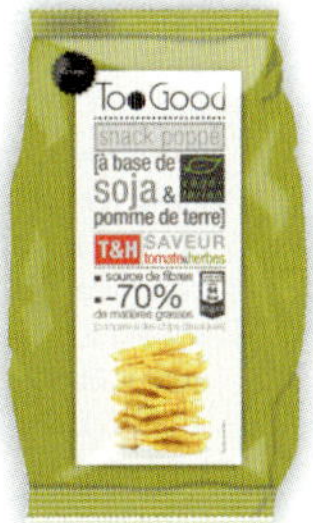


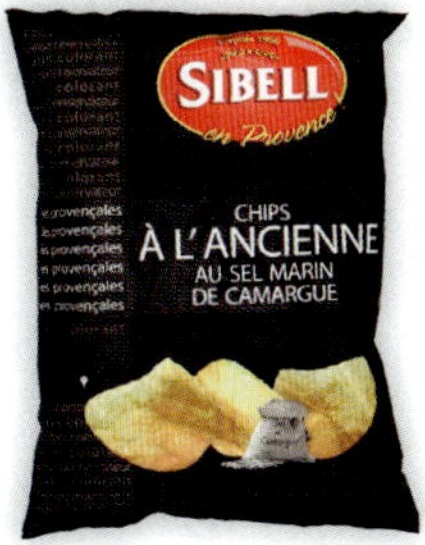


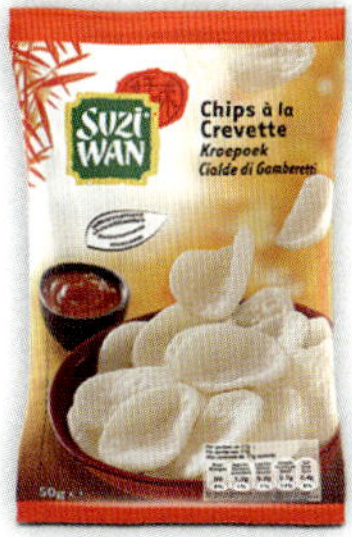


NON

OUI

# Légumes cuisinés en conserve

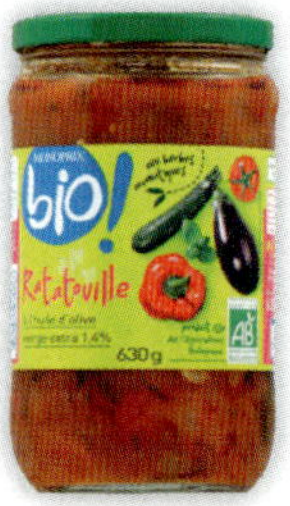


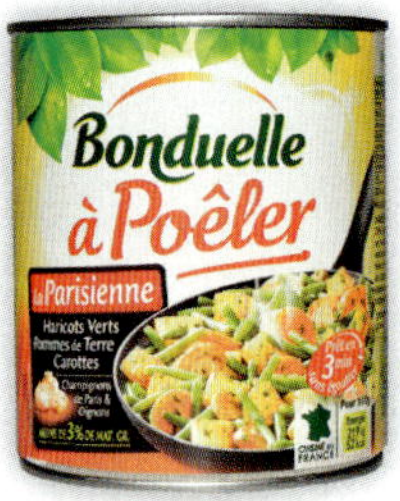


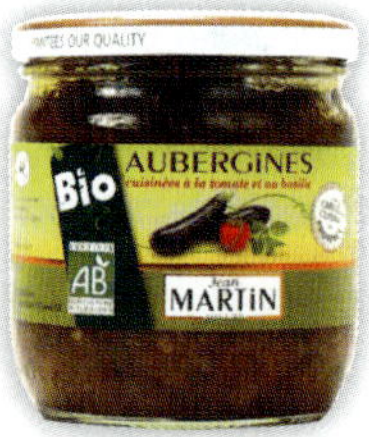


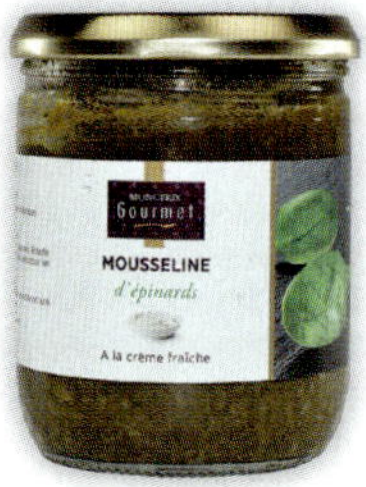


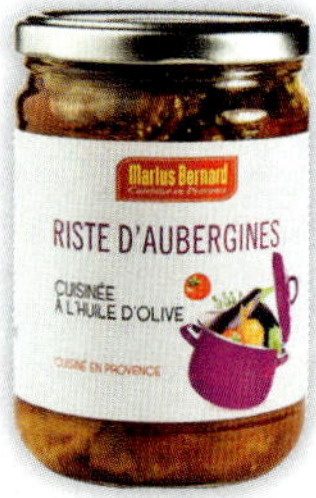


### Ratatouille Monoprix Bio

- Légumes : 80 %
- Huiles de tournesol et d'olive

80 % de légumes (tomates, courgettes, aubergines, poivrons rouges, oignons) cuisinés avec des huiles de tournesol et d'olive. Pas d'épaississant. C'est bio, c'est bon.

- Cal : 65
- Prot : 0.7 g
- Glu : 3.5 g
- Lip : 5 g

### Bonduelle à poêler La Parisienne

- Légumes : 57.8 %
- Huile de tournesol

Une poêlée de légumes (haricots, carottes, champignons, oignons) avec des pommes de terre (35 %). Très peu d'additifs. Si vous voulez une poêlée en boîte, choisissez celle-ci.

- Cal : 52
- Prot : 1.7 g
- Glu : 7.1 g
- Lip : 1.3 g

### Aubergines cuisinées Bio Jean Martin

- Légumes : 91 %
- Huile : olive

59 % d'aubergines et 32 % de tomates cuisinées avec huile d'olive, basilic, sel, ail et poivre. Un soupçon de sucre. Aucun additif. Un très bon produit.

- Cal : 72
- Prot : 1.1 g
- Glu : 3.2 g
- Lip : 5.5 g

LE TOP

### Mousseline épinards Monoprix

- Légumes : 80 %
- Mat. grasses : crème fraîche et beurre

Un produit naturel et une recette super simple. Beaucoup d'épinards avec de la crème fraîche, du beurre et du sel. Un bon produit, on prend !

- Cal : 95
- Prot : 3 g
- Glu : 1.7 g
- Lip : 7.9 g

### Riste d'aubergine Marius Bernard

- Légumes : NC
- Huile : olive

Des aubergines préfrites à l'huile de tournesol, des tomates et des oignons avec de l'huile d'olive et des aromates (ail et thym). Simple et bon !

- Cal : 139
- Prot : 1.45 g
- Glu : 4.5 g
- Lip : 12.4 g

LE FLOP

### Épinards hachés Carrefour

- Légumes : 70 %
- Crème en poudre

Des épinards avec une crème reconstituée à partir de crème en poudre et d'eau. De l'amidon modifié de maïs pour épaissir le tout. Honnêtement on trouve beaucoup mieux.

- Cal : 45
- Prot : 3 g
- Glu : 3 g
- Lip : 1.8 g

### Poêlée Parisienne D'aucy

- Légumes : 41 %
- Graisse de canard : 1.3 %

Autant de légumes que de pommes de terre, des lardons avec des nitrites et des épaissisants dans la sauce. Produit pas vraiment top. On laisse en rayon.

- Cal : 93
- Prot : 1.0 g
- Glu : 6.9 g
- Lip : 6.4 g

### Curry jaune de légumes Cassegrain

- Légumes : > 63 %
- Huile de tournesol

Un mélange de légumes accompagné d'une purée de potiron et tomates avec des épices mais aussi de la maltodextrine, du sucre et de la farine de blé. Bof.

- Cal : 70 Kcal
- Prot : 1.3 g
- Glu : 4.7 g
- Lip : 4 g

### Jardinière 4 légumes Bonduelle

- Légumes : NC
- Sans huile

Plus de légumes que de pomme de terre mais une quantité non négligeable d'exhausteurs de goût, du sucre et un épaississant.

- Cal : 35
- Pro : 1.9 g
- Glu : 5.9 g
- Lip : 0.4 g

### Ratatouille cuisinée Saint Eloi

- Légumes : 78 %
- Huiles : tournesol et olive

Des courgettes, aubergines poivrons oui mais des tomates avec acidifiants et affermissants, du caramel, de l'amidon modifié de maïs et des arômes... Passez votre chemin.

- Cal : 72
- Prot : 1.3 g
- Glu : 4 g
- Lip : 4.4 g

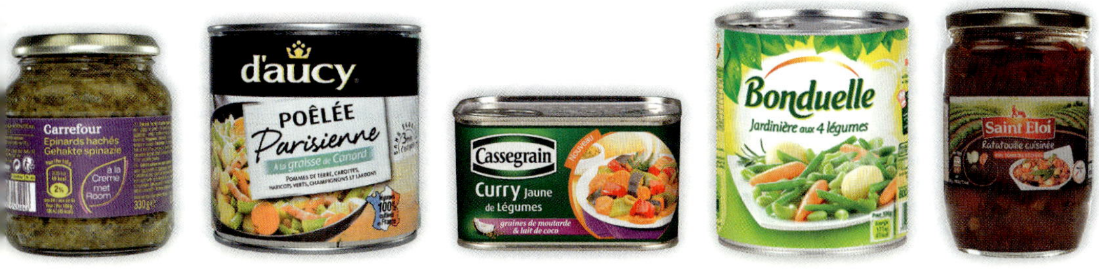


NON

# *Au paradis des biscuits*

Les produits de ce rayon sont principalement destinés à être consommés au petit déjeuner et au goûter. Vous vous en doutez, rien d'indispensable et beaucoup de superflu. Il s'agit avant tout d'aliments plaisir. Pour les industriels, l'enjeu est d'éveiller en permanence la curiosité et l'appétit du consommateur. Résultat : de nouvelles saveurs et de nouvelles textures.

●●● Le linéaire des biscuits est le plus important du rayon épicerie sucrée. Il compte près de 400 références en hypermarché, ce qui est énorme !

La biscuiterie n'est pas à court d'idées et continue de déverser des nouveautés si bien qu'on peut parler d'embouteillage. Les biscuitiers puisent principalement leurs recettes dans les traditions culinaires familiales et artisanales (la madeleine de Commercy, le boudoir, le palet breton, les langues de chat...). Mais ils innovent aussi avec de nouvelles recettes. Milka propose maintenant des cookies cœur fondant (pas vraiment fondant en réalité, disons plutôt tendre) ; les biscuits petit déjeuner belVita se déclinent en version croustillante et en version moelleuse ; Bjorg, St Michel, Bonne Maman ajoutent des graines (lin ou tournesol) dans leurs biscuits secs. Côté saveur, le caramel au beurre salé est tendance. On en trouvait dans les galettes bretonnes, il y en a aussi maintenant dans les brownies, les cookies…

À propos des cookies, voilà une gamme qui s'est beaucoup développée récemment (avec celle des biscuits petit déjeuner). Tout le monde s'y est mis : Granola, Michel et Augustin, Milka, Fox's, la Mère Poulard, Saint Michel, Bonne Maman, les marques de distributeurs...

### *LU, marque préférée*

TOP 13 des marques les plus choisies au rayon épicerie sucrée

1. LU
2. Nestlé
3. Harrys
4. Pasquier
5. Lindt
6. Kinder
7. Carte noire
8. Kellogg's
9. Nutella
10. Milka
11. Bonne Maman
12. Jacquet
13. Haribo

Source : LSA 2015

## Nutritionnellement, ça donne quoi ?

Pour les fabricants, le biscuit est « *Un aliment céréalier qui apporte plaisir et énergie* ». Pour le plaisir OK, pour l'énergie OK (la densité calorique des biscuits oscille entre 4 et 5 c'est-à-dire entre 400 kcal et 500 kcal pour 100 g, ce qui est beaucoup), pour l'aliment céréalier c'est plus ou moins vrai, ça dépend. Pour faire un biscuit, il faut trois ingrédients : de la farine, du sucre et des matières grasses. **La farine** de blé représente entre 20 et 80 % des ingrédients selon les recettes. A la farine sont ajoutés du sucre, des matières grasses (palme, palmiste, colza, beurre), nous l'avons dit, mais aussi des œufs (leurs propriétés moussantes servent dans les meringues, les boudoirs et les génoises alors que leurs propriétés émulsifiantes et liantes interviennent dans des produits comme les madeleines et les cakes). Et éventuellement des ingrédients comme le lait (il rend le biscuit plus moelleux ), fruits, fruits secs, chocolat, miel… Ainsi, il existe **une grande diversité de composition nutritionnelle** des biscuits et gâteaux.

Toutefois c'est vrai, qui dit farine dit céréales. Jusque là pas d'erreur et les fabricants insistent sur ce point car les céréales, qu'elles soient raffinées ou non, ont bonne presse auprès du consommateur : **elles sont riches en glucides complexes**. Et les glucides complexes, c'est bien connu, sont des sucres lents, bien meilleurs pour la santé que les vilains sucres rapides qui en plus de nous donner des caries, nous font grossir.

| TYPE DE BISCUIT | PROPORTION DE CÉRÉALES |
|---|---|
| Biscuits secs | 72 % |
| Biscuits chocolatés | 50 % |
| Gaufrette aux fruits | 34.4 % |
| Biscuits moelleux | 15 % |

## De l'énergie longue durée : vrai ou faux ?

Pendant très longtemps, les glucides ont été classés en deux catégories :

- les sucres simples/rapides qui sont, comme leur nom l'indique, rapidement absorbés par l'organisme. C'est le cas des confiseries, du sucre de table, du chocolat, etc. ;
- les sucres complexes/lents, qui mettent plus de temps à être assimilés et qui ne se retrouvent dans le sang que plusieurs heures après leur ingestion. C'est dans cette deuxième catégorie qu'ont logiquement été placés les aliments à base de céréales parce que les céréales sont riches en amidon, une grosse molécule de sucre dont on pensait qu'elle était longue à digérer du fait de sa taille. Cette classification existe depuis si

longtemps qu'elle est devenue vérité absolue. Et pourtant, cela fait près de 30 ans que les scientifiques savent qu'elle ne correspond pas à la réalité. **« Céréales » ne signifie pas glucides lents**. Tout dépend des transformations que les céréales ont subies avant d'arriver sur votre table au petit déjeuner ou au goûter. Variété de céréales, mouture, raffinage, mode de cuisson… tous ces paramètres influent sur la vitesse d'absorption des sucres. Voilà pourquoi les scientifiques de la nutrition ne parlent plus de sucres simples et de sucres complexes, mais de sucres à **index glycémique (IG) élevé ou bas**.

Vous pensez tomber là sur la découverte du siècle ? Les céréales – et avec elles les biscuits, les céréales du petit déjeuner, le pain, les brioches, les biscottes, les pâtes – ne sont pas forcément des sucres lents voilà qui a de quoi surprendre. Si vous le découvrez, les industriels eux, le savent depuis longtemps et certains en ont même fait un argument marketing. Vous connaissez sans doute les biscuits belVita ? Sorti du laboratoire recherche & développement de LU en 1998, belVita est un biscuit aux glucides lentement digérés. Il « libère de façon

## *L'index glycémique pour les nuls*

Tous les glucides, qu'ils soient simples ou complexes, provoquent un pic du taux de sucre dans le sang 30 min après leur ingestion. Seulement l'amplitude de ce pic est plus ou moins grande. Cette amplitude ne dépend pas de la teneur en sucres simples ou en amidon. Elle dépend d'autres facteurs (pour en savoir plus, lire *Le Nouveau régime IG*). L'index glycémique, reflète cette amplitude.

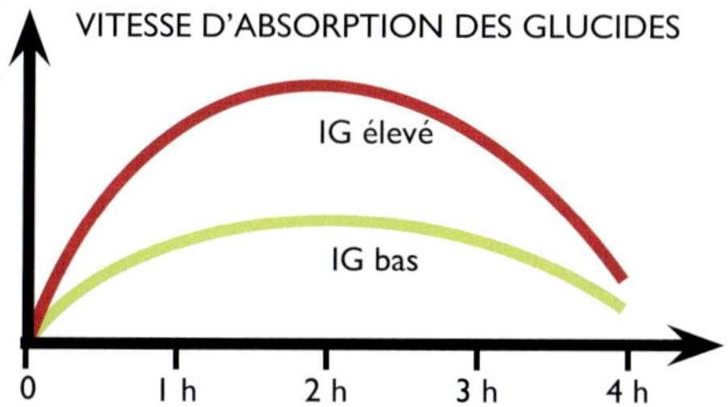

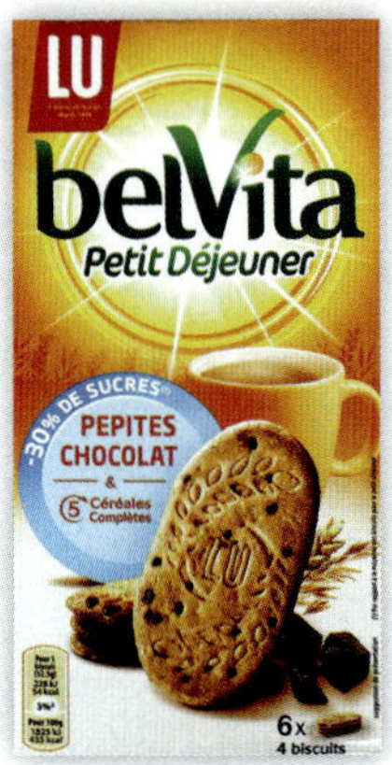


continue et régulière des glucides pendant 4 heures. » Derrière cette notion de libération lente des glucides se cache tout simplement un index glycémique bas.

L'index glycémique est essentiel pour la santé et pour la ligne. Plus l'index glycémique d'un produit est élevé, plus il fait grimper fortement et rapidement le taux de sucre dans le sang et plus il favorise **la prise de poids**. En outre, les produits à index glycémique élevé attisent l'appétit et incitent à manger plus. Et pour couronner le tout, chez ceux qui en mangent beaucoup, ils augmentent le risque de **diabète** et d'infarctus.

Donc une bonne note au biscuit belVita mais alors, et les autres ? Mystère… Si les fabricants sont de plus en plus nombreux à préciser la teneur de leurs biscuits

| IG BAS < 55 | 56 < IG MODÉRÉ < 69 | IG ÉLEVÉ >70 |
|---|---|---|
| LU Petit déjeuner Chocolat et céréales-Moins de sucre (37) | Pain au lait Pasquier (63) | Barquette abricot LU (71) |
| Véritable petit beurre LU (51) | Sablé des Flandres LU (57) | Petit Brun (77) |
| Biscuits Thé LU (41) | BN chocolat (56) | Prince Energie + LU (73) |
| 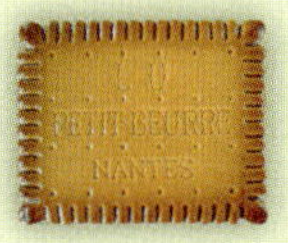 | 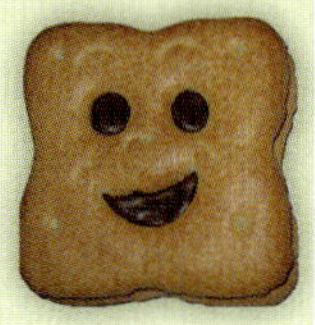 | 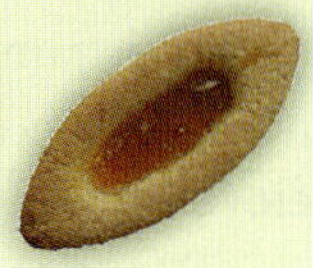 |

en amidon et en sucres simples (ce qui a très peu d'intérêt), rien n'apparaît concernant l'IG. En attendant l'étiquetage de l'IG (lire encadré page 204), *Le Bon Choix* vous donne quelques repères et vous communique la valeur de l'IG lorsque nous avons pu nous la procurer.

## Des recettes maison ? Presque …

C'est l'anniversaire de votre petit dernier et vous avez 10 enfants cet après-midi à goûter.

**Vous avez le choix entre…**

### …LE ROULÉ À L'ABRICOT MAISON

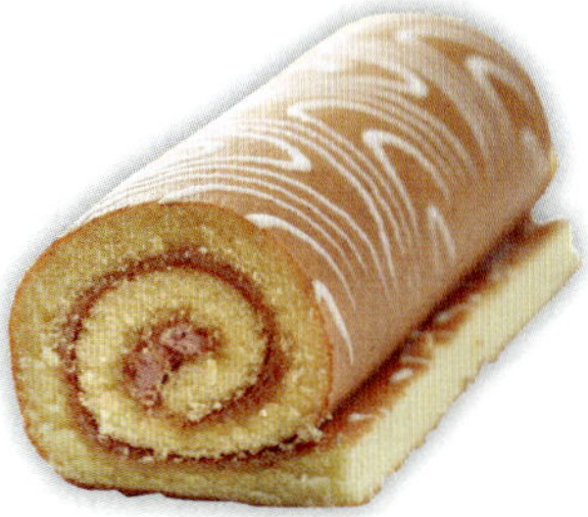

**Composition**

3 œufs, 75 g de sucre, 75 g de farine tamisée, 25 g de beurre, 200 g de confiture d´abricot.

**Ou**

### …LE ROULÉ À LA FRAISE DE LU

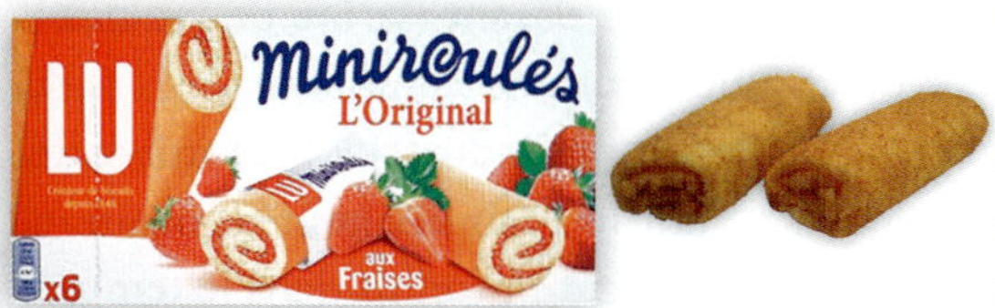


**Composition**

Sirop de glucose-fructose, farine de blé 17.5 %, œufs 15.9 %, purée de fraises 13.3 %, sucre, stabilisant (glycérol), huile de colza, lactosérum en poudre (de lait), son de blé, gélifiant (pectines), correcteurs d'acidité : acide citrique, acide malique, citrates tricalcique), de calcium, conservateur (sorbate de potassium), émulsifiant (E471), sel, poudre à lever (diphosphate disodique, carbonate acide de sodium), épaississants (farine de graines de caroube, gomme xanthane), jus concentré de baies de sureau, arôme, antioxydant (extrait de romarin).

Pourquoi tant d'ingrédients dans un si petit gâteau ? Parce que le roulé à l'abricot de LU, contrairement à votre roulé maison, est conçu pour pouvoir être conservé de manière optimale pendant… (faites monter les enchères)… 6 mois.

À côté des ingrédients de base de la recette (farine, sucre, œufs, matière grasse, abricot), on trouve une multitude d'additifs, des substances ajoutées pour les be-

### *À quand l'étiquetage de l'IG ?*

Choisir des produits à IG bas ne va pas de soi. Seul un étiquetage spécifique peut aider le consommateur à faire de meilleurs choix pour sa santé. L'Australie a franchi le pas : depuis 2002, un très grand nombre d'aliments affichent leur IG. En France, l'ANSES s'oppose à l'étiquetage de l'IG sous le prétexte que la notion d'IG serait, selon elle, trop « compliquée » pour les Français. Ce à quoi on peut aisément rétorquer : si on a pu comprendre dans le passé que les sucres étaient « rapides » et les amidons « lents », on peut comprendre que les glucides à IG bas sont lents et les glucides à IG élevé sont rapides.

En réalité, comme nous l'a confié un ex-chercheur de Danone, « *l'affichage de l'IG serait une catastrophe pour un grand nombre de produits transformés. Les industriels n'en veulent pas. Ils tiennent ces informations secrètes* ».

soins de la conservation, de la fabrication (la texture) et de la consommation (le goût, la couleur).

- **Sirop de glucose-fructose**

Le sirop de glucose-fructose est obtenu à partir du sirop de glucose (lui-même issu de l'amidon de maïs, de blé, de pomme de terre…). Il contient jusqu'à 42 % de fructose.

**Avantages pour l'industriel** : moins cher que le sucre, il a un pouvoir sucrant similaire. Il permet un brunissement marqué des produits et une meilleure conservation (les produits restent souples). On le retrouve dans les recettes de fourrage aux fruits.

**Côté santé** : il se comporte comme le sucre dans l'organisme. Consommé en excès, il favorise la prise de poids et la résistance à l'insuline.

- **Purée de fraises**

Fruits frais réduits en purée.

- **Stabilisants (glycérol), gélifiant (pectine), épaississant (farine de graines de caroube, gomme xanthane)**

**Avantages pour l'industriel** : ces trois catégories d'additifs maintiennent la consistance et la texture du produit dans le temps.

**Lactosérum en poudre**

Le lactosérum contient du lactose et des protéines de lait. Le lactose est le sucre du lait. Les protéines de lait sont les caséines et les protéines du sérum (la lactalbumine et la lactoglobuline). Il s'agit de sous-produits de l'industrie laitière.

**Avantages pour l'industriel** : le lactosérum (moins cher que le lait) est utilisé en biscuiterie et pâtisserie pour favoriser les réactions de brunissement et de caramélisation. Mais le lactose peut aussi être utilisé seul comme charge glucidique à faible caractère sucré (sept fois moins sucrant que le saccharose). Il peut être encore utilisé comme fixateur d'arômes, absorbeur de pigments et pour son pouvoir émulsifiant, son aptitude au séchage et à la compression.

Les protéines de lait constituent un substitut économique de blancs d'oeufs dans les produits fouettés, tels que les meringues. Elles peuvent aussi être ajoutées pour améliorer le profil nutritionnel d'un produit.

**Poudre à lever**

Il s'agit de produits chimiques qui réagissent entre eux et dégagent du $CO_2$ permettant de faire gonfler la pâte.

**Côté santé** : elle apporte du sodium en quantité importante (≈ 12 g sodium/ 100 g).

**Correcteur d'acidité : acide citrique**

L'acide citrique est fabriqué à partir du sucre. Il est principalement utilisé comme acidifiant mais également comme arôme. De plus, il favorise la gélification des confitures et réduit le brunissement des produits à base de fruits.

**Conservateur : sorbate de potassium**

Cet additif empêche les altérations du produit par les micro-organismes.

**Émulsifiant (E471) : mono et diglycérides d'acides gras**

Les graisses, quelles soient d'origine animale ou végétale, sont constituées de glycérol et généralement de 3 acides gras. Les graisses peuvent être décomposées en acides gras et en glycérol par réaction enzymatique. Les acides gras peuvent être purifiés et reconnectés au glycérol comme mono-, di- ou triglycérides (respectivement du glycérol avec 1, 2 ou 3 acides gras). Mono et diglycérides d'acides gras agissent comme émulsifiants c'est-à-dire qu'ils permettent de réaliser ou de maintenir un mélange homogène de deux phases non miscibles telles que l'huile et l'eau par exemple.

- **Antioxygène : extrait de romarin, lécithine de soja**

Ces substances protègent des altérations provoquées par l'oxydation, telles que le rancissement des matières grasses et les modifications de couleur. La lécithine de soja peut également être utilisée comme émulsifiant.

## Quid des matières grasses dans les biscuits

L'industrie de la biscuiterie, biscotterie et viennoiserie a recours à des matières grasses de toutes sortes. C'est en fonction du produit final (pâte sablée, feuilletée, etc.) que l'industriel décide s'il convient d'utiliser des matières grasses d'origine végétale ou animale et si la consistance de la matière grasse doit être plutôt souple ou ferme. Les matières grasses d'origine animale utilisées en biscuiterie sont la crème, le beurre, le beurre concentré (ou beurre pâtissier). Les matières grasses végétales sont l'huile de palme, palmiste, coco, colza, tournesol… Le beurre concentré est un beurre dont on a éliminé toute l'eau et la matière sèche non grasse. Il contient au minimum 99,8 % de matières grasses. C'est en fait un beurre clarifié industriellement.

L'huile de palme est très appréciée en biscuiterie car elle conserve bien les aliments et leur confère une texture croustillante, sans altérer le goût. Elle est en outre moins chère que les autres huiles végétales (lire page 151). Sous l'impulsion du PNNS qui souhaite réduire la consommation de graisses saturées des Français, l'huile de palme est de plus en plus souvent mélangée (voire remplacée par) à des huiles végétales plus fréquentables comme l'huile de colza ou de tournesol.

Jusqu'à une date récente, les fabricants pouvaient se contenter d'indiquer « huile végétale » dans la composition de leurs produits. Aujourd'hui la nature de l'huile est systématiquement précisée, un effort de transparence que l'on peut saluer. Quant aux graisses hydrogénées, elles ont quasiment disparu.

## *Faites* LE BON CHOIX

- Les biscuits sont avant tout des aliments plaisir. Ils n'ont pas d'intérêt nutritionnel majeur. Ils ne doivent pas être systématiques et doivent servir de goûter de dépannage. Si l'on tient compte de l'index glycémique, de la qualité des matières premières et du nombre d'additifs trouvés dans les différentes compositions, les biscuits peuvent être classés ainsi par ordre de qualité nutritionnelle décroissante :
Biscuit sec > biscuit sec nappé de chocolat > biscuit moelleux > biscuit fourré > biscuit moelleux fourré.
- Les biscuits « minceur » ne sont pas différents. Ils sont allégés en matières grasses mais bien souvent pour leur conserver une texture et une saveur agréables, ils sont chargés d'additifs et d'ingrédients discutables.
- Les biscuits diététiques ne sont pas des biscuits allégés. Ils renferment des ingrédients « diététiques » : du fructose (en remplacement du saccharose pour les diabétiques), du soja (pour un biscuit riche en protéines), du germe de blé pour un biscuit riche en vitamine E… Avec des ingrédients en général d'une qualité supérieure, enrichis en vitamines et minéraux, et moins sucrés, les biscuits secs diététiques sont plus sains que leurs concurrents classiques. Dès qu'ils sont fourrés aux fruits, c'est du pareil au même (lire page 254).
- La grande distribution propose des produits directement concurrents de ceux des grandes marques et ce, à des prix inférieurs. Cette différence de coût s'explique par une différence de marge mais aussi parfois par une différence de qualité des ingrédients. Il est donc indispensable de lire les étiquettes.

# Les céréales du petit déjeuner

Les premières céréales sont arrivées sur le marché français au début des années 1970. Aujourd'hui le choix est cornélien pour celui ou celle qui se trouve dans le rayon des céréales : c'est la guerre des marques. Sur le ring, deux géants dominent : Kellogg's et Nestlé, qui se battent à grand renfort de marketing et de publicité tandis que les marques de distributeurs comptent les points. À eux trois, ils représentent près de 90 % du marché.

●●● Voici un éventail de ce que vous pouvez trouver en rayon (ne figurent que les produits des marques nationales, les marques de distributeurs s'inspirant de ces derniers).

● **Kellogg's** : All-Bran, Chocos, Coco Pops, Special K, Country Store, Extra, Frosties, Rice Krispies, Smacks, Corn Flakes, Miel Pops, Trésor…

- **Nestlé :** Clusters, Fitness, Cheerios, Chocapic, Golden Grahams, Nesquik, Chokella, Cookie crisp, Crunch, Lion…
- **Quaker :** Quaker oats original, Cruesli Chocolat, Cruesli fruit&fibres, Quaker life
- **Weetabix :** Weetaflakes, Weetos, Alpen, Oatibix…
- **Jordans :** Country Crisp, Special Muesli, Flocons d'avoine…

Dans cette gamme, on distingue deux catégories : les céréales pour enfants déclinées en céréales chocolatées et céréales non chocolatées, et les céréales pour adultes elles-mêmes divisées en muesli et céréales santé.

Qu'elles soient destinées aux enfants ou aux adultes, l'objectif est de vous convaincre que les céréales du petit déjeuner sont excellentes pour votre santé. Et là les fabricants n'y vont pas avec le dos de la cuillère. De « Formule énergie » à « Capital santé », les allégations fusent de tous les côtés. Pour les céréales enfant, les fabricants vont davantage insister sur la supplémentation en vitamines et la présence d'ingrédients connotés « nutritionnels » ou énergétiques comme le miel. Pour les céréales adulte, ils mettront plutôt en avant le côté naturel du produit : fibres, minéraux, céréales complètes, « nutriments es-

LES CÉRÉALES ACHETÉES PAR LES FRANÇAIS (EN M €, DANS LA GRANDE DISTRIBUTION)

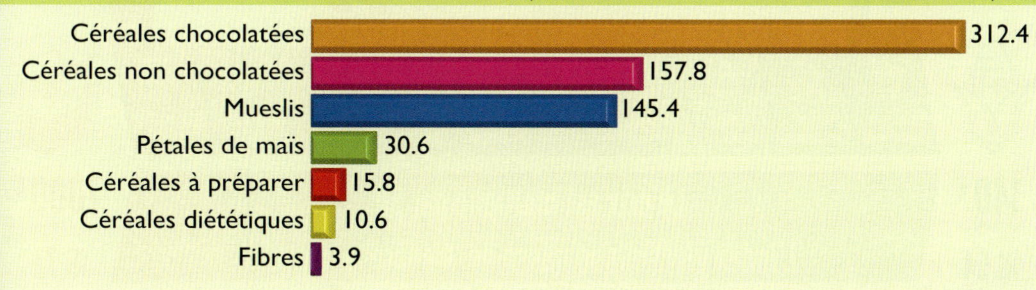

sentiels »… pour donner l'impression d'un produit peu transformé. Tout cela relève d'un marketing très poussé, voyons à présent de quoi il retourne exactement côté nutrition.

## Nutritionnellement, ça donne quoi ?

Bien avant de s'intéresser aux calories, à la teneur en sucres ou à la supplémentation en vitamines, c'est encore du côté de l'index glycémique* qu'il faut regarder pour pouvoir juger de la qualité nutritionnelle des céréales du petit déjeuner. En effet, les transformations subies par les céréales sont telles dans ces produits qu'il ne leur reste plus grand-chose d'intéressant à l'arrivée. Il s'agit bien de céréales mais pour l'organisme, cela équivaut la plupart du temps à du sucre.

Les seules céréales **brutes** que l'on peut trouver en supermarché sont les flocons d'avoine (on prend les grains d'avoine tels quels, on les fait cuire à la vapeur, on les aplatit puis on les sèche et c'est tout !).

* L'index glycémique reflète la capacité d'un aliment à élever la glycémie (lire page 201)

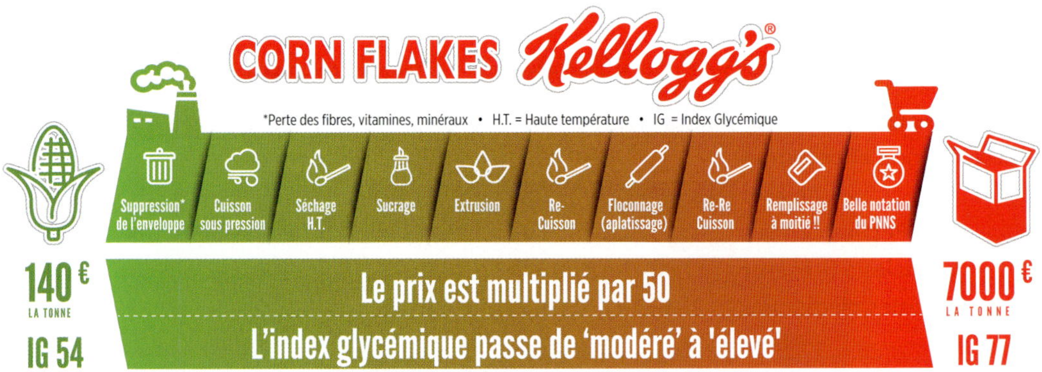


© Illustration Stéfane GUILBAUD, d'après une idée et un calcul de Thierry Souccar. Kellogg's© est une marque déposée.

Toutes les autres céréales du petit déjeuner sont des céréales **hautement transformées**. Les grains sont d'abord raffinés (c'est-à-dire qu'ils sont débarrassés, en totalité ou en partie, de leur enveloppe puis cuits à la vapeur (l'amidon doit être cuit pour que vous puissiez le digérer). Ensuite selon que l'industriel souhaite obtenir des pétales, des clusters, des boules ou des étoiles, le procédé de fabrication varie et avec lui, l'index glycémique.

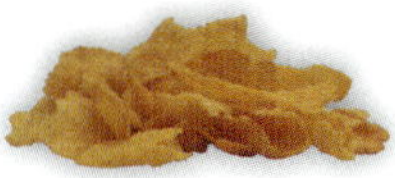

- **Les pétales** ou comment fabriquer des Frosties

On sèche les grains étuvés (maïs, blé, orge), on refroidit, on aplatit entre des cylindres et on grille à haute température. On peut enrober ensuite de sucre, de miel ou de chocolat.

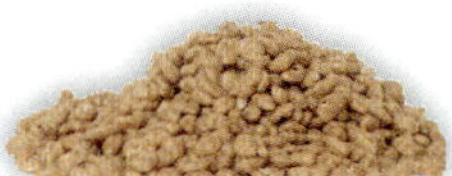

- **Les éclatées** ou comment fabriquer des Rice Krispies

Les grains de riz sont cuits à la vapeur après addition de malt, sel et sucre. Après séchage, ils sont écrasés : les parois des cellules intérieures éclatent mais les grains conservent leur forme. Le grillage s'effectue à haute température dans des fours rotatifs géants, faisant gonfler les grains. Ces céréales éclatées sont proposées nature ou enrobées de chocolat.

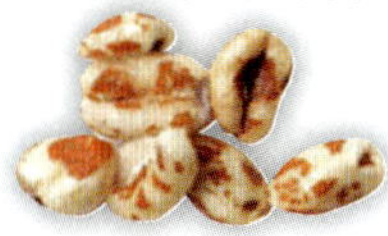

- **Les soufflées** ou comment fabriquer des Smacks

Les grains (maïs, blé) sont soumis à un vide partiel. L'air à l'intérieur des grains va pousser les parois, un peu comme quand on gonfle un ballon.

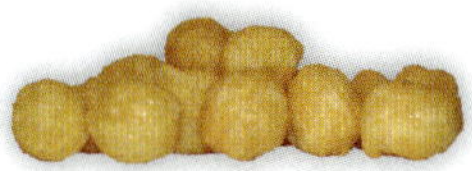

- **Les extrudées** ou comment fabriquer des Miel Pops

Ces céréales sont obtenues non pas à partir des grains entiers mais à partir de farine (astuce pour les repérer : la farine est le premier ingrédient dans la composition). On forme alors une pâte que l'on soumet à l'action conjuguée de hautes températures et de hautes pressions dans un cuiseur-extrudeur. Ce procédé permet d'obtenir des formes plus originales (boules, anneaux).

## Règle à retenir : plus les céréales sont transformées, plus l'IG est élevé

Que les céréales soient transformées en pétales, qu'elles soient éclatées, soufflées, extrudées, l'amidon qu'elles renferment est rendu hautement digestible. Ces céréales ont très souvent un IG supérieur à 70, ce qui les classe dans la catégorie IG élevé. Ces aliments attisent l'appétit et favorise la prise de poids. Toutes les céréales pour enfant entrent dans cette catégorie de même que certaines céréales pour adultes.

| CÉRÉALES | INDEX GLYCÉMIQUE |
|---|---|
| Flocons d'avoine | 59 |
| Corn flakes | 77 |
| Miel pops | 80 |
| Rice Krispies | 82 |
| Coco Pops | 77 |
| Special K | 84 |

C'est donc sans conteste les **flocons d'avoine** qui sont les plus intéressants nutritionnellement. Un index glycémique bas (59) mais aussi plus de protéines, plus de fibres et moins de sucre ajouté que les céréales transformées.

| | FROSTIES DE KELLOGG'S (PÉTALES DE MAÏS SUCRÉS) | QUAKER OATS ORIGINAL (FLOCONS D'AVOINE) |
|---|---|---|
| IG<br>• IG élevé<br>= IG > 70<br>• IG modéré<br>= 56 < IG < 6<br>• IG faible)<br>= IG < 55 | > 70<br>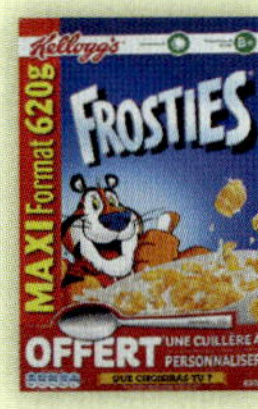 | 59<br>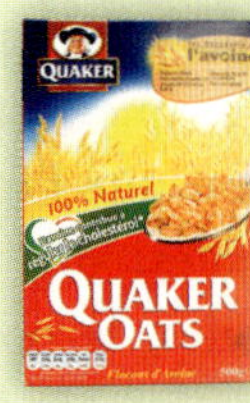 |
| Énergie | 371 kcal | 356 kcal |
| Protéines | 4.5 g | 11 g |
| Glucides<br>dont sucres<br>dont amidon | 87 g<br>37 g<br>50 g | 60 g<br>1.1 g<br>58.9 g |
| Lipides<br>dont acides gras saturés | 0.6 g<br>0.1 g | 8 g<br>1.5 g |
| Fibres | 2 g | 9 g |
| Sel | 0.83 g | traces |

Les **mueslis** qui sont des mélanges de céréales brutes et transformées auxquelles on ajoute des fruits secs (raisins, pommes, bananes et autres fruits séchés, noisettes, noix de coco mais aussi parfois du sucre et du malt) représentent une alternative acceptable. Plus il y a de céréales brutes, moins il y a de sucre ajouté et mieux c'est. Là encore, préférer les mueslis traditionnels aux mueslis croustillants (moins transformés).

### *Le marketing vert de Jordans*

Jordans s'est imposé comme le spécialiste du muesli. Cette marque britannique revendique l'usage de céréales Conservation Grade. Rien à voir avec l'agriculture biologique. Il s'agit là de céréales issues d'une agriculture qui permet à la faune naturelle autour des cultures de se multiplier – les agriculteurs doivent renoncer à cultiver 10 % des terres. Un logo a été créé pour l'occasion. Une opération marketing qui donne une bonne image de la marque sans rien changer dans votre bol !

## Que penser de l'argument « avec des céréales complètes » ?

Avant de vous laisser impressionner, commencez par jeter un œil sur la liste des ingrédients pour vous donner une idée de la proportion exacte de céréales complètes et si celles-ci s'y trouvent sous forme de farine ou de grains entiers. Vous risquez d'avoir des surprises.

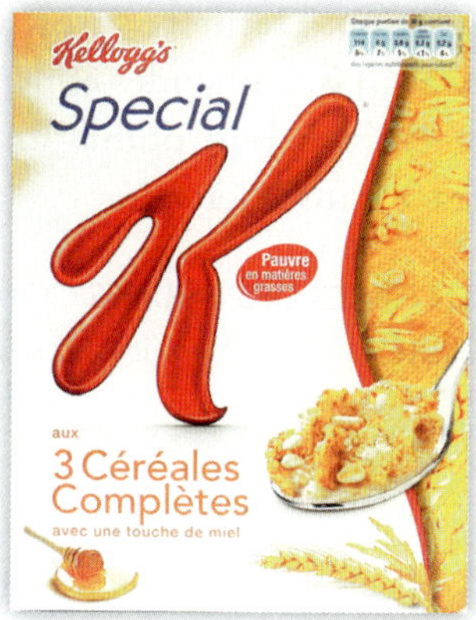

**Ingrédients :**
Blé complet (29 %), riz (28 %), avoine (19 %), sucre, orge, farine d'orge maltée, miel (2 %), riz brun soufflé, arôme de malt d'orge, sel. Vitamines et minéraux.

Special K aux 3 céréales complètes renferme en effet 29 % de blé complet mais où sont les 2 autres céréales complètes ? Il y a bien du riz et de l'avoine mais la mention « complet » n'apparaît pas. En ouvrant l'emballage, on découvre des pétales de céréales reconstitués au goût sucré, des grains de riz soufflés et des flocons d'avoine. On est bien loin des grains d'origine. Dernière surprise, sur la photo il y avait des amandes effilées ce qui aurait pu être un bon point. En réalité, aucune trace dans le sachet.

Les céréales complètes sont des céréales dont on a conservé le germe, l'amande et l'enveloppe (le son). Le germe contient de la vitamine E et des minéraux (magnésium, fer). L'enveloppe est riche en fibres. L'amande est riche en amidon. Les céréales complètes ont donc une densité nutritionnelle supérieure à celle des céréales raffinées. Malheureusement dans les céréales du petit déjeuner, elles subissent les mêmes transformations que les céréales raffinées ce qui aboutit au même résultat en terme d'index glycémique. Un pétale de blé complet a le même IG qu'un pétale de blé raffiné. Si la teneur en fibres est supérieure, ces fibres sont principalement des fibres insolubles qui ne ralentissent pas la digestion de l'amidon donc qui ne freinent pas la montée du taux de sucre dans le sang (voir tableau).

**TENEUR EN FIBRES DES FARINES COMPLÈTES**

| FIBRES | INSOLUBLES (%) | SOLUBLES (%) | TOTALES (%) |
|---|---|---|---|
| Orge | 12.23 | 3.39 | 15.63 |
| Seigle | 10.17 | 4.10 | 14.27 |
| Blé | 9.78 | 1.72 | 11.50 |
| Avoine | 4.99 | 3.75 | 8.74 |

Si c'est la richesse en fibres que vous recherchez (pour stimuler un transit paresseux par exemple), la plupart des céréales du petit déjeuner apportent entre 0.5 et 5 g de fibres pour 100 g, ce qui est peu. La gamme All-bran fait beaucoup mieux. À base de pétales de blé complet et de son de blé, ces céréales affichent des teneurs en fibres de 10 g/100 g dans les All-Bran Fruit'n Fibres jusqu'à 27 g/100 g dans les All-Bran Fibres Plus (des bâtonnets de son qui ont été sucrés pour que vous puissiez les avaler).

Les flocons d'avoine en apportent 9 g/100 g dont une part importante de fibres solubles, celles qui justement freinent la montée du taux de sucre dans le sang.

## *Faites* LE BON CHOIX

- Bon nombre de céréales du petit déjeuner ne sont pas bonnes pour la santé. Un bol de temps en temps ne fait de mal à personne mais elles ont pour la plupart des IG trop élevés pour être consommées tous les matins. Elles attisent l'appétit et entraînent une baisse plus rapide de l'attention à 11 h. De plus, c'est un des petits déjeuners les plus chers qui soit.
- Sans conteste ce sont les flocons d'avoine qui sont les plus intéressants nutritionnellement et avec eux les mueslis qui sont des produits peu transformés.
- Les céréales complètes de la gamme All-Bran sont également une bonne alternative. Si ces produits ne font pas l'unanimité chez vous, vous pouvez proposer à votre famille d'autres formules de petit déjeuner tout aussi appétissantes et probablement meilleures pour la santé à commencer par un œuf à la coque et une bonne tartine de pain multicéréales au levain avec un peu de beurre et de confiture (ou du jambon). Et en plus, c'est beaucoup moins cher !

# *L'or noir de nos placards*

Douze grammes soit 3 carrés, c'est la quantité de chocolat consommée par un adulte en France chaque jour. La France regorge de chocophiles. Normal, le chocolat a tout pour séduire. Source d'arômes et de plaisir, il est anti-déprime, riche en antioxydants, riche en minéraux. Malheureusement, il est aussi riche en calories (dommage !). Les clés pour compulser sans complexer.

●●● La fabrication du chocolat ne compte pas moins de 15 étapes, entre la récolte de la cabosse, à l'autre bout du monde, et la tablette emballée de votre supermarché. À l'origine, un arbre des régions tropicales : le cacaoyer. Cet arbre donne des fruits, les cabosses qui elles-mêmes renferment des graines. Ces graines sont récoltées, fermentées naturellement puis séchées. On obtient alors les fèves de cacao. Ces fèves sont grillées puis broyées ce qui donne la pâte de cacao : un mélange de composés solides et de graisses, le beurre de cacao.

Pour fabriquer votre tablette de chocolat, on prend cette pâte, on y ajoute du sucre, on l'enrichit en beurre de cacao [extrait de

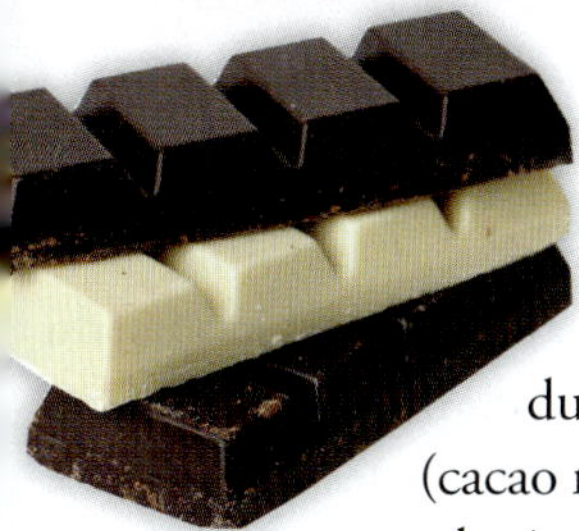

la pâte de cacao lors de la fabrication du cacao en poudre (cacao maigre)]. L'ensemble est malaxé, chauffé, émulsionné, refroidi puis moulé en forme de tablettes.

## Les couleurs du chocolat

- **Chocolat noir** = pâte de cacao + beurre de cacao (éventuellement) + sucre
- **Chocolat au lait** = pâte de cacao + beurre de cacao + lait en poudre + sucre
- **Chocolat blanc** = beurre de cacao + lait en poudre + sucre

Un chocolat noir qui porte la mention « 70 % de cacao » signifie que le chocolat est composé soit :
- de 70 % de pâte de cacao,
- de 60 % de pâte de cacao et de 10 % de beurre de cacao,
- de 50 % de pâte de cacao et de 20 % de beurre de cacao,
- de 50 % de pâte de cacao, de 10 % de beurre de cacao et de 10 % de cacao maigre en poudre.

### *Des compositions réglementées*

La réglementation définit les différents types de chocolat en fixant des teneurs minimales en cacao c'est-à-dire en pâte de cacao + beurre de cacao.

| TYPE DE CHOCOLAT | TENEUR MINIMUM EN CACAO | REMARQUES |
|---|---|---|
| Chocolat noir | 35 % | dont au moins 18 % de beurre de cacao |
| Chocolat noir de dégustation | 43 % | dont au moins 26 % de beurre de cacao |
| Chocolat au lait | 25 % | et au moins 14 % de lait en poudre |
| Chocolat au lait de dégustation | 30 % | et au moins 18 % de lait en poudre |
| Chocolat blanc | Pas de cacao | Au moins 20 % de beurre de cacao |

Cela ne vous renseigne pas sur la teneur en composés solides de cacao. En réalité, vous n'êtes sûr que d'une chose, de sa teneur en sucre : elle est de 30 %.

## Nutritionnellement, ça donne quoi ?

Le chocolat est donc constitué schématiquement de composés solides de cacao, de matières grasses (beurre de cacao) et de sucre. La proportion de graisses est plus importante dans le chocolat noir alors que le chocolat au lait est plus riche en sucre.

Noir ou au lait, le chocolat renferme beaucoup de calories (545 kcal pour 100 g) mais pas forcément des calories vides.

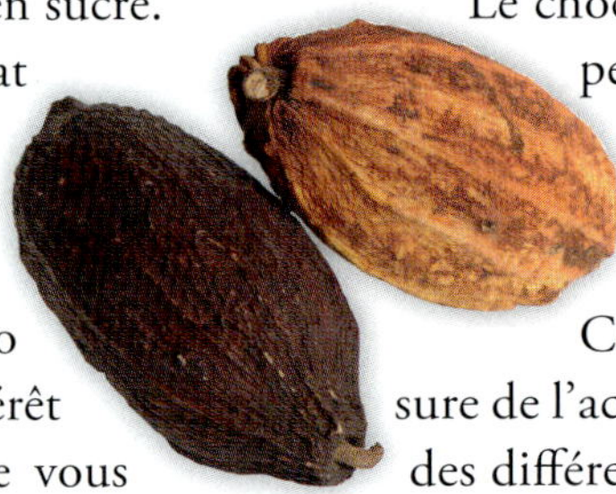

Le sucre et le beurre de cacao ne présentent pas un grand intérêt nutritionnel mis à part celui de vous apporter de l'énergie. Seuls les composés solides du cacao sont intéressants car comme le thé et le vin, le cacao est riche en polyphénols, des molécules **antioxydantes** qui protègent contre les maladies chroniques et le vieillissement. De nombreuses études mettent en avant les bienfaits du cacao sur la santé, notamment cardiovasculaire. Cible numéro 1 : les artères. Le cacao favorise la vasodilatation. Il fluidifie le sang et a des propriétés anti-inflammatoires.

Votre tablette de chocolat préférée renferme-t-elle beaucoup de ces polyphénols protecteurs ? Eh bien cela dépend.

Le chocolat blanc n'en contient aucun puisqu'il est exempt de pâte de cacao. Le chocolat au lait en contient un peu mais c'est surtout le chocolat noir qui en contient, en général deux fois plus que le chocolat au lait. Ceci est confirmé par la mesure de l'action antioxydante (ORAC) des différents chocolats.

À noter que la teneur en polyphénols est certes liée à la teneur en cacao de votre tablette mais pas seulement. Elle dépend également de la variété des fèves, de l'étape de fermentation et de torréfaction qui peuvent détruire jusqu'à 70 % des polyphénols. La teneur en antioxydants n'étant pas précisée sur l'emballage, comment choisir sa tablette ?

- **1** Vous regardez la teneur en cacao : plus elle est élevée, mieux c'est.
- **2** Vous vérifiez que la pâte de cacao est bien le premier ingrédient.
- **3** Vous regardez la teneur en lipides : plus elle est basse, mieux c'est.

En effet, le pouvoir antioxydant du chocolat dépend essentiellement de sa teneur en composés de cacao solides. La majorité des polyphénols est concentrée dans la fraction maigre du cacao. En conséquence les variétés de chocolat qui contiennent le moins de beurre de cacao sont celles qui ont l'action antioxydante la plus élevée. C'est la raison pour laquelle la poudre de cacao non sucrée (cacao maigre) est plus antioxydante que le chocolat noir.

| ALIMENTS | INDICE ORAC POUR 100 G |
|---|---|
| Poudre de cacao non sucrée | 80 940 |
| Chocolat noir | 49 930 |
| Chocolat au lait | 6 740 |
| Chocolat blanc | 0 |
| Thé vert | 1 250 |
| Vin | 3 870 à 5 030 |

## *Faites* LE BON CHOIX

Consommez moins mais consommez mieux. Le chocolat a des atouts. On peut très bien se faire plaisir en consommant quelques carrés de chocolat par jour mais du vrai chocolat. Afin de concilier plaisir et bienfaits pour la santé, préférez le chocolat noir (sans fourrage), pur beurre de cacao (attention, certains chocolats noirs renferment du beurre laitier, Côte d'Or par exemple) avec une teneur la plus élevée possible en cacao.

## Chocolats

# OUI

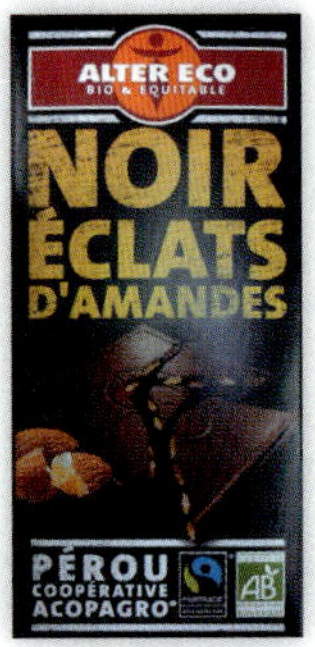


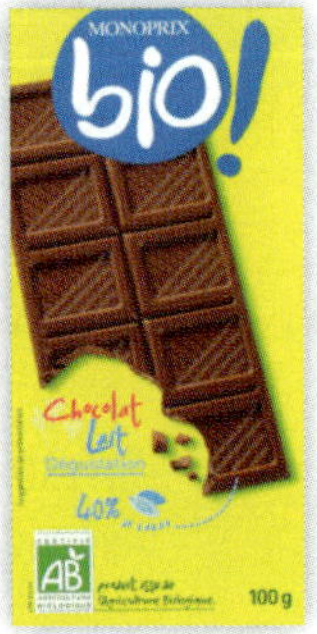


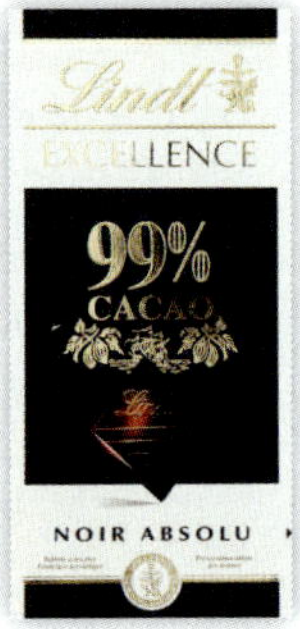


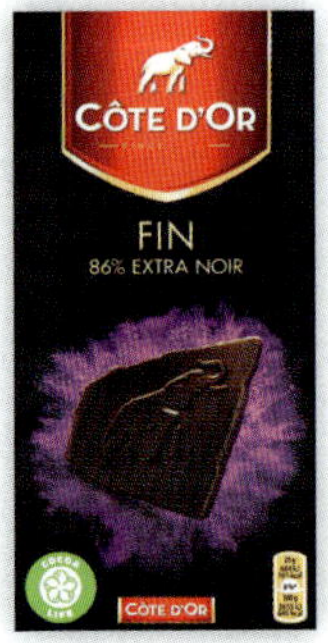


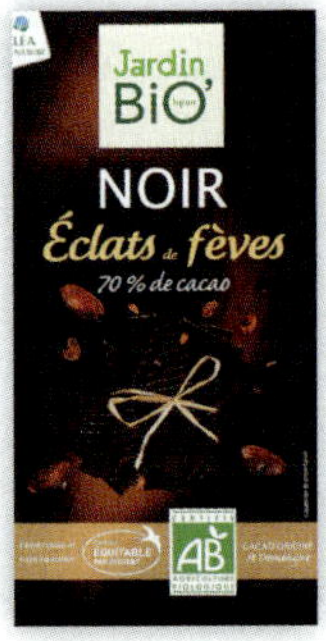


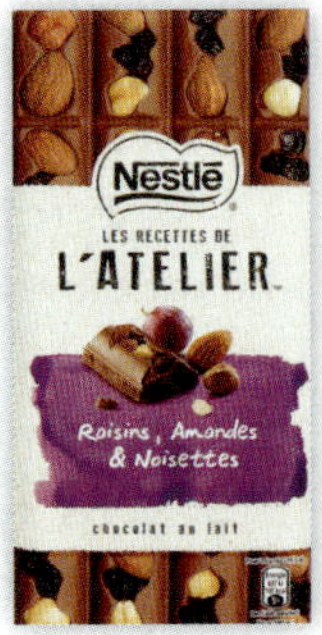


### Noir éclats d'amandes Alter Eco

- Cacao : 60 %
- 1er ingrédient : pâte de cacao
De la pâte de cacao, du sucre de canne, des éclats d'amandes (12 %) et du beurre de cacao. Un chocolat de qualité qui plus est, issu du commerce équitable.
- Cal : 558
- Prot : 6.9 g
- Glu : 48.8 g
- Lip : 40.6 g

### Chocolat au lait Monoprix Bio !

- Cacao : 40 %
- 1er ingrédient : sucre (45 %)
Un chocolat au lait avec une teneur en cacao élevée et moins sucré que les équivalents Lindt, Milka et Côte d'Or. Six ingrédients et uniquement du beurre de cacao.
- Cal : 568
- Prot : 8.3 g
- Glu : 46 g
- Lip : 39 g

### 99 % cacao Lindt Excellence

- Cacao : 99 %
- 1er ingrédient : pâte de cacao
Chocolat le plus concentré en cacao. Seul un soupçon de cassonade a été ajouté. Très peu sucré donc forcément plus gras. Avis aux amateurs. Un très bon produit.
- Cal : 567
- Prot : 13.2 g
- Glu : 8 g
- Lip : 49 g

LE TOP

### Fin 86 % extra noir Côte d'Or

- Cacao : 86 %
- 1er ingrédient : pâte de cacao
Un chocolat riche en cacao c'est bien mais pourquoi avoir ajouté du lait entier en poudre ? On aurait pu s'en passer.
- Cal : 645
- Prot : 8.5 g
- Glu : 18.5 g
- Lip : 56.5 g

### Noir Éclats de fèves Jardin Bio'

- Cacao : 70 %
- 1er ingrédient : pâte de cacao
Une teneur en cacao importante. Le beurre est du beurre de cacao (la base pour un bon chocolat). Les éclats de fèves sont légèrement caramélisés. Sucre 29 g/100 g.
- Cal : 571
- Prot : 9.2 g
- Glu : 35.3 g
- Lip : 41 g

### L'Atelier raisins amandes & noisettes Nestlé

- Cacao : 54 %
- 1er ingrédient : pâte de cacao
La teneur en cacao diminue mais la pâte de cacao reste le 1er ingrédient. Certes il y a peu de noix (11 %) mais il y a bien moins de sucre que chez les concurrents.
- Cal : 548
- Prot : 8.6 g
- Glu : 42.4 g
- Lip : 36.2 g

### Crunch chocolat noir Nestlé

- Cacao : 30 %
- 1er ingrédient : sucre

51 g de sucre/100 g. Un chocolat de piètre qualité et 15 % de céréales (riz et maïs) très transformées qui se comportent comme du sucre une fois dans l'organisme.

- Cal : 514
- Prot : 6.9 g
- Glu : 62 g
- Lip : 25.9 g

LE FLOP

### Mousse au chocolat blanc Lindt

- Cacao : 0
- 1er ingrédient : sucre

Du chocolat sans cacao. Juste du sucre et des graisses (beurre de cacao, karité, palme) donc des calories vides. Aucun intérêt nutritionnel !

- Cal : 655
- Prot : 6.5 g
- Glu : 51 g
- Lip : 41 g

### Ligne gourmande lait fondant Poulain

- Cacao : 32 %
- 1er ingrédient : édulcorant

Beaucoup d'édulcorants, peu de cacao. Du lactose et des protéines de lait. Du beurre de cacao mais aussi des graisses laitières ce qui est moins bien.

- Cal : 500
- Prot : 4.6 g
- Glu : 54 g
- Lip : 37 g

### Passionnément Fondant Noir Lindt Lindor

- Cacao : NC
- 1er ingrédient : sucre

Un chocolat noir très sucré, croquant dehors, fondant dedans. Des matières grasses multiples et variées (coprah, karité, beurre laitier, beurre de cacao). Il y a mieux.

- Cal : 606
- Prot : 4 g
- Glu : 42 g
- Lip : 47 g

### Creamy Cookies Lindt

- Cacao : NC
- 1er ingrédient : sucre

Un chocolat noir fourré avec une crème, des petits morceaux de biscuits et de chocolat. Beaucoup de sucre à l'arrivée (43 g/100 g).

- Cal : 580
- Prot : 4.6 g
- Glu : 45 g
- Lip : 41 g

### Milka au lait du pays Alpin

- Cacao : NC
- 1er ingrédient : sucre

Un chocolat au lait avec près de 58 % de sucre. Une recette qui compte 9 ingrédients dont du beurre concentré et du lactosérum en poudre mais… du lactosérum alpin !

- Cal : 530
- Prot : 6.6 g
- Glu : 58.5 g
- Lip : 29.5 g

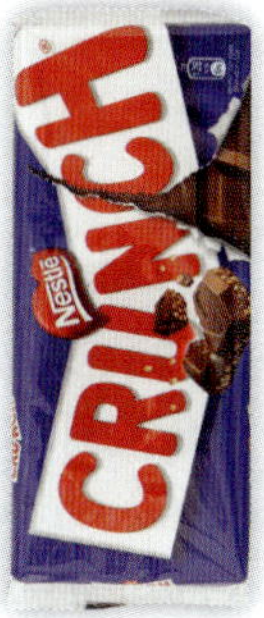


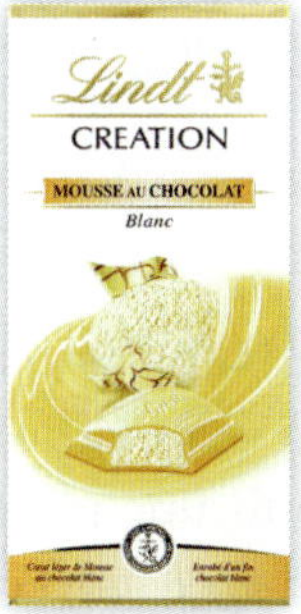


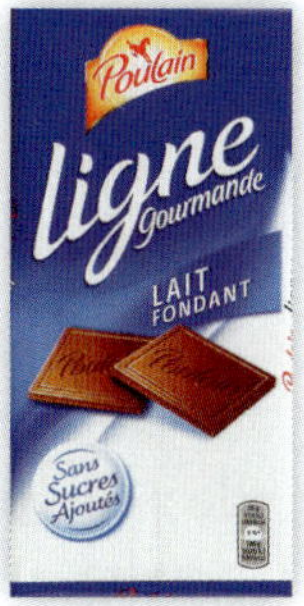


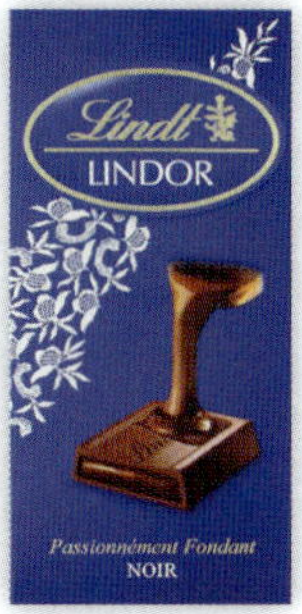


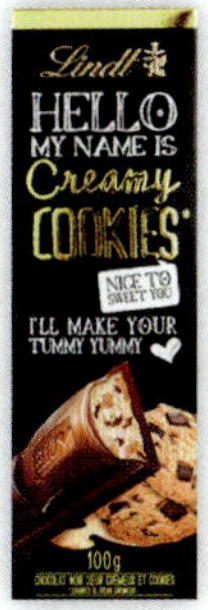


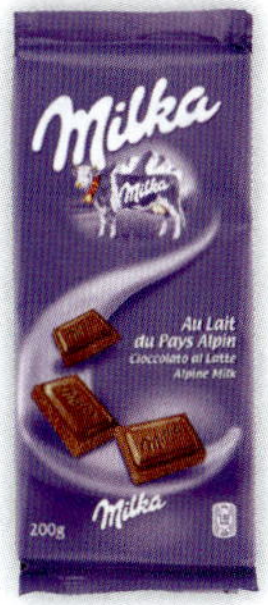


NON

# *Au délice des pâtes à tartiner*

Qui n'a jamais mangé de Nutella ? Cette pâte à tartiner est un produit mythique et lorsque son fabricant Ferrero déclare que Nutella accompagne les petits déjeuners et goûters de millions d'enfants depuis 1965, on le croit. La France est le premier marché mondial pour Nutella.

●●● Onctueuse à souhait, il est difficile de résister à cette pâte à tartiner une fois que l'on y a goûté. Les marques de distributeur ont du mal à l'égaler. La raison de ce succès ? Un secret de fabrication jalousement gardé par Ferrero. Car si la liste des ingrédients est connue, cela ne suffit pas visiblement.

## Nutritionnellement, ça donne quoi ?

Le spot TV de Nutella nous montre un flot de lait auquel vient se mêler une cascade de noisettes puis une pluie de chocolat en poudre. « *Que des bonnes choses pour les enfants !* ». La réalité est un peu différente. Le mini-film devrait en fait montrer une pluie de sucre à laquelle viendrait se mêler un flot d'huile suivie d'une petite cascade de noisettes.

- **Ingrédients :**

sucre, huile de palme, noisettes (13 %), cacao maigre (7,4 %), lait écrémé en poudre (6,6 %), lactosérum en poudre, émulsifiant (lécithine de soja), vanilline.

Nutella, c'est donc entre 60 et 70 % du sucre et de l'huile. Seules les noisettes ont un intérêt nutritionnel mais elles ne représentent que 13 % du produit. L'huile de palme est certifiée durable. On la trouve fréquement dans les aliments industriels en raison de son faible coût de production. Côté santé, elle a mauvaise presse car elle est très riche en graisses saturées : 50 % ! Certains chercheurs pensent que ces graisses saturées sont peu assimilées mais d'autres contestent cela. Quoi qu'il en soit, des graisses saturées nous en avons besoin, c'est l'excès qui pose problème. L'huile de palme raffinée a un seul avantage nutritionnel : sa grande stabilité à la chaleur ce qui justifie son utilisation dans les frites surgelées par exemple (non raffinée elle est très riche en antioxydants). Pour l'industriel, l'avantage est sa texture solide à température ambiante, sans doute ce qui a séduit Ferrero.

## *Faites* LE BON CHOIX

- Les pâtes à tartiner sont des aliments bourrés d'énergie à classer parmis les aliments plaisir. Petits et grands peuvent s'en régaler de temps en temps à condition de les tartiner sur une tranche de pain de bonne qualité et de se dépenser physiquement après.
- Les purées d'oléagineux sont plus intéressantes sur le plan nutritionnel (plus de protéines, moins de sucre, de bonnes graisses). En vente dans les magasins bio, on les trouve désormais en supermarché.

## *Compotes*

# OUI

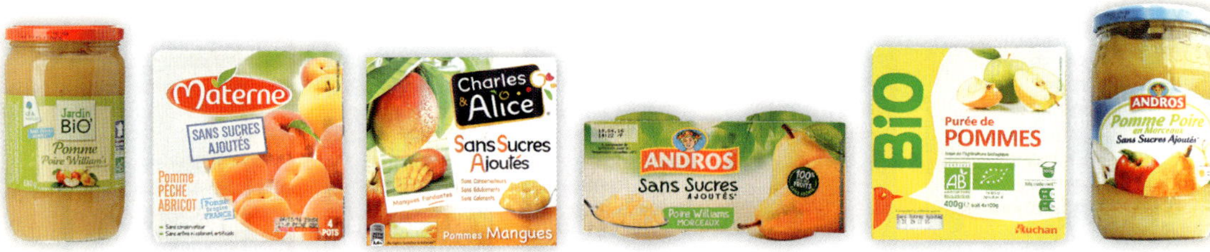


### Pomme Poire William's Jardin Bio'

- Teneur en fruits : 100 %
- Sucre ajouté : non
- Additifs* : 1

Une compote sans sucres ajoutés qui renferme 70 % de pommes et 30 % de purée de poires. C'est simple, c'est bio et c'est bon !

- Cal : 60
- Prot : 0.3 g
- Glu : 13.5 g
- Lip : 0.1 g

### Pomme-pêche-abricot Materne

- Teneur en fruits : 99.6 %
- Sucre ajouté : non

Additifs* : 2

La teneur en fruits est très intéressante (pomme 79.6 %, pêche 10 %, abricot 10 %). Un arôme naturel, de la vitamine C pour la conservation.

- Cal : 64
- Prot : 0.5 g
- Glu : 12.8 g
- Lip : 0.6 g

### Pomme mangue Charles & Alice

- Teneur en fruits : 99.8 %
- Sucre ajouté : non
- Additifs* : 2

Une compote avec autant de mangue que de pomme, des morceaux de fruits et pas de sucre ajouté. On en redemande !

- Cal : 71
- Prot : 0.5 g
- Glu : 15 g
- Lip : 0.6 g

### Poire Williams morceaux Andros

- Teneur en fruits : 95 %
- Sucre ajouté : non
- Additifs* : 1

Pas de compote mais uniquement des fruits en morceaux. Pas de sucre ajouté. Un très bon produit. Le 1er de ce genre au rayon frais. Une très bonne idée.

- Cal : 47
- Prot : 0.4 g
- Glu : 9.3 g
- Lip : 0.2 g

LE TOP

### Purée de pommes Auchan Bio

- Teneur en fruits : 99.9 %
- Sucre ajouté : non
- Additifs* : 1

De la purée de pommes bio avec juste de la vitamine C pour protéger les fruits de l'oxydation. Un bon produit d'enseigne de distribution.

- Cal : 55
- Prot : 0.3 g
- Glu : 11.5 g
- Lip : 0.6 g

### Pomme poire en morceaux Andros

- Teneur en fruits : 100 %
- Sucre ajouté : non
- Additifs* : 1

Un mélange de pomme et de poire laissées en morceaux, un peu de vitamine C et vous obtenez une compote comme à la maison !

- Cal : 47
- Prot : 0.3 g
- Glu : 10 g
- Lip : 0,2 g

### Dessert pomme nature Andros

- Teneur en fruits : 89 %
- Sucre ajouté : oui
- Additifs* : 1

Moins de fruits que dans les autres compotes donc forcément plus de sucre. Préférez les conserves sans sucre ajouté.

- Cal : 86
- Prot : 0.3 g
- Glu : 20 g
- Lip : 0.1 g

### Liégeois Pomme Abricot Andros

- Teneur en fruits : 68.3 %
- Sucre ajouté : oui
- Additifs* : 3

Un coulis de framboises surmonté d'une purée de fruits le tout recouvert d'une crème fouettée avec de l'amidon. Pas formidable.

- Cal : 128
- Prot : 0.8 g
- Glu : 17 g
- Lip : 6 g

### Pommes & caramel Charles & Alice

- Teneur en fruits : 87.5 %
- Sucre ajouté : oui
- Additifs* : 2

Des pommes en cubes c'est bien, mais nappées d'un caramel à base de sirop de glucose-fructose et de lait concentré sucré, c'est moins bien.

- Cal : 88
- Prot : 0.6 g
- Glu : 19.5 g
- Lip : 0.5 g

### Pomme châtaigne Andros

- Teneur en fruits : 57 %
- Sucre ajouté : oui
- Additifs* : 2

57 % de pommes et 40 % d'une crème de châtaignes sucrée. Résultat : une compote trop riche en sucre. À éviter.

- Cal : 132
- Prot : 0.5 g
- Glu : 31 g
- Lip : 0.3 g

LE FLOP

### Mousse de Fraises Charles & Alice

- Teneur en fruits : 67.7 %
- Sucre ajouté : oui
- Additifs* : 5

Une mousse à base de fruits et de crème. Or qui dit mousse dit gélatine, épaississants, stabilisants, émulsifiants, arôme... Beurk.

- Cal : 135
- Prot : 2.6 g
- Glu : 26 g
- Lip : 7.2 g

### Compote d'abricots Bonne Maman

- Teneur en fruits : 85 %
- Sucre ajouté : oui
- Additifs* : 0

L'une des compotes les plus sucrées de la sélection. (25 g/100 g). Consommez-la plutôt comme une confiture.

- Cal : 108
- Prot : 0.7 g
- Glu : 25 g
- Lip : 0.2 g

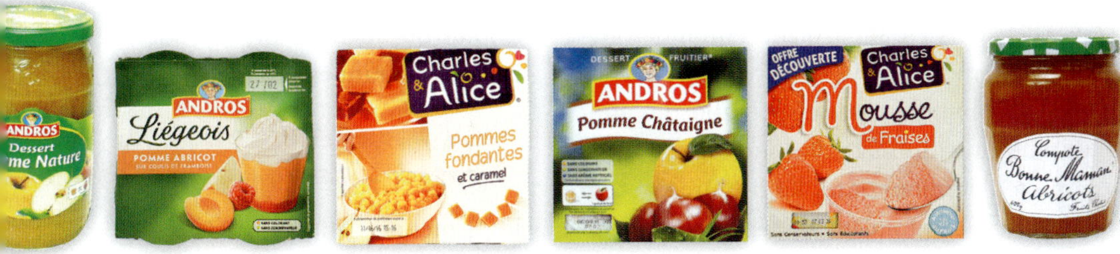


*Additifs + arômes

NON

# À quel sucre se vouer ?

**Tous les sucres ne se ressemblent pas. Sucre blanc, sucre roux, sucre intégral quelle différence ? Aspartame ou Stevia, quel édulcorant choisir ? Détails.**

## Le sucre blanc

Qu'il soit issu de la betterave sucrière ou de la canne à sucre, le sucre blanc est constitué à 99.7 % de saccharose, une molécule elle-même constituée de fructose et de glucose à parts égales. Si le sucre blanc a un index glycémique modéré (IG 68, lire page 201), il n'est absolument pas indispensable du point de vue nutritionnel ! Ce sucre très raffiné (on en a éliminé toutes les impuretés et on l'a blanchi) est totalement dépourvu de vitamines, de minéraux et d'oligo-éléments. Le sucre blanc n'apporte donc que des calories (3.87 calories par gramme) et rien d'autre. À long terme, une consommation élevée de sucre, surtout en dehors des repas, favorise non seulement la prise de poids et les caries mais également le diabète. Conventionnellement le saccharose sert de référence pour le pouvoir sucrant, on considère que son pouvoir sucrant est de 1.

## Le sucre roux ou cassonade

Il renferme entre 85 et 98 % de saccharose. Moins raffiné que le blanc, il fournit davantage de vitamines

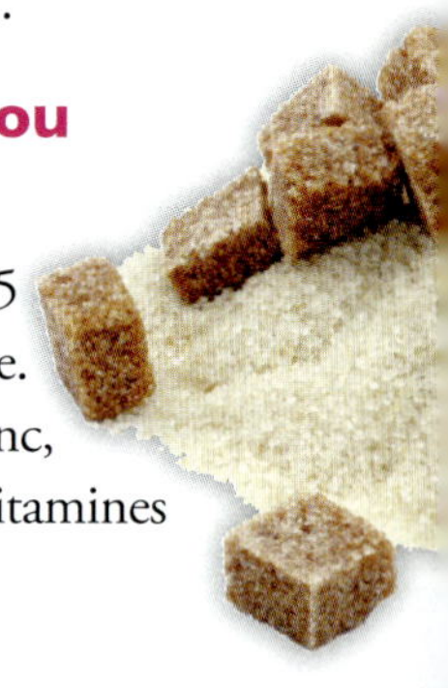

et de minéraux mais ramenées à des consommations quotidiennes, ces quantités sont négligeables pour l'organisme. Sucre roux et sucre blanc se différencient surtout par leurs saveurs. Ce sont en particulier des arômes de rhum, de vanille, ou de cannelle qui caractérisent le sucre roux de canne (cassonade), le sucre roux de betterave se caractérisant par une note de caramel. À noter qu'il existe également en supermarché du sucre « blond ». Il s'agit en fait d'un sucre blanc coloré avec du caramel.

## Le Rapadura® ou mascobado

C'est un sucre de canne complet issu du commerce équitable, encore appelé sucre de canne intégral (à noter qu'il n'existe pas de sucre complet de betterave, tout simplement parce que son goût serait désagréable). Il s'agit d'un jus de canne à sucre que l'on a simplement déshydraté. Il n'est pas raffiné ni cristallisé. Composé principalement de saccharose (95 %), il apporte 3.16 calories par gramme mais contient les minéraux, vitamines et acides aminés présents dans la canne à sucre. Il est moins sucrant que le sucre roux. On le trouve surtout en magasin diététique.

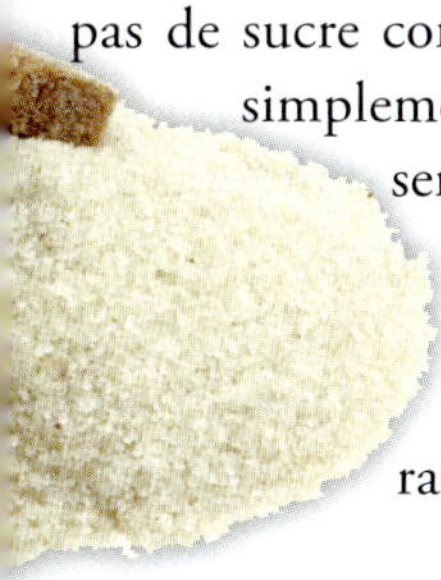

## Le miel

Il compte 3 calories par gramme. Il a un index glycémique moyen de 55. Il apporte des vitamines, minéraux, acides aminés et autres substances aromatiques dont on ne connaît pas encore toutes les vertus sur l'organisme. Le miel est constitué de différents sucres : fructose, glucose, galactose, maltose, saccharose... Plus il est riche en fructose et plus il est liquide (il peut donc être utilisé en pâtisseries). À l'inverse, plus il est riche en glucose et plus il a tendance à cristalliser (il peut donc être utilisé pour les boissons chaudes par exemple). Si vous voulez préparer une pâtisserie pour une occasion spéciale, sachez que 100 g de sucre peuvent être avantageusement remplacés par 65 g de miel (ceci en raison de son pouvoir sucrant qui est 1,3 fois plus élevé que celui du saccharose) soit une « économie » de 192 calories !

## Le fructose

Le fructose a un pouvoir sucrant 1,5 fois plus élevé que celui du saccharose pur, c'est-à-dire le sucre de table, et son index glycémique est beaucoup plus bas, de l'ordre de 15. Côté calorie c'est approximativement la même chose avec 3.68 calories par gramme. Le fructose bénéficie d'une meilleure réputation que le sucre blanc car on le trouve naturellement dans les fruits. Il constitue aujourd'hui un argument marketing pour les industriels afin de vendre confitures, biscuits diététiques ou compotes aux personnes qui cherchent dans les rayons de supermarché une « alternative santé » au sucre blanc. Il est aussi conseillé par les médecins aux patients diabétiques en lieu et place du sucre blanc parce qu'il ne stimule pas la sécrétion d'insuline. Malheureusement, le fructose présente quelques inconvénients. Il entraînerait une élévation du taux de graisses dans le sang. Selon le docteur Sharon Elliott (université de Californie, Davis), la consommation chronique de fructose ajouté conduit vraisemblablement au gain de poids, à l'obésité et au syndrome de résistance à l'insuline.

## Le sucralose

Pendant des années le leader des édulcorants a été l'aspartame. Il était omniprésent. On le trouvait dans tous les produits dits « allégés » (soda light, yaourt light, biscuit aux édulcorants, « sucrettes », chewing-gum…). Controversé sur le plan sanitaire, les industriels l'ont progressivement remplacé par **le sucralose** (E955) ou le Stevia (lire ci-contre). Le sucralose est un édulcorant de synthèse qui a l'avantage d'être plus stable à la chaleur que l'aspartame. On peut donc l'utiliser pour la pâtisserie. Il est commercialisé par Canderel en comprimés, poudre et

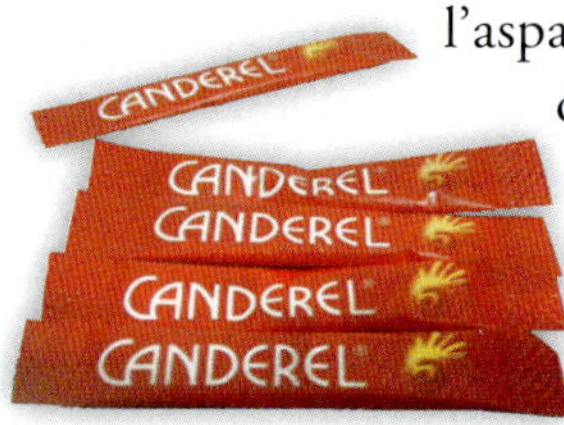

sticks. À noter qu'il n'y est pas pur mais mélangé à du lactose, du dextose ou de la malodexine, trois sucres indésirables. Attention : sur certains yaourts sucrés au sucralose, chez Taillefine par exemple, la liste des ingrédients comporte certes du sucralose mais également du sucre !

## Le nouvel édulcorant : le Stevia, 0 calories, 0 glucides

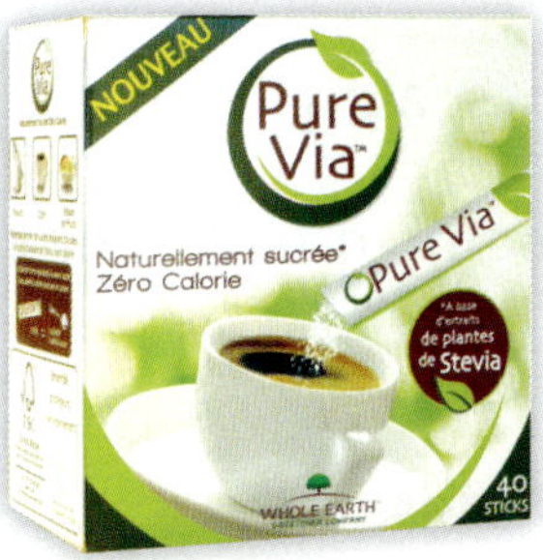


La *Stevia rebaudiana* est une plante originaire d'Amérique du sud dont la feuille renferme une substance ayant un pouvoir sucrant élevé (300 fois supérieur à celui du saccharose). Selon une étude américaine, la consommation de boissons sucrées au Stevia apporte un effet satiétogène identique à une boisson sucrée. En revanche, l'impact sur la glycémie et la sécrétion d'insuline après le repas est significativement moindre.

## En vogue : le sirop d'agave

Le sirop d'agave, qui ressemble à du miel, est extrait d'un cactus mexicain : l'agave bleue. Moins calorique que les autres sucres (3 calories par gramme), son IG est de 19. Mais il est constitué à 70 % de fructose et à 7 % de glucose (le reste étant de l'eau). Il a donc tous les inconvénients du fructose si on en consomme régulièrement.

### *Faites* LE BON CHOIX

**Le sucre appelle le sucre et même si le Stevia semble nutritionnellement correct, il faut savoir les utiliser avec parcimonie afin de ne pas entretenir (voire accroître) notre penchant naturel pour la saveur sucrée.**

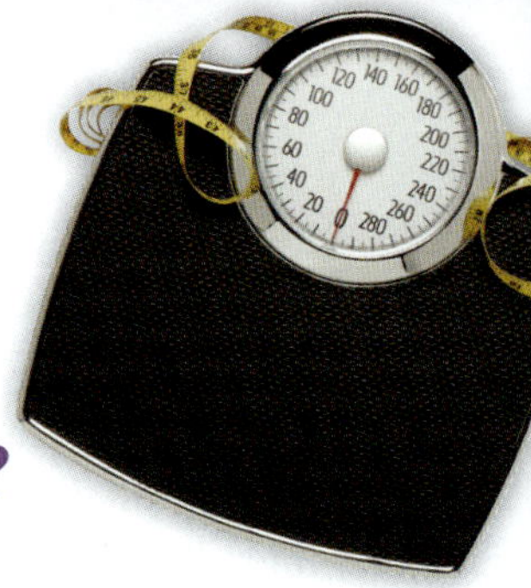

# *Il grossit… le rayon diététique*

Les produits du rayon diététique sont des aliments qui répondent à des besoins nutritionnels spécifiques. Ils s'adressent aux intolérants au gluten, au lactose, aux végétariens… mais aussi à tous ceux qui veulent perdre du poids.

●●● Vivis Fructose, Dukan, Gayelord Hauser, Gerlinéa, Gerblé, Allergo, Shär, Léa Nature. Voilà les grands noms du rayon. Sur les emballages, on nous parle de vitalité, de bien-être, d'énergie, de magnésium, de fructose, de vitamines, du soja et de ses vertus nutritionnelles, du germe de blé, du son d'avoine.

## La première des promesses : la minceur

Pour retrouver ou conserver la ligne, cap sur les protéines. Remis au goût du jour par le régime Dukan, **la diète hyperprotéinée** est à l'honneur dans le rayon : crèmes pour les repas, biscuits et barres pour les petits creux. Si l'intérêt des protéines dans un programme minceur est avéré, on ne peut s'empêcher de douter du bien-fondé de ces produits. Souvent allégés en matières grasses, pour répondre aux attentes « plaisir et de gourmandise » du consommateur, ils renferment un festival d'épaississants, de stabilisants, d'émulsifiants et de colorants. Ce ne sont plus des aliments, ce sont des produits chimiques !

## Le son qui monte

Le son d'avoine est l'ingrédient star du rayon diététique. Et c'est encore à la *success story* du Dr Dukan qu'on le doit car c'est l'aliment-clé de sa méthode.

Le **son d'avoine** est très riche en fibres et la moitié des ces fibres sont des fibres solubles c'est-à-dire qu'elles ont la propriété de former un gel dans l'estomac puis l'intestin grêle. Ce gel a pour effet de ralentir la vidange gastrique et de freiner l'absorption du glucose. En d'autres termes, le son d'avoine abaisse l'index glycémique de l'aliment auquel il est incorporé. Conscientes de l'aubaine, plusieurs marques proposent du son d'avoine en poudre, des biscuits, des préparations pour galette au son d'avoine...

Autre ingrédient riche en fibres solubles, le **konjac** dont on fait des **spaghettis**. Le konjac est un légume racine apparenté à la patate douce, constitué de 97 % d'eau et de fibres, les glucomannanes, qui peuvent absorber jusqu'à 100 fois leur poids en eau. Sans apporter de calories, le konjac limite la sensation de faim et la montée de la glycémie.

### *Faites* LE BON CHOIX

- Choisissez un complément protéiné (crème, barres…) qui apporte une quantité suffisante de protéines pour être efficace c'est-à-dire 18 à 20 g par portion.
- Évitez les produits qui utilisent des arômes de synthèse, des colorants artificiels et des conservateurs (les édulcorants sont incontournables).

mental, problèmes de peau, dépression, anxiété, anémie…). Ces symptômes disparaissent lorsqu'on arrête de manger des aliments à gluten et réapparaissent lorsqu'on les réintroduit.

## Par quoi remplacer le blé ?

Les aliments sans gluten sont confectionnés le plus souvent avec de la farine de riz ou de maïs en lieu et place du blé : spaghetti à la farine de maïs, galettes de riz soufflé, baguette de pain à base d'amidon de maïs, crackers de riz, madeleine, marbré… On trouve également de la fécule de pomme de terre ou de manioc, des amidons modifiés. Si ces produits sont une révolution pour tous les intolérants au gluten (de plus ils sont remboursés par la sécurité sociale), sont-ils pour autant nutritionnellement corrects ?

## Des produits souvent déséquilibrés

Au final, ce sont des aliments riches en glucides de mauvaise qualité, très pauvres en fibres, en minéraux, en vitamines et en protéines. Et souvent les procédés de fabrication en font de véritables bombes glycémiques ! Comme les galettes de maïs soufflé (qui ressemblent à du polystyrène !), les corn flakes ou les biscuits apéritifs extrudés (soumis à hautes pressions et hautes températures)… Tous ont un impact dramatique sur la glycémie. Manger un morceau de sucre aura le même effet ! Les produits sans gluten, y compris en bio, ont globalement un index glycémique et surtout une charge glycémique très élevés. Cela signifie qu'ils se digèrent rapidement et augmentent considérablement la sécrétion d'insuline et la glycémie (donc attention chez les diabétiques) ! D'autant plus que certains biscuits, gâteaux et céréales sont également très sucrés (sucre, sirop de sucre inverti, mélasse, glucose, sirop de riz, maltodextrine, dextrose…).

Les industriels ont aussi recours à toute une panoplie d'additifs et d'arômes artificiels (épaississants, conservateurs, émulsifiants, acidifiants, colorants) qui ne sont pas forcément présents dans les produits équivalents contenants du gluten. Simplement parce que sans gluten, il n'y a pas de panification possible, les pâtes (des pains, biscuits) ne lèvent pas.

- **Exemple avec le pain brioché Shär :**

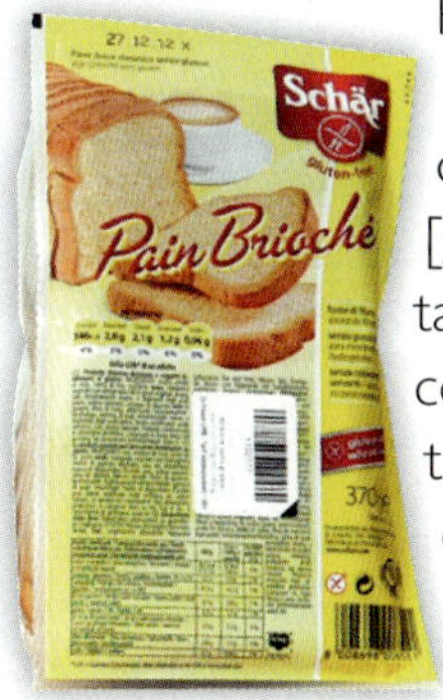


Eau, amidon de maïs, farine de riz, sucre, œufs, margarine végétale [graisses et huiles végétales (palme, palmiste, coco, colza en proportion variable), eau, sel, émulsifiant: mono- et diglycérides d'acides gras, arôme], sirop de glucose, lait en poudre, fibres de pomme, épaississants: hydroxypropylméthylcellulose, gomme de guar ; émulsifiant : mono-et diglycérides d'acides gras, levure, acidifiant : acide tartrique, sel, arôme naturel.

## Gare à la prise de poids

Si vous consommez épisodiquement ces aliments, il n'y a rien à craindre. Mais les études montrent que les personnes qui mangent chaque jour de tels produits ont plus de risque de grossir et de voir leur état de santé se dégrader. Un comble, quand on essaie de faire du bien à son corps ! La seule chose que vous pourriez réussir à faire maigrir après un tel régime, c'est votre porte-monnaie. Car ils coûtent beaucoup plus cher que leurs homologues traditionnels. Corn flakes : 33 % plus cher que les classiques (d'autant que ces céréales à base de maïs ou de riz sont naturellement sans

### *La caution Afdiag : un gage de qualité ?*

Ces aliments portent parfois le logo de l'Association française des intolérants au gluten ; cela signifie que leur teneur en gluten est inférieure à 20 mg/kg mais ce n'est absolument pas un gage de qualité nutritionnelle. Ils n'ont absolument rien à faire dans une alimentation équilibrée, même lorsque l'on est céliaque.

AFDIAG

gluten !), pâtes : 2 fois et demi plus cher ; madeleines : 4 fois plus cher que les classiques ! Pour sa santé et pour se régaler, un intolérant au gluten ne peut pas faire l'économie de cuisiner !

## Comment bien manger sans gluten ?

L'objectif c'est de ne pas tomber dans le piège « Je remplace mon pain, mes biscuits et mes pâtes par des versions sans gluten » mais plutôt d'apprendre à manger d'autres aliments naturellement sans gluten et non transformés : riz basmati, semi-complet, sarrasin (farine ou grains), quinoa, millet, amarante, maïs en grains. Mais aussi farines de châtaignes, de pois chiche, tubercules (patate douce, taro, topinambour, panais…). Les légumineuses (lentilles, haricots secs…) ont un IG bas et sont naturellement riches en fibres et nutriments.

Si vous souhaitez manger des gâteaux ou du pain, il faut les confectionner vous-même à partir de ces ingrédients. Et pour le goûter : 1 fruit, 1 mélange d'oléagineux (amandes, noisettes, noix) et du chocolat noir seront toujours mieux que des produits hautement transformés sans gluten !

| J'UTILISE D'HABITUDE… | JE REMPLACE PAR… |
|---|---|
| ALIMENTS À IG ÉLEVÉ | ALTERNATIVE À IG BAS |
| Pain sans gluten du supermarché | Pain à base de farine de légumineuses, aux graines |
| Céréales du petit déjeuner à base de maïs ou de riz soufflé ou extrudé | Céréales sans gluten avec du son de riz et du psyllium, des fruits |
| Gâteaux apéritifs ou crackers à base de riz et maïs | Mélanges de noix et graines nature, pois chiches grillés, crudités trempées dans du houmous |
| Gâteaux sans gluten | À réaliser avec des fruits frais et séchés, des noix, des graines, du psyllium ou du son de riz, des farines de légumineuses |
| Pâtes sans gluten à base de maïs | Pâtes soba (sarrasin), nouilles cellophane (à base de haricot mungo) |

## Les steaks végétaux se développent

Selon FranceAgriMer, la consommation de viande ne cesse de baisser depuis 20 ans. Pointée du doigt pour ses effets sur la santé (cancer), elle est considérée comme une aberration écologique (élevage intensif). Même si les végétariens sont très minoritaires, 32 % des Européens déclarent vouloir manger moins de viande. Les marques comme Céréal, Bjorg, Sojasun mais aussi Carrefour avec la marque Veggie, surfent sur cette défiance en proposant aujourd'hui des produits de substitution à base de soja ou de protéines végétales : steak, nuggets, émincés, cordons bleus…

### Comment sont fabriqués les steaks de soja ?

Les marques Céréal Bio (en grandes surfaces) ou Soy (en magasins bio) utilisent du tofu comme matière première, c'est-à-dire du jus de soja caillé (non fermenté) à l'aide de nigari (du chlorure de magnésium extrait du sel de mer), pressé puis égoutté. Sojasun, Bjorg et Céréal utilisent, eux, des sous-produits du soja (farine, protéines, concentrés de protéines, fibres). Ensuite sont ajoutés des légumes, des flocons de céréales, un peu d'huile, des épices et/ou des aromates.

### Steak de soja = steak de bœuf ?

La teneur en protéines des steaks de soja oscille entre 7 et 17 g/100 g selon les recettes alors que celle d'un steak haché de bœuf tourne toujours autour de 15 g/100 g. Les protéines de soja sont d'aussi bonne qualité que les protéines animales (tous les acides aminés sont représentés, pas de risque de déficit). Attention toutefois : ne pas confondre les steaks de soja avec les galettes (ou palets) de céréales/légumineuses, bien moins pourvues en protéines (entre 3 et 6 g/100 g). Côté graisses, le steak de soja contient environ 6 g de lipides, donc quasiment autant qu'un steak à 5 % de MG. Côté fer : le soja peut en contenir jusqu'à 10 fois plus que le bœuf mais sous une forme peu disponible. L'un dans l'autre, steaks végétal et animal sont donc équivalents pour le fer.

# OUI

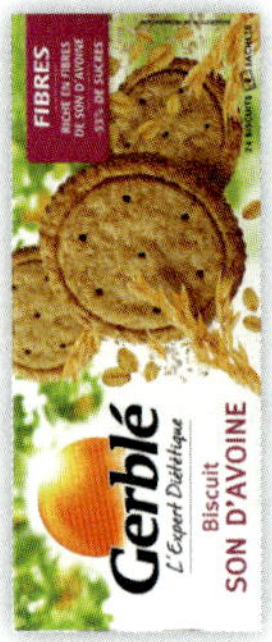


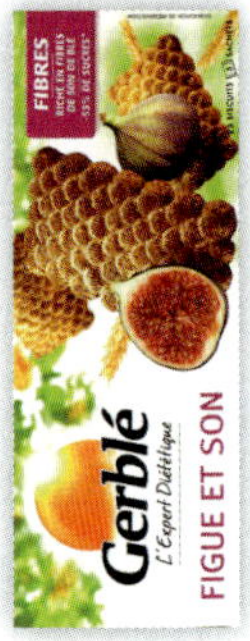


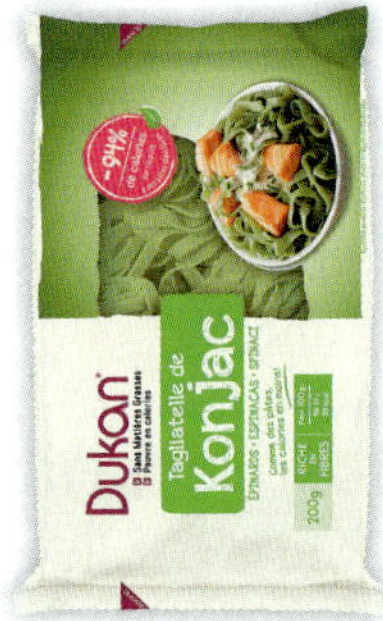


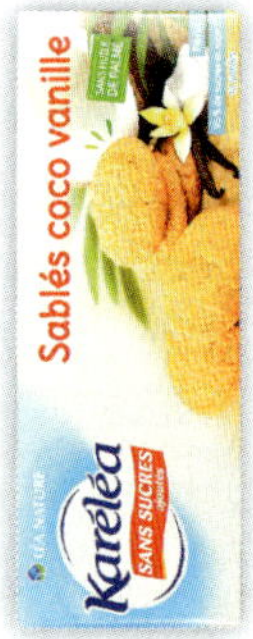


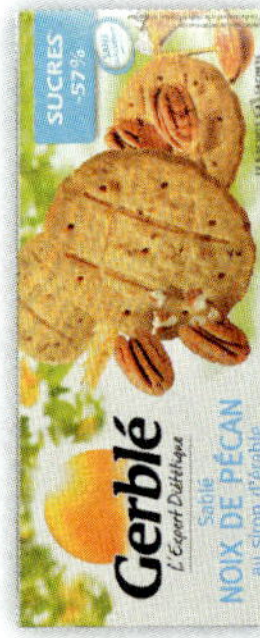


### Biscuit au son d'avoine Gerblé

- Sucres : 16 g
- Fibres : 10 g

Un biscuit sec à base de farine de blé et de son d'avoine (35 %) riche en fibres solubles donc un IG bas. Peu de sucre ajouté. Un biscuit sain qui convient aux diabétiques.

- Cal : 444
- Prot : 13 g
- Glu : 57 g
- Lip : 16 g

LE TOP

### Biscuits figue et son Gerblé

- Sucres : 16 g
- Fibres : 15 g

De la farine intégrale de blé (24.5 %), du son de blé (23.5 %) et de la pâte de figue. Ces biscuits sont intéressants pour leur richesse en fibres et leur faible teneur en sucres.

- Cal : 444
- Prot : 10 g
- Glu : 53 g
- Lip : 18 g

### Tagliatelles de konjac aux épinards Dukan

- Sucres : 0 g
- Fibres : 4.7 g

Le konjac est un tubercule cultivé en Asie. Très pauvre en glucides, il est très riche en fibres solubles. Il convient aux diabétiques, aux régimes IG, Atkins, cétogène. On aime.

- Cal : 23
- Prot : < 0.5 g
- Glu : 2.9 g
- Lip : 0 g

### Sablés coco sans sucres Karéléa

- Sucres : 1 g
- Fibres : 4 g

Un biscuit sans sucres mais avec des édulcorants. De la farine de blé, de l'huile de colza, un peu de beurre et 10 % de noix de coco. Pas de phosphates. C'est pas mal.

- Cal : 466
- Prot : 6 g
- Glu : 61 g
- Lip : 25 g

### Sablé Noix de Pécan Gerblé

- Sucres : 14 g
- Fibres : 7.7 g

Un biscuit sec bien formulé : farines de blé raffinée et intégrale, huile de colza, noix de pécan (5 %). Peu de sucre ajouté. Un IG bas. Bon produit. Sans phosphates c'était mieux.

- Cal : 446
- Prot : 5.9 g
- Glu : 68 g
- Lip : 15 g

### Vivis Fructose

- IG : 19

Un sucre à index glycémique bas ça a l'air bien en apparence. Malheureusement, la consommation chronique de fructose favorise la prise de poids et la résistance à l'insuline.

- Cal : 400
- Prot : 0 g
- Glu : 100 g
- Lip : 0 g

### Galette riz choco Gerblé sans sucres ajoutés

- Sucres : 2.9 g
- Fibres : 4.5 g

Une galette de riz soufflé au chocolat noir avec édulcorant. Peu de sucre certes mais du riz soufflé qui fait grimper l'IG. Vraiment pas idéal quand on est diabétique.

- Cal : 474
- Prot : 6.8 g
- Glu : 60 g
- Lip : 25 g

### Crème saveur caramel vanille Gerlinéa

- Sucres : 18 g/coupelle
- Protéines : 13 g/coupelle

Une coupelle censée remplacer un repas. Du lait, du sucre mais aussi protéines de lait, huile, amidon modifié, maltodextrine. Miam !

- Cal : 102
- Prot : 6.4 g
- Glu : 12 g
- Lip : 3.2 g

LE FLOP

### Barres chocolat Noir Intense Gerlinéa

- Protéines : 15 g/barre
- Sucres : 16 g/barre

Un repas minceur complet. Vous le croyez ? Du chocolat noir, des protéines de lait, du sucre... Heureusement il y a des vitamines et minéraux sinon ça valait zéro !

- Cal : 363
- Prot : 24 g
- Glu : 37 g
- Lip : 12 g

### Soupe au choux Gayelord Hauser

- Sucres : 4.5 g
- Protéines : 9.8 g

Une soupe à reconstituer, hyperprotéinée sans graisses pour maigrir soi-disant : 38 % de choux, 10 % de protéines de lait et de blé. Des arômes pour avaler le tout. Chimique.

- Cal : 75
- Prot : 9.8 g
- Glu : 5.3 g
- Lip : 0.3 g

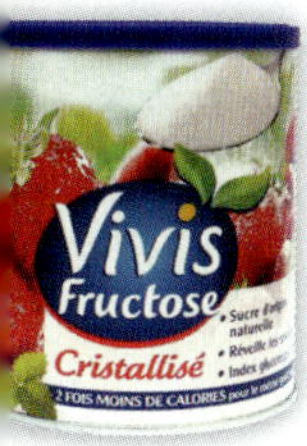


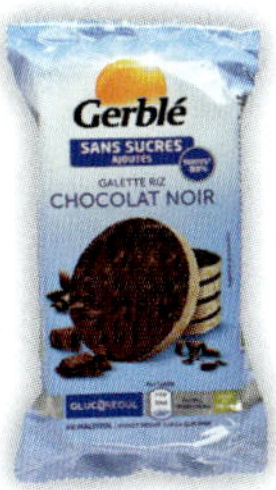


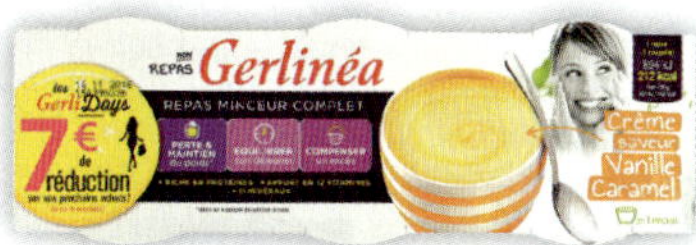


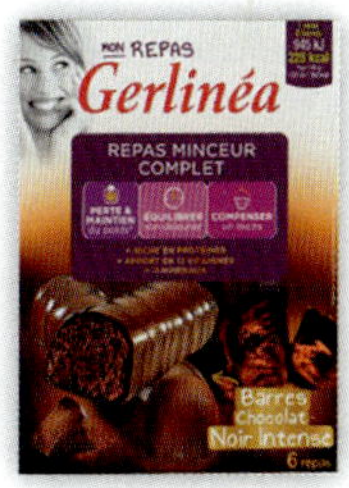


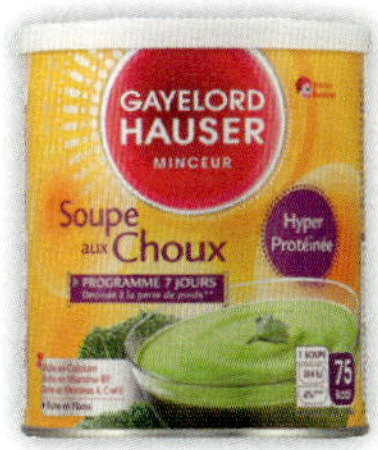


NON

# Produits sans gluten

## OUI

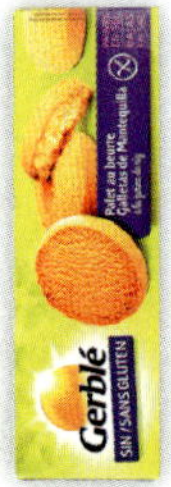


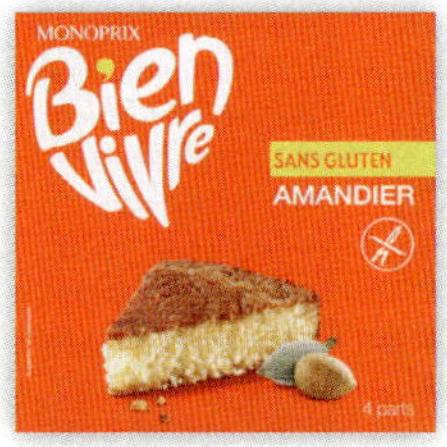


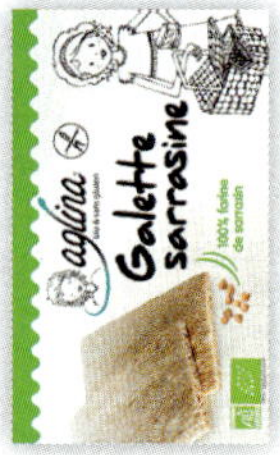


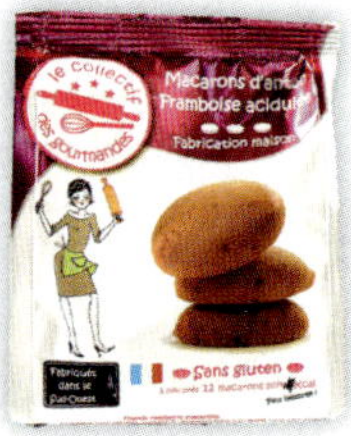


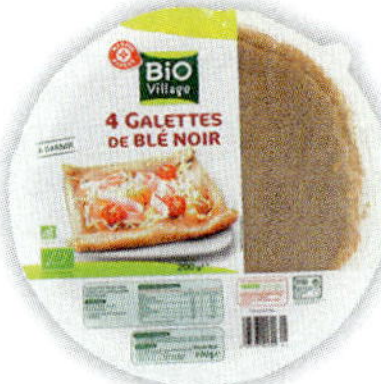


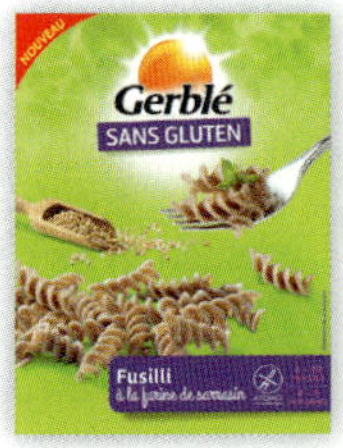


### Palet au beurre sans gluten Gerblé

- Sucres : 24 g
- Fibres : 2 g

25 % de beurre et des œufs qui abaissent l'IG de ce biscuit à base de farine de riz. Peu d'additifs. Sans conteste, le meilleur biscuit « sans gluten » en supermarché.

- Cal : 436
- Prot : 4.6 g
- Glu : 51 g
- Lip : 24 g

### Amandier Bien Vivre Monoprix

- Sucres : 31 g
- Fibres : 4.1 g

Un gâteau à base d'amandes, de sucre, d'œufs et de beurre. Une recette extra simple avec des ingrédients de qualité. Un index glycémique sans doute bas. Un très bon produit.

- Cal : 464
- Prot : 11 g
- Glu : 40 g
- Lip : 28 g

LE TOP

### Galette sarrasine aglina

- Sucres : 1 g
- Fibres : 2 g

Une biscotte craquante uniquement à base de sarrasin (96.8 %) — les concurrentes contiennent parfois aussi de la farine de riz. L'IG est élevé mais à la rigueur, de temps en temps.

- Cal : 370
- Prot : 8.8 g
- Glu : 79 g
- Lip : 1.6 g

### Macarons Le collectif des gourmandes

- Sucres : 48.9 g
- Fibres : NC

Des macarons sans gluten riches en amandes (45 %) avec du sucre, des blancs d'œufs et de la framboise (2 %). Un produit qui reste très sucré donc à consommer avec modération.

- Cal : 489
- Prot : 14.7 g
- Glu : 49.9 g
- Lip : 25.7 g

### Galettes de blé noir Bio Village

- Sucres : 0.5 g
- Fibres : 2.1 g

Des galettes de blé noir c'est-à-dire de sarrasin donc sans gluten (blé noir, eau, sel). Parmi les galettes vendues en grande surface, ce sont les plus riches en blé noir (54 %).

- Cal : 174
- Prot : 6 g
- Glu : 34 g
- Lip : 1.1 g

### Fusilli au sarrasin Gerblé

- Sucres : 0.7 g
- Fibres : 4.7 g

Des pâtes 100 % sarrasin. Pas de farine de riz ni de farine de maïs donc un IG modéré et plus de fibres que dans les autres pâtes. Un bon produit.

- Cal : 356
- Prot : 11 g
- Glu : 70 g
- Lip : 2.5 g

### Cereal Bisco Schär

- Sucres : 2.9 g
- Fibres : 5.5 g

Un biscuit sans gluten qui s'avère être un aggloméré de farine de maïs, fécule, amidon de riz et sucre. Résultat : des ingrédients très transformés et des calories vides.

- Cal : 467
- Prot : 5.3 g
- Glu : 69.5 g
- Lip : 17.7 g

### Penne Schär

- Sucres : 4.4 g
- Fibres : 2 g

Des penne à base de farines de maïs, de millet, de riz et... du sirop de sucre de canne !!
Le maïs donne généralement un IG élevé. Il y a mieux en page de gauche.

- Cal : 363
- Prot : 8.3 g
- Glu : 78 g
- Lip : 1.5 g

### Pain campagnard sans gluten Gerblé

- Sucres : 6.8 g
- Fibres : 7.6 g

Une recette très éloignée de la recette traditionnelle. Pas moins de 20 ingrédients et pas des plus nobles : amidon de blé, de riz, margarine, dextrose, sirop de glucose. Miam !

- Cal : 256
- Prot : 2.3 g
- Glu : 48 g
- Lip : 4.4 g

### Madeleines amande Viadélice

- Sucres : 28 g
- Fibres : 1.1 g

De l'huile en 1er ingrédient, de la crème et du sirop de riz, de la fécule, des épaississants, émulsifiants, du sirop de glucose... C'est plus de la cuisine, c'est de la chimie !

- Cal : 503
- Prot : 5.8 g
- Glu : 55 g
- Lip : 29 g

LE FLOP

### Pain aux céréales sans gluten Genius

- Sucres : 3.7 g
- Fibres : 12.3 g

9 % de graines certes mais 4 type d'amidons, un humectant, un stabilisant, du sirop de sucre, du blanc d'œuf déshydraté et un conservateur. Genius oui mais pas génial !

- Cal : 87.4
- Prot : 5.7 g
- Glu : 10.6 g
- Lip : 2.2 g

### Biscuits Eclats de Caramel Allergo

- Sucres : 21 g
- Fibres : NC

Sans gluten ni lait, un biscuit confectionné avec de la fécule, du sucre et de l'huile de palme plus de l'amidon et de la maltodextrine. Beaucoup d'ingrédients bas de gamme. Pas top.

- Cal : 485
- Prot : 1.4 g
- Glu : 77 g
- Lip : 19 g

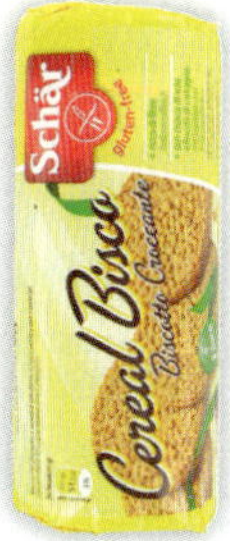

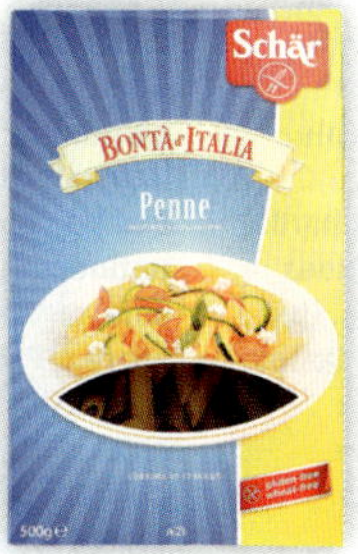

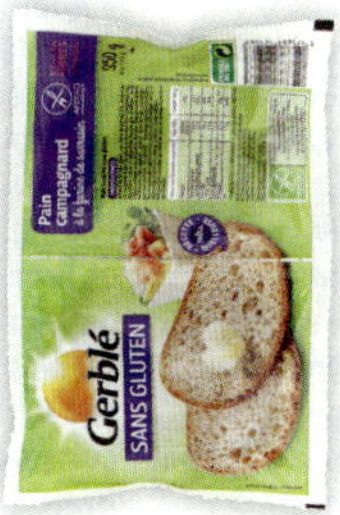

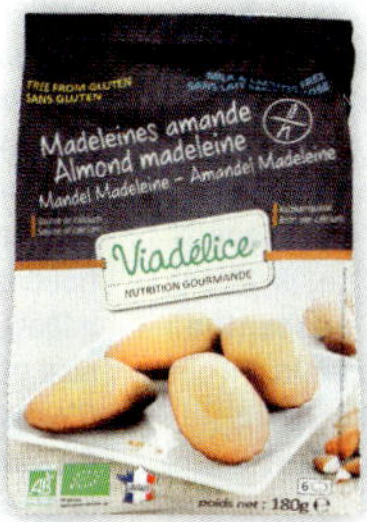

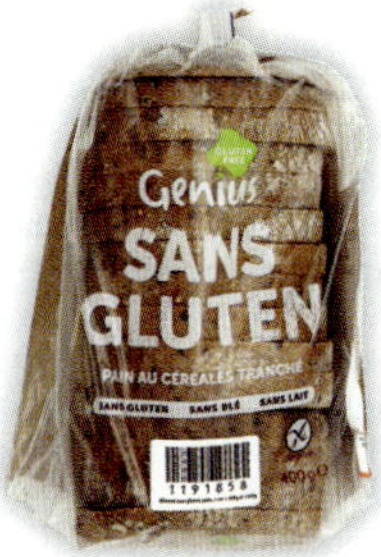

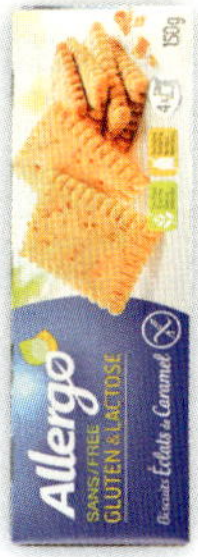


NON

# Laits végétaux

## OUI

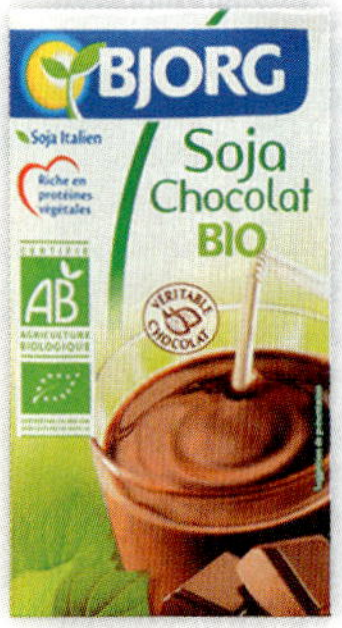


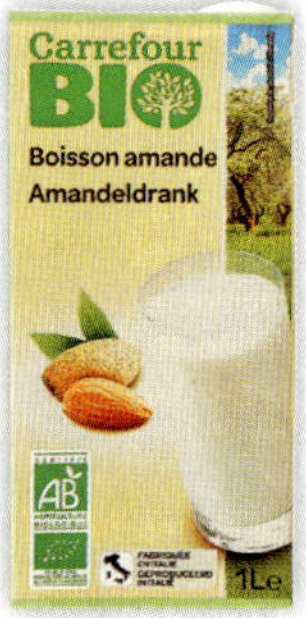


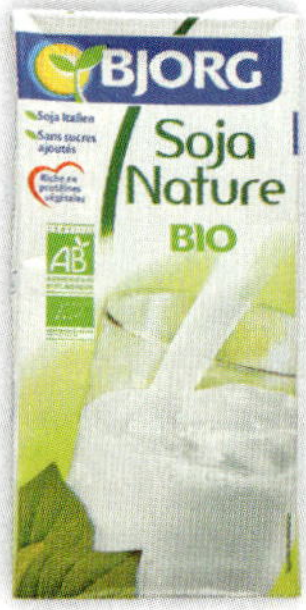


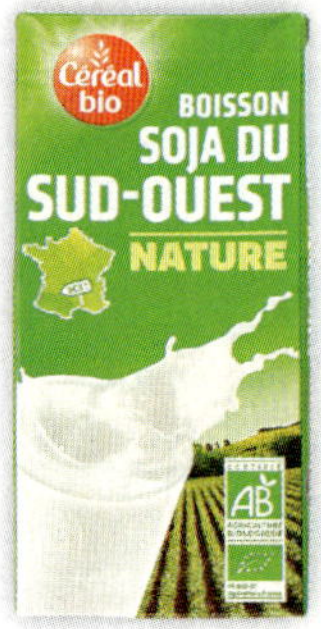


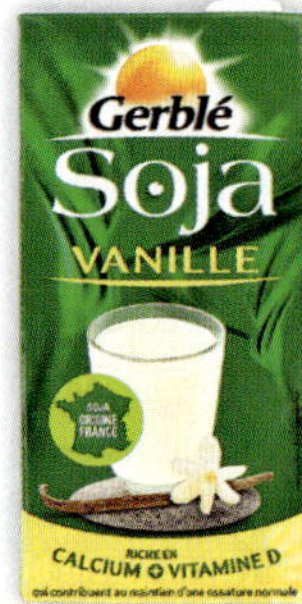


### Soja Chocolat Bio Bjorg

- Soja : 8 %
- Additifs* : 3
- Sucres : 8 g

8 % de soja dans le tonyu et des ingrédients de bonne qualité : sucre de canne, cacao maigre et pâte de cacao. Un bon produit mais évidemment assez sucré.

- Cal : 74
- Prot : 3.8 g
- Glu : 8.5 g
- Lip : 2.5 g

### Boisson amande Carrefour Bio

- Amandes : 7.5 %
- Additifs* : 0
- Sucres : 5.2 g

De l'eau, des amandes, du sucre. La teneur en amandes est relativement élevée. Le tout est issu de l'agriculture biologique et sans additifs. On prend !

- Cal : 65
- Prot : 3.2 g
- Glu : 6.3 g
- Lip : 3.6 g

### Soja nature Bio Bjorg

- Soja : 8.8 %
- Additifs* : 0
- Sucres : 1 g

Une très bonne teneur en soja et aucun additif. De l'eau, des fèves de soja bio et rien de plus ! Un produit de qualité. Une valeur sûre.

- Cal : 43
- Prot : 3.8 g
- Glu : 1 g
- Lip : 2.5 g

LE TOP

### Boisson Soja du Sud-Ouest Céréal Bio

- Soja : 8.2 %
- Additifs* : 0
- Sucres : 0.7 g

De l'eau et du soja en bonne quantité. Rien à dire. C'est simple et c'est bon ! En règle générale, préférez les jus de soja non enrichis en calcium (moins sucrés).

- Cal : 49
- Prot : 3.8 g
- Glu : 1.3 g
- Lip : 2.1 g

### Jus de soja Vanille riche en calcium Gerblé

- Soja : 7.8 %
- Additifs* : 3
- Sucres : 1.8 g

Une boisson peu sucrée avec une bonne teneur en soja et un arôme naturel de vanille. Enrichie en calcium, elle apporte aussi de la vitamine D mais c'est anecdotique.

- Cal : 45
- Prot : 3.7 g
- Glu : 3.7 g
- Lip : 1.9 g

LE FLOP

### Lait d'amande calcium Bio Bjorg

- Amande : 2.8 %
- Additifs* : 0
- Sucres : 3.8 g

Une boisson avec plus de sucres que d'amandes ! Et un soupçon d'amidon de riz en prime. Il y a mieux en page de gauche.

- Cal : 45
- Prot : 0.6 g
- Glu : 5.8 g
- Lip : 2.1 g

### Lait d'amande original Alpro

- Amande : 2 %
- Additifs *: 4
- Sucres : 3 g

Du sucre en 2e ingrédient, avant les amandes (2 % seulement). Des stabilisants, des émulsifiants et des phosphates. On s'en passerait et d'ailleurs on s'en passera. On laisse.

- Cal : 24
- Prot : 0.5 g
- Glu : 3 g
- Lip : 1.1 g

### Boisson de soja et calcium Sojasun

- Soja : 6.7 %
- Additifs* : 3
- Sucres : 2.3 g

Un peu moins de soja que chez les concurrents, un peu plus de sucre mais surtout beaucoup plus de phosphates (comme dans tous les produits Sojasun).

- Cal : 43
- Prot : 3.6 g
- Glu : 2.3 g
- Lip : 2 g

### Boisson au riz nature auchan Bio

- Riz : 13 %
- Additifs* : 0
- Sucres : 4.7 g

Une recette des plus simples : de l'eau, du riz, de l'huile de tournesol et du sel. Cependant un IG élevé (79), comme toutes les boissons à base de riz.

- Cal : 53
- Prot : 0.2 g
- Glu : 10.6 g
- Lip : 1 g

### Boisson avoine Bio Village

- Avoine : 11 %
- Additifs* : 0
- Sucres : 5 g

Une teneur en avoine intéressante mais un index glycémique un peu élevé (69) comme tous les laits d'avoine donc attention.

- Cal : 43
- Prot : 0.5 g
- Glu : 7.2 g
- Lip : 1.2 g

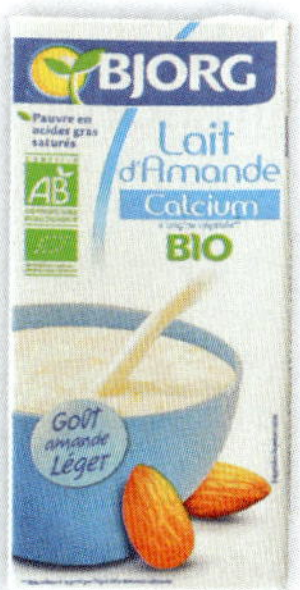


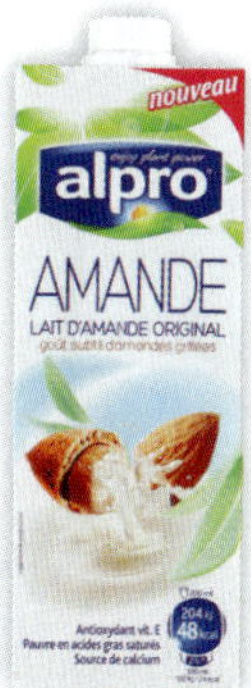


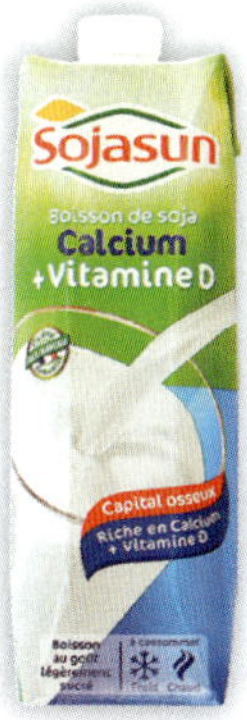


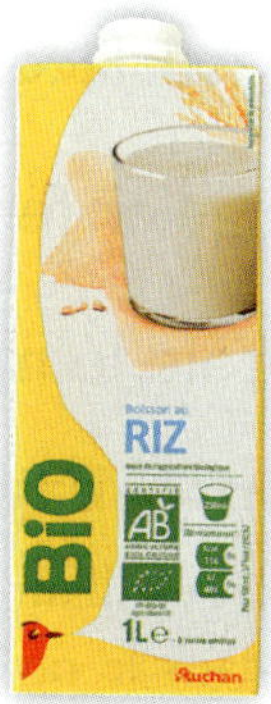


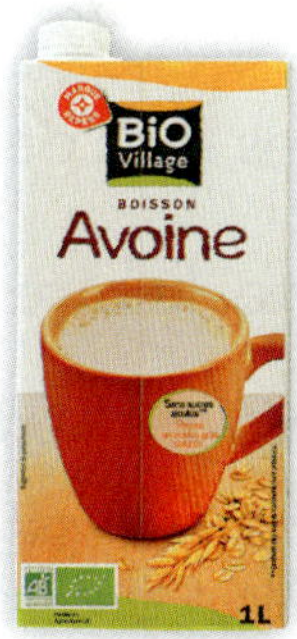


NON

*Additifs + arômes

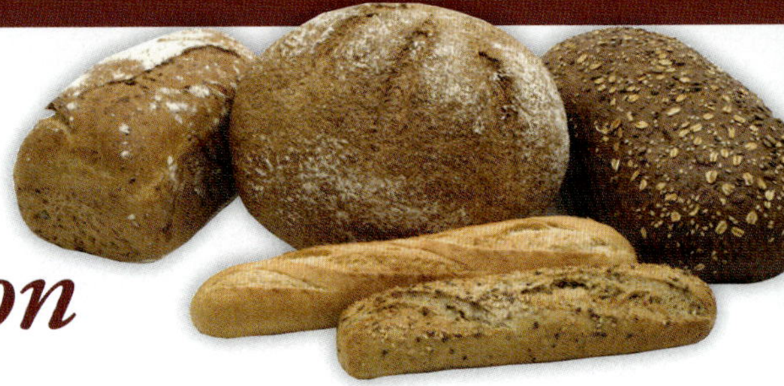

# *À votre bon pain !*

N'est pas boulanger qui veut ! Pour avoir l'appellation boulangerie, il faut que le pétrissage, la fermentation, la mise en forme du pain et la cuisson se fassent sur le lieu de vente. Seuls les hypermarchés ont un vrai rayon boulangerie. Les moyennes surfaces, elles, se font livrer des pâtons surgelés qu'elles font décongeler, fermenter et cuire. Pour le pain comme pour le reste, le pire côtoie le meilleur.

## La reine du rayon : la baguette

Longue, fine, dorée et croustillante, la baguette tient la vedette dans le rayon boulangerie de votre supermarché (comme dans les boulangeries artisanales). Avant de se généraliser, la baguette a d'abord été un « pain de fantaisie » (autrefois, le pain courant était un gros pain de campagne qui se conservait plusieurs jours d'affilée). La baguette a été inventée pour les citadins qui avaient une boulangerie à côté de chez eux et pouvaient aller chercher du pain frais tous les jours. Avec sa mie aérée et son faible diamètre, elle se conserve moins longtemps qu'un gros pain et doit être consommée dans la journée.

## La recette du pain

Pour fabriquer du pain c'est très simple, il faut de la farine de blé, de l'eau potable, un peu de sel et un agent de fermentation. Du point de vue nutritionnel, la qualité du pain dépend donc essentiellement du **type de farine** utilisée et de l'agent levant (**levure** ou **levain**).

Les différentes variétés de pain du commerce sont obtenues à partir de farines plus ou moins raffinées (lire encadré ci-contre). Généralement :

- **Baguette :** farine T55
- **Pain de campagne :** farine T65
- **Pain bis :** farine T80 ou T110
- **Pain complet :** farine T150

### *Différents types de farine*

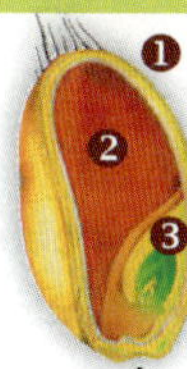


La farine est le produit de la mouture du grain de blé. Ce dernier est composé d'une écorce❶ (riche en fibres, protéines et vitamines B) qui enveloppe une amande❷ (riche en amidon) au cœur de laquelle se trouve le germe❸ (riche en graisses et vitamines). Lors de la fabrication de la farine, on ôte l'écorce et le germe, ce qui donne le son et on réduit l'amande en poudre. L'écorce peut être éliminée totalement (farine blanche), partiellement (farine bise) ou conservée et broyée en même temps que l'amande (farine complète). Les farines sont classées selon leur teneur en minéraux. Celle qui entre dans la composition de la baguette courante est une farine de type 55 (T55), cela signifie qu'elle renferme 0,55 g de minéraux/100 g. C'est la farine la plus raffinée en boulangerie, la plus pauvre d'un point de vue nutritionnel !

*Ce qui fait lever la pâte*

La **levure** est un champignon (*Saccharomyces cerevisiae*) cultivé à l'échelon industriel. Elle permet d'obtenir très rapidement un pain très volumineux. Le **levain** est une pâte composée de farine de blé ou de seigle et d'eau que l'on laisse fermenter à température ambiante c'est-à-dire que des bactéries s'y développent naturellement. On prélève une partie de ce levain pour ensemencer la pâte à pain. Plus un levain est ancien, plus il est performant dans la montée du pain. La fermentation au levain est plus lente que la fermentation à la levure mais elle donne plus de parfums au pain et améliore sa conservation : il rassit moins vite. La fabrication du pain au levain est plus contraignante. Elle demande beaucoup d'attention, de temps et de soins, ce qui explique que le pain au levain est souvent plus cher que le pain à la levure.

Le blé le plus couramment utilisé est le blé tendre ou froment. À noter qu'il existe d'autres variétés de blé panifiables : l'épeautre et le kamut, un blé tombé en désuétude et remis récemment sur le marché grâce à des agriculteurs biologiques américains. Mais ces variétés sont surtout utilisées dans les réseaux de magasins biologiques, elles sont rares en supermarché.

S'il est impossible de faire du pain sans blé (il faut absolument du gluten pour que la pâte lève), il est possible de lui additionner d'autres céréales comme le seigle, l'orge, l'avoine.

## Les différentes appellations commerciales

### Le pain de tradition française

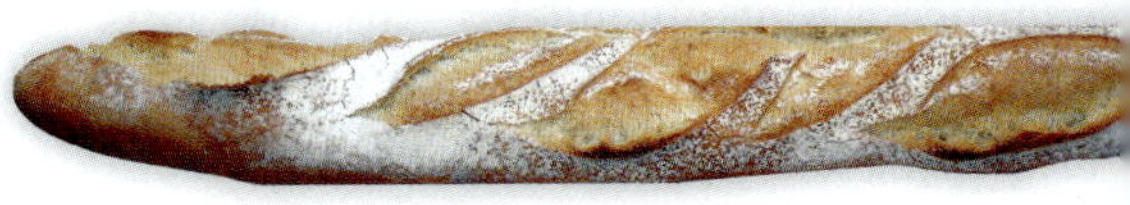

Pain sans additifs et n'ayant subi aucun traitement de surgélation au cours de son élaboration.

### Le pain au levain

Pain fabriqué à partir de levain seul ou de levain dopé d'un peu de levure.

À noter qu'on emploie du levain désactivé pour parfumer des pains ensemencés à la levure industrielle. Les pains ainsi fermentés n'ont pas droit à l'appellation « pain au levain ».

### Le pain de campagne

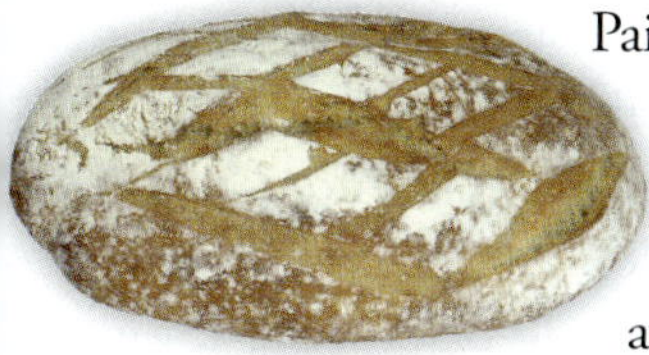

Pain fabriqué à partir d'une farine de blé mélangée ou non avec une farine de seigle selon un procédé qui développe une saveur acidulée et prolonge sa fraîcheur.

Les appellations « pain villageois », « pain rustique », « pain paysan », « pain fermier » sont équivalentes.

### Le pain bis

Pain préparé à l'aide d'une farine de blé de type 80 ou 110 dite « bise » ou d'un mélange de farines équivalant à un de ces types.

### Le pain complet

Pain préparé à l'aide d'une farine de blé dite « complète » ou « intégrale » (T150). Cette farine est obtenue soit par la mouture complète du grain de blé, soit il s'agit de farines raffinées auxquelles on ajoute l'intégralité des produits de la mouture.

### Le pain de seigle

La farine doit contenir au moins 65 % de farine de seigle, complétés par de la farine de blé.

### Le pain au seigle

La farine doit contenir au moins 10 % de farine de seigle, complétés par de la farine de blé.

### Le pain de son

Il se compose de farine de blé additionnée de son (l'enveloppe du grain de blé).

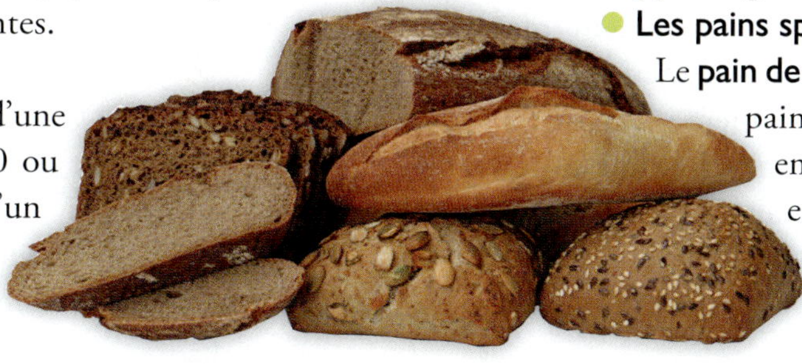

### Les pains spéciaux

Le **pain de mie** est un pain enrichi en sucre et en matières grasses et cuit dans un moule. Le **pain viennois** est un pain de mie avec en plus du lait et des extraits de malt. Le **pain brioché** est un pain de mie avec des œufs. Le **pain aux céréales** est un pain qui se compose de farine de blé à laquelle sont ajoutées des céréales (seigle, maïs, orge, millet, avoine…) et/ou des graines (lin, pavot, tournesol…).

## Pour votre santé baguette ou pain complet ?

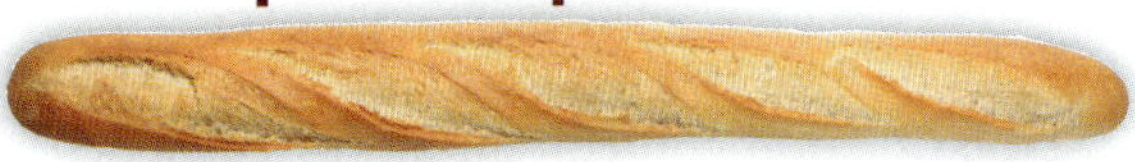

La baguette blanche est fabriquée à partir d'une farine de type T55. Nous venons de le voir, cette farine a perdu une grande partie des fibres, des protéines, des vitamines et minéraux du grain de blé. Elle renferme essentiellement de l'amidon et un amidon hautement digestible. La baguette (au même titre que les pommes de terre cuites) produit une augmentation du taux de sucre dans le sang similaire à celle du glucose. Elle a un index glycémique élevé. Difficile dans ce cas de parler d'aliment santé. Malheureusement, 80 % des pains en supermarché sont de ce type.

La consommation régulière et importante de ces pains est associée à un risque accru de **diabète de type 2**. Les personnes en surpoids et les diabétiques devraient les éviter. Et même si vous ne souffrez pas de diabète de type 2, les pains ainsi confectionnés favorisent la **prise de poids** ! Plusieurs études en attestent, dont une dans laquelle les volontaires qui suivaient un régime « baguette de pain blanc », ont vu leur tour de taille augmenter en moyenne d'un centimètre, soit 3 fois plus que ceux qui mangeaient des céréales complètes.

Le **pain complet** a une meilleure qualité nutritionnelle. Il apporte plus de fibres, de vitamines et dans certains cas de minéraux que les pains à base de farine raffinée. Par rapport aux pains blancs, leur consommation régulière est associée

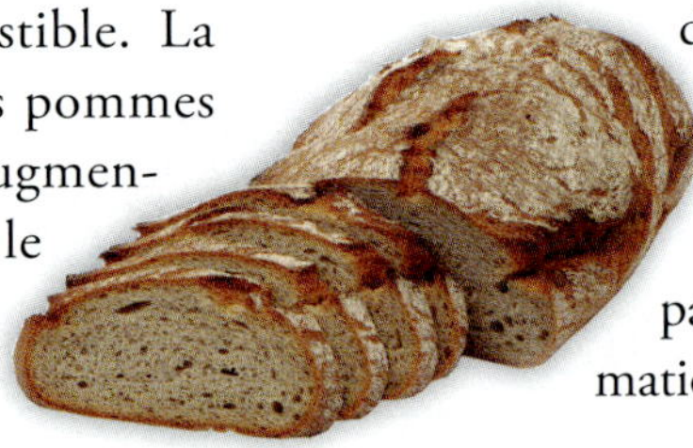

à un risque plus faible de constipation, de troubles intestinaux, d'infarctus et de cancers de l'estomac, du côlon, de la vésicule biliaire et des ovaires.

À noter que si par rapport au pain blanc, le pain complet affiche des teneurs supérieures en vitamines, minéraux et fibres, son index glycémique est en revanche aussi élevé. Pourquoi ? Parce que le son de blé renferme principalement des fibres insolubles qui ne ralentissent pas la digestion de l'amidon et n'ont donc quasiment pas d'impact sur la glycémie.

## Levure ou levain, c'est pareil ?

Non, loin de là. Le levain « digère » l'acide phytique, un composé des céréales qui séquestre les minéraux (zinc et magnésium notamment) et réduit leur absorption. Ainsi, les minéraux du pain complet au levain sont mieux absorbés par l'organisme que ceux du pain complet à la levure.

Les pains au levain ont un avantage supplémentaire. Ils présentent un index glycémique plus bas que les pains à la levure.

### *Faites* LE BON CHOIX

Si l'on devait recommander une variété de pain pour ses qualités nutritionnelles, ce serait un pain complet multicéréales (blé, seigle, orge, avoine) au levain. La mie dense, peu aérée, est signe d'un index glycémique bas. L'idéal serait d'introduire également dans le pain des graines entières (graines de lin, sésame par exemple).
Lorsque vous achetez votre pain au supermarché, vérifiez que :
1- plusieurs farines entrent dans la composition de ce pain (farine de blé type 65 au minimum + seigle et autres éventuellement),
2- l'agent levant est du levain seul ou en plus forte concentration que la levure.

# Notre sélection de

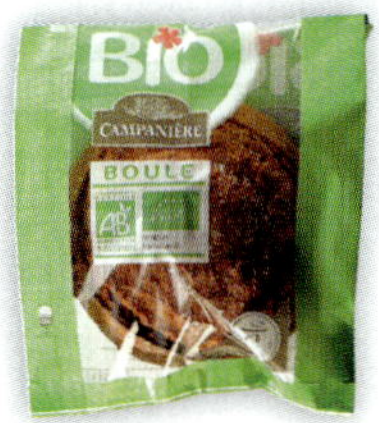


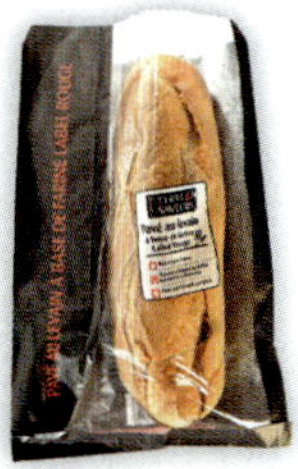

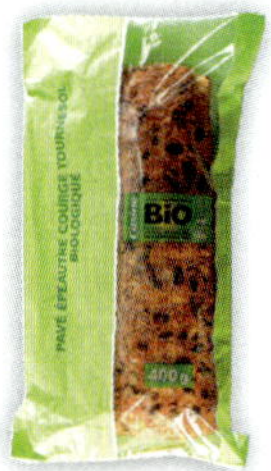


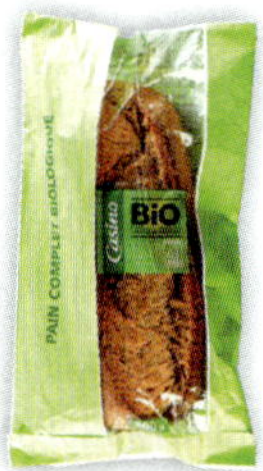


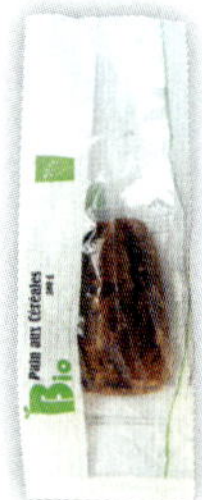

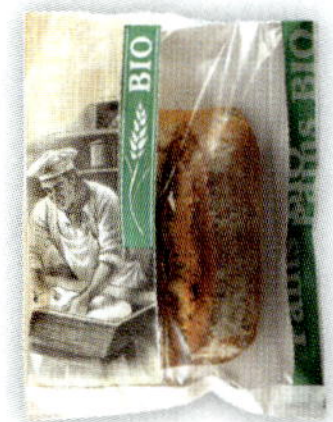


## Intermarché

### Boule Campanière Bio

- Farine : blé, seigle
- Agent levant : levain + levure
- Prix : 5.50 €/kg

Une boule de 500 g fabriquée avec 48 % de farine de blé bio, de l'eau, un peu de seigle, du levain bio, du sel et de la levure. Un bon produit.

## Casino

### Pavé au levain farine Label Rouge

- Farine : blé
- Agent levant : levain (11 %) + levure
- Prix : 3.50 €/kg

Un pavé de 500 g, à base de farine blanche mais avec un goût prononcé de levain. Un très bon produit dont le prix est raisonnable.

### Pavé épeautre courge tournesol Biologique

- Farine : blé et épeautre
- Agent levant : levure
- Prix : 6.38 €/kg

De la farine de blé avec 7.6 % de farine d'épeautre bise. Des graines de courge (7 %) et de tournesol (2 %). Et le tout est bio !

### Pain complet Casino bio

- Farine : blé T150
- Agent levant : levain + levure
- Prix : 4.67 €/kg

Un pain complet devrait toujours être bio. De plus, pas d'émulsifiants dans celui-ci. Il est riche en fibres insolubles (5,8 g/100 g) qui favorisent le transit.

## Auchan

### Pain aux céréales bio 300 g

- Farine : blé bio
- Agent levant : levain + levure
- Prix : 6.38 €/kg

Un pain bio avec 10 % de graines (flocons d'avoine, lin, tournesol, millet), du levain d'épeautre bio et de la levure. Un bon produit.

## Leclerc

### Boule bio

- Farine : blé
- Agent levant : levain + levure
- Prix : 4.58 €/kg

Une farine type 80, de l'eau du levain et du sel avec un peu de levure. Un bon produit en théorie mais le goût de levain est absent, bizarre...

# meilleurs pains

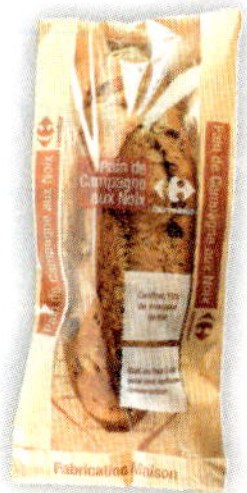


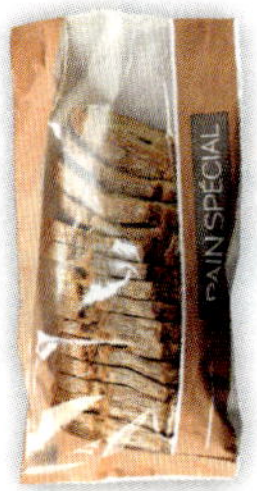


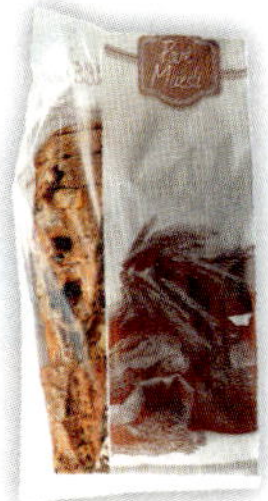


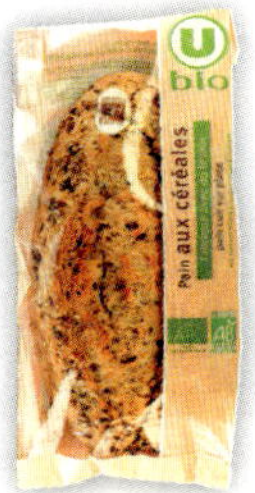


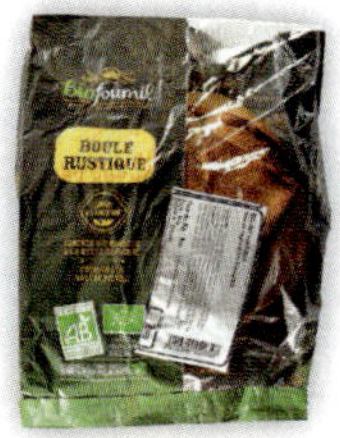


## Carrefour

### Pain de campagne aux noix

- Farine : blé, seigle
- Agent levant : levure
- Prix : 5.67 €/kg

Un pain de campagne (mélange de farines blé + seigle) avec des noix (13 %). C'est correct. Avec du levain, c'était mieux (IG abaissé).

## Super U

### Pavé céréales/amandes/noisettes

- Farine : blé, seigle T170
- Agent levant : levure
- Prix : 5.97 €/kg

Beaucoup de blé, un peu de seigle. Des graines de tournesol, sésame, lin, des éclats d'amandes et de noisettes. Peu d'additifs. Un pain de qualité, original.

### Pain Pavé au Muesli

- Farine : blé
- Agent levant : levure
- Prix : 7.83 €/kg

Un pain qui convient pour le petit déjeuner avec 21.5 % de fruits secs et des noisettes. Quelques flocons d'avoine. Original. Un peu plus cher que les autres pains.

### Pain aux céréales

- Farine : blé, seigle, épeautre
- Agent levant : levain + levure
- Prix : 6.75 €/kg

Un pain multicéréales au levain qui renferment 9 % d'un mélange de graines. Croûte épaisse, mie dense. Un bon pain.

## Monoprix

### Boule Rustique Biofournil

- Farine : blé
- Agent levant : levain
- Prix : 4.80 €/kg

Un vrai pain au levain (pas de levure). Farine bio, mouture à la meule de pierre, sel non raffiné. La recette traditionnelle avec des ingrédients bio. Bravo !

**Tous les pains ont peu ou prou les mêmes valeurs nutritionnelles.**

Pour 100 g
- Cal : 253
- Prot : 8.5 g
- Glu : 52 g
- Lip : 1.4 g

Toute grande surface avec une boulangerie a la possibilité de fabriquer des pains au levain. Se renseigner auprès du chef de rayon.

# OUI

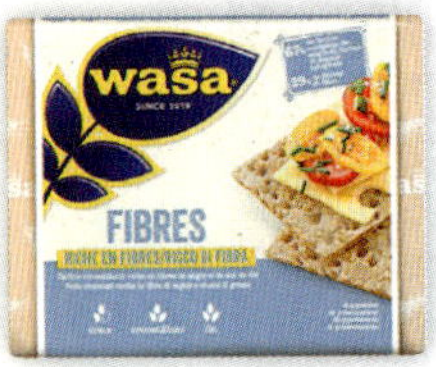


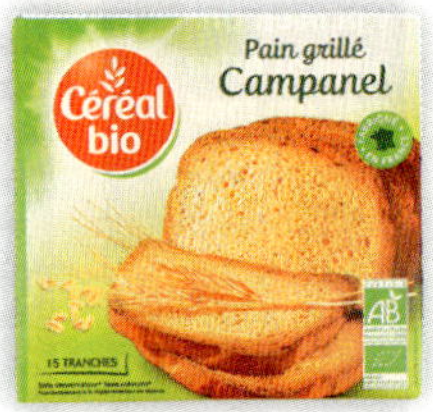


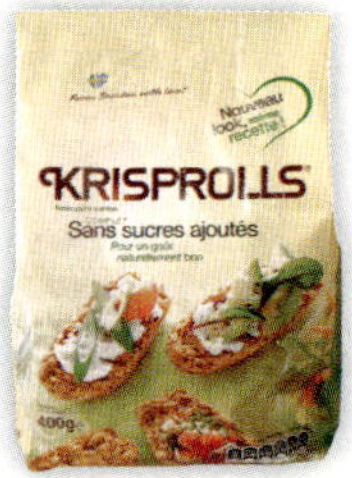


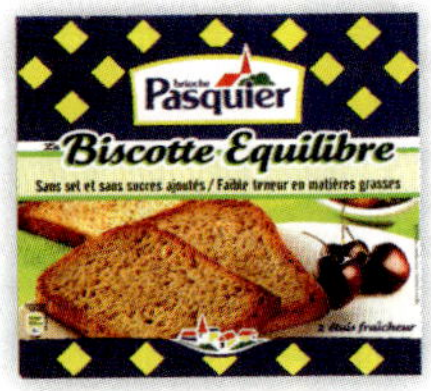


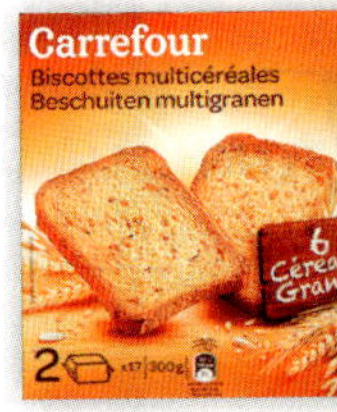


## Wasa fibres Wasa

- Céréales : multi
- Sucre ajouté : non

Farine complète de seigle, son de blé, flocons d'avoine et graines de sésame. Pas de mat.grasses. Produit très riche en fibres (29 g/100 g).

- Cal : 332
- Prot : 13.5 g
- Glu : 42.5 g
- Lip : 5.5 g

LE TOP

## Pain grillé Campanel Céréal Bio

- Céréales : blé, seigle
- Sucre ajouté : non

Un pain grillé à base de blé et de seigle bio. La mat. grasse est du tournesol oléique. Une recette simple avec des ingrédients de qualité sans additifs.

- Cal : 387
- Prot : 11 g
- Glu : 71 g
- Lip : 5 g

## Krisprolls sans sucre ajouté

- Céréales : blé
- Sucre ajouté : non

Farine 60 % complète, 30 % raffinée et de l'huile de palme et de colza. Une bonne teneur en fibres 9,5 g/100 g. Un produit de qualité qui favorise la mastication.

- Cal : 390
- Prot : 12 g
- Glu : 65 g
- Lip : 6.5 g

## Biscotte Equilibre Pasquier

- Céréales : blé
- Sucre ajouté : non

De la farine de blé raffinée et complète, de la levure et de l'huile de tournesol. Pas de sel, pas de sucre, pas d'additifs. Avec de l'huile de colza c'était mieux.

- Cal : 371
- Prot : 14 g
- Glu : 71 g
- Lip : 2 g

## Biscottes multicéréales Carrefour

- Céréales : multi
- Sucre ajouté : oui

Un mélange de farines (79 %), des graines de lin et de sésame (6.7 %), de l'huile de colza. Pas d'additifs. L'une des meilleures biscottes parmi les marques de distributeurs.

- Cal : 405
- Prot : 14 g
- Glu : 65 g
- Lip : 8.5 g

LE FLOP

### Les Croustillants façon croissant Pasquier

- Céréales : blé
- Sucre ajouté : oui

Des pseudo biscottes, en réalité des demi-croissants grillés riches en beurre et sucrés. Des ingrédients industriels (lait en poudre, protéines de lait). Des calories vides.

- Cal : 500
- Prot : 8.8 g
- Glu : 59 g
- Lip : 24.8 g

### Galettes 4 céréales Bio Bjorg

- Céréales : multi
- Sucre ajouté : non

Sans mat. grasses, sans sel, oui mais les céréales ont beau être complètes (riz, froment, millet, sarrasin), elles sont soufflées ce qui fait grimper la glycémie.

- Cal : 380
- Prot : 11 g
- Glu : 76 g
- Lip : 2.7 g

### Cracotte LU

- Céréales : multi
- Sucre ajouté : oui

97 % de farine de blé raffinée, un peu de seigle, un peu de sucre et de graisse et un IG très élevé. Produit à éviter le matin au petit déjeuner, fringale à 10 h assurée.

- Cal : 385
- Prot : 11 g
- Glu : 78 g
- Lip : 2.7 g

### Pains grillés viennois Pelletier

- Céréales : blé
- Sucre ajouté : oui

De la farine raffinée (81 %), des œufs en poudre, une pincée de sucre et de sel et des additifs. Un produit qui n'a pas un grand intérêt nutritionnel.

- Cal : 445
- Prot : 12 g
- Glu : 66 g
- Lip : 15 g

### La Bretonne Heudebert

- Céréales : blé
- Sucre ajouté : oui

83 % de blé raffiné, une margarine de l'espace avec du miel et du lactosérum en poudre. 2 fois plus de sel que les autres biscottes. On laisse.

- Cal : 435
- Prot : 11 g
- Glu : 69 g
- Lip : 11 g

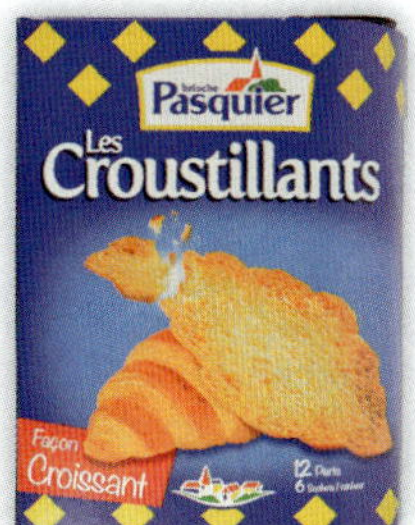


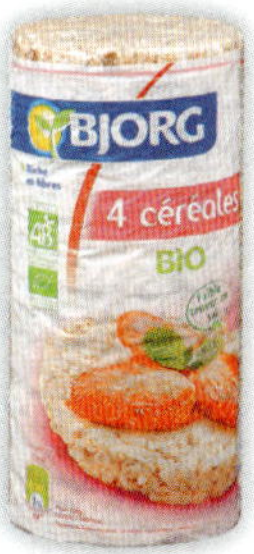


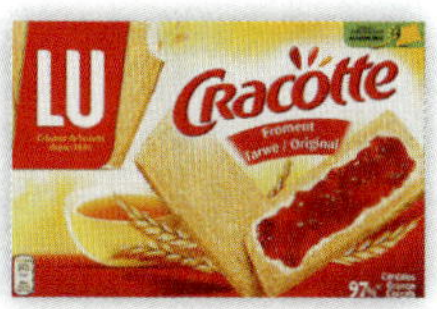


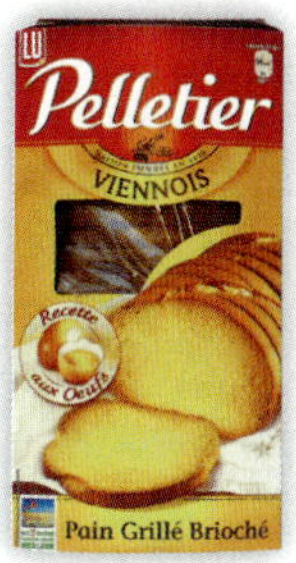


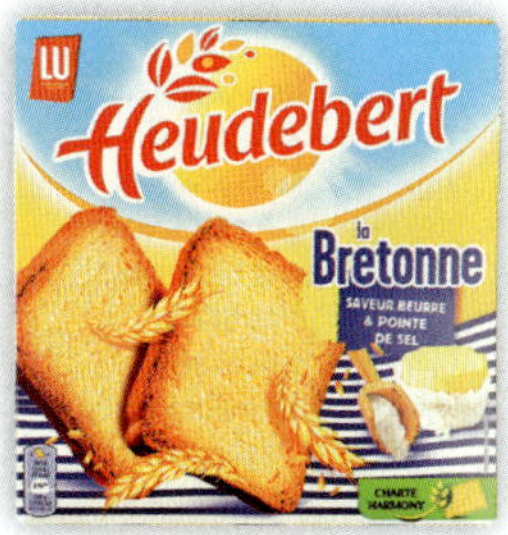


NON

# OUI

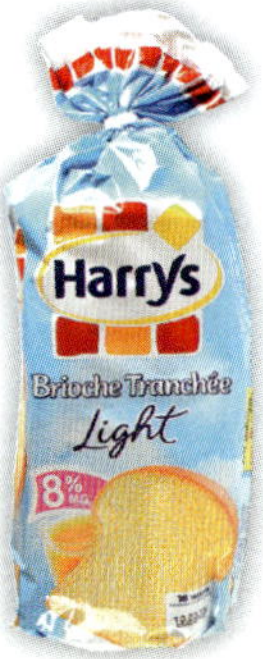


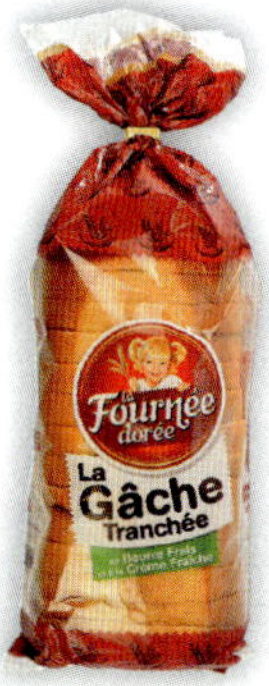


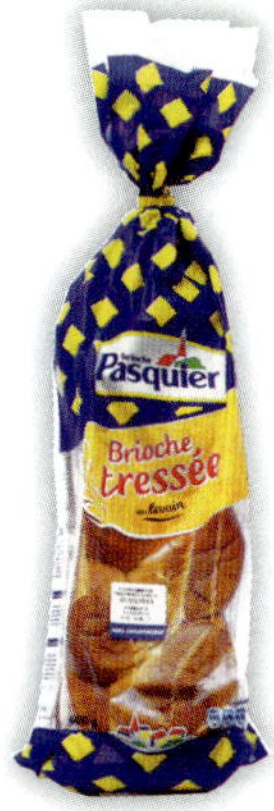


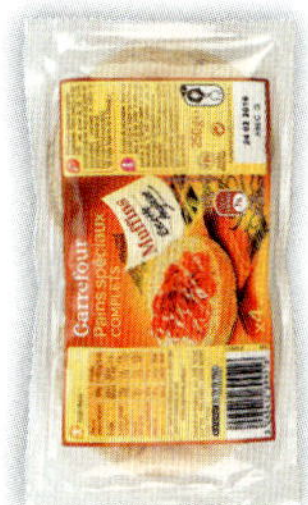


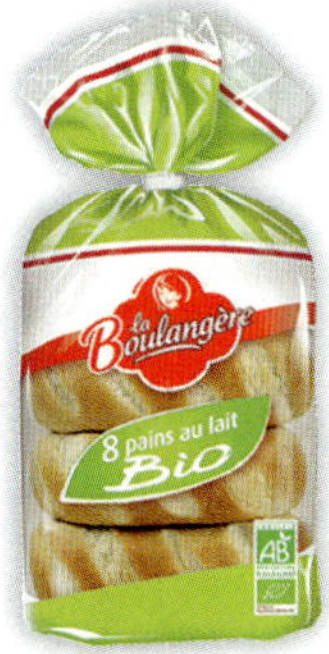


### Brioche tranchée light Harry's

- Additifs* : 4
- Graisses : beurre

Une brioche allégée en mat. grasses qui ne contient pas beaucoup d'additifs, c'est rare ! Malheureusement c'est extra mou, ça fond dans la bouche...

- Cal : 328
- Prot : 8.5 g
- Glu : 53.9 g
- Lip : 8 g

### La Gâche La Fournée Dorée

- Additifs* : 4
- Graisses : beurre et crème

Farine, sucre, œufs, beurre frais, crème fraîche et quelques additifs. Une recette simple pour une gâche de bonne qualité, pas trop sucrée.

- Cal : 350
- Prot : 7.7 g
- Glu : 50.4 g
- Lip : 12.5 g

### Brioche tressée Pasquier

- Additifs* : 6
- Graisses : beurre et colza

Une brioche industrielle de bonne qualité dans l'ensemble (œufs frais 14 %, levain 11%). Tout à fait acceptable pour se faire plaisir de temps en temps.

- Cal : 366
- Prot : 7 g
- Glu : 51.3 g
- Lip : 13.9 g

### Muffins Complets Carrefour

- Additifs* : 2
- Graisses : aucune

Le muffin se situe entre le pain et la brioche. La recette est simple : 51 % de farine complète, eau, levure, sucre. Peu d'additifs, c'est tout à fait correct.

- Cal : 209
- Prot : 12 g
- Glu : 33 g
- Lip : 1.5 g

### Pains au lait Bio la Boulangère

- Additifs* : 2
- Graisses : colza

Hormis le lait en poudre, que des vrais ingrédients. De la farine, des vrais œufs, du sucre et de l'huile de colza. Pas d'émulsifiants. C'est bien.

- Cal : 347
- Prot : 9 g
- Glu : 51.3 g
- Lip : 11.1 g

LE TOP

### Beau & Bon façon spéculoos Harrys

- Additifs* : 4
- Graisses : palme, colza

Une brioche tranchée avec des brisures de spéculoos. 21 ingrédients au total dont du sirop de glucose-fructose, du gluten, un mix de graisses végétales. À éviter.

- Cal : 374
- Prot : 7.3 g
- Glu : 52.5 g
- Lip : 14.6 g

LE FLOP

### Chinois La Fournée dorée

- Additifs* : 11
- Graisses : colza, palme, beurre

Brioche aux pépites de chocolat fourrée avec une crème pâtissière de piètre qualité. Amidon, lactosérum, maltodextrine, sirop de glucose... 100 % industriel !

- Cal : 293
- Prot : 5.1 g
- Glu : 48.9 g
- Lip : 8.1 g

### Pains choco pâtissier Pasquier

- Additifs* : 8
- Graisses : beurre et colza

Un pain au chocolat avec un fourrage pâtissier. Seul le chocolat est de bonne qualité. Beaucoup d'additifs dans tout le reste : stabilisants, épaississants...

- Cal : 403
- Prot : 6.2 g
- Glu : 53.9 g
- Lip : 17.4 g

### Brioche tranchée La Fournée dorée

- Additifs* : 11
- Graisses : palme, colza

Une brioche marbrée qui se veut « un régal authentique ». La liste d'ingrédients est sans fin. Le fourrage au chocolat est bourré d'additifs. Rien d'authentique.

- Cal : 302
- Prot : 6.8 g
- Glu : 46.9 g
- Lip : 9.2 g

### Croissants au levain Pasquier

- Additifs* : 5
- Graisses : beurre et palme

Du sirop de glucose-fructose et de l'huile de palme. Ces croissants ont beau être au levain, ça n'est pas vraiment la recette classique.

- Cal : 430
- Prot : 7.6 g
- Glu : 47.6 g
- Lip : 22.8 g

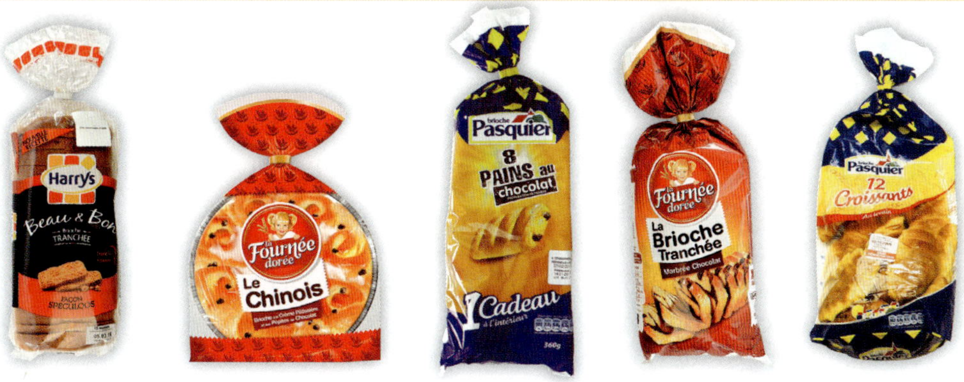


*Additifs + arômes

NON

# *Plate, légère ou à fines bulles ?*

**L'eau est la première des boissons consommées et à vrai dire la seule indispensable à notre organisme. Toutes les eaux sont-elles bonnes à boire ? Certaines sont-elles plus bénéfiques que d'autres ? Que penser des eaux aromatisées ? Le point sur la question.**

●●● On boit en France environ 145 litres d'eau en bouteille par an et par habitant. En Bretagne, région connue pour la pollution de ses sols par les nitrates, les habitants en consomment 4 fois plus. Pourtant 1 litre d'eau minérale en bouteille coûte 2 fois plus cher qu'un litre d'eau de source en bouteille, et 90 fois plus qu'un litre d'eau du robinet ! Et plus la bouteille est petite, plus elle est chère (à cause du traitement, de l'emballage, du transport et de la publicité). Depuis quelques années, le choix des eaux en bouteille dans les linéaires s'est diversifié avec l'arrivée de nouveaux produits comme les eaux aromatisées.

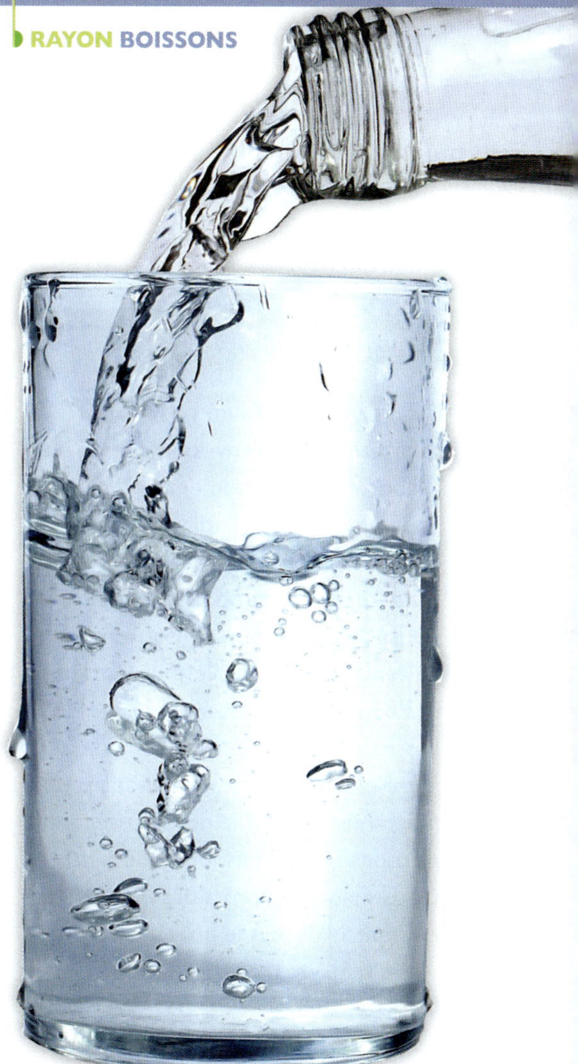

## Eau de source, eau minérale et eau du robinet

Il existe trois sortes d'eaux autorisées à la consommation en France : l'eau de source, l'eau minérale naturelle et l'eau du robinet.

- **L'eau de source** est d'origine souterraine, sans microbe et protégée contre la pollution. Elle ne peut subir que des traitements prévus par la législation : séparation des éléments instables, séparation des constituants indésirables, élimination (partielle ou totale) du gaz carbonique, incorporation de gaz carbonique. La mention « Eau de source » est une dénomination de vente qui doit apparaître clairement et lisiblement. Sur l'étiquette de la bouteille doivent également figurer le nom de la source exploitée, le lieu d'exploitation et/ou pays d'origine, la mention des traitements. Les eaux de source peuvent être ou non minéralisées : elles ressemblent à l'eau du robinet, le chlore et l'aluminium en moins. Leur composition est variable et elles ne peuvent se prévaloir de propriétés favorables à la santé. Elles peuvent provenir de sources différentes, même de régions éloignées, sous une même marque.

*Mauvaise note environnementale*

L'eau en bouteille a un coût non négligeable pour l'environnement. D'abord, la fabrication des bouteilles plastique nécessite l'utilisation de ressources non renouvelables (pétrole, gaz naturel) et peut polluer. Ensuite, leur transport, de la source jusqu'aux lieux de vente et au domicile, puis le transport des bouteilles usagées vers le site de destruction, pollue, consomme du pétrole et est source de nuisances (bruit notamment). Enfin, la destruction du plastique dégage des fumées polluantes. Certes plusieurs procédés de recyclage existent. Mais plus le procédé est sûr, plus il requiert d'énergie et donc, moins il est rentable.

- **L'eau minérale naturelle** a, quant à elle, des propriétés particulières qui restent stables au cours du temps. Elle provient de gisements souterrains et tire son originalité d'une certaine teneur en minéraux, ou oligo-éléments ou en espèces amphotères comme les bicarbonates ou de sa pureté d'origine. Sur l'étiquette de la bouteille doivent là aussi figurer le nom de la source exploitée, le lieu d'exploitation et/ou pays d'origine, la mention des traitements et, en plus, la composition analytique avec ses constituants caractéristiques.
- Consommée par un Français sur deux, **l'eau du robinet** peut provenir de sources, de nappes souterraines ou de rivières. Cette eau doit répondre à des critères réglementaires stricts (une soixantaine au total). Claire, sans odeur ni saveur, elle ne doit contenir aucun microbe, germe ou parasite, ni aucune substance à des concentrations toxiques (nitrate, plomb, arsenic, cyanure, hydrocarbures, pesticides, etc.). Sa composition en sels minéraux est extrêmement variable d'une région à

l'autre, mais il est possible de la connaître en s'adressant aux mairies ou préfectures. Souvent très polluée au départ, cette eau doit être impérativement traitée pour devenir potable. Si les traitements qu'elle subit (filtration, désodorisation, chloration...) sont efficaces du point de vue de la sécurité alimentaire, ils confèrent souvent à l'eau du robinet un goût désagréable (chloré) et il est impossible de choisir sa qualité minérale.

### *Des bouteilles en plastique toxiques ?*

Régulièrement des études font état d'une pollution possible de l'eau en bouteille par le plastique qui constitue cette dernière. Parmi les substances soupçonnées de passer du plastique à l'eau : le bisphénol A (qui peut perturber le fonctionnement hormonal) ou l'antimoine (un composé toxique). Malgré tout, les taux relevés sont toujours très faibles. Et pour le Pr Jean-François Narbonne, toxicologue et expert à l'Agence française de sécurité des aliments (Anses), il n'existe aucun risque sanitaire lié aux bouteilles d'eau en plastique.

## Les minéraux de l'eau sont-ils absorbés ?

L'eau est un excellent vecteur pour les minéraux. Ces minéraux se retrouvent dans les tissus biologiques. Ils exercent également une fonction physiologique. Ainsi, des études expérimentales ont montré que le magnésium de l'eau est mieux absorbé (30 % de plus) et plus rapidement que le magnésium des aliments solides. Plusieurs études ont aussi trouvé que les personnes qui consomment une eau riche en magnésium ont un risque moins élevé de maladies cardiovasculaires que celles qui consomment une eau pauvre en magnésium. Le calcium de l'eau est lui aussi très bien absorbé. Cette absorption peut varier avec d'autres constituants de l'eau, comme les sulfates.

De la même manière, des travaux conduits en France ont montré qu'une eau riche en aluminium et pauvre en silice augmente le risque d'Alzheimer. Donc l'eau peut à la fois être le vecteur de minéraux favorables, comme elle peut en apporter qui nuiront à la santé.

Certains thérapeutes soutiennent malgré tout que les minéraux de l'eau ne seraient pas du tout ou alors peu absorbés par l'organisme. Selon eux, pour que les minéraux soient absorbés, il faudrait qu'ils aient d'abord été assimilés par des végétaux ou des tissus animaux. C'est donc seulement en mangeant des végétaux ou des aliments d'origine animale qu'on se procurerait les minéraux dont on a besoin. Un tel phénomène n'a jamais été mis en évidence au plan scientifique. Au contraire, ce qui est démontré, c'est que ces minéraux se retrouvent dans les tissus biologiques, preuve qu'ils ont bien été absorbés. Quoi qu'il en soit, il est incontestable qu'il y a des différences dans l'absorption de minéraux selon leur nature (organiques ou non).

## Comment choisir une eau en bouteille

Choisir une eau n'est pas anodin pour la santé. Ce choix dépend aussi de ses propres besoins et ceux de sa famille. Si, en apparence, toutes les eaux se ressemblent, certaines peuvent toutefois être contre-indiquées. Ainsi, une eau minérale doit être choisie en fonction de ses antécédents médicaux, du régime en cours (sans sel par exemple), de sa situation (grossesse, allaitement, adolescent, sportif, etc.) et de son statut en minéraux : carence ou au contraire excès en un sel minéral...

Si l'on ne s'intéresse qu'aux effets des eaux minérales sur la santé, il existe en gros trois grands critères à surveiller :

- **la teneur en bicarbonates**, des ions qui interviennent dans la prévention de l'ostéoporose et qui aident également à préserver la masse musculaire (qui a tendance à « fondre » avec l'âge) ;
- **la teneur en magnésium**, un minéral important dans la gestion du stress et la prévention du vieillissement ;

- **la teneur en calcium**, un minéral qui joue notamment un rôle dans la santé osseuse ;
- **la teneur en chlorures**, nitrates et fluor, qui peuvent poser des problèmes lorsqu'ils sont en excès.

**La teneur en bicarbonates**

Certaines eaux – celles qui sont riches en bicarbonates – permettent de lutter contre un phénomène lié à l'alimentation actuelle et peu connu des nutritionnistes : l'acidose chronique. Nous mangeons en effet de plus en plus de protéines animales (viandes, charcuteries, laitages), de produits céréaliers, d'aliments salés. Tous ces aliments libèrent des acides dans l'organisme (respectivement acides phosphorique, sulfurique, chlorhydrique). Ces acides peuvent théoriquement être neutralisés par des éléments alcalins fournis par les fruits et légumes – à condition d'en manger beaucoup ! Comme c'est rarement le cas, l'organisme baigne en permanence dans une acidose chronique qui met en péril l'équi-

### *pH et propriétés acidifiantes*

Il ne faut pas confondre le pH qui mesure l'acidité de l'eau aux effets que l'eau peut avoir dans l'organisme : acidifiants ou alcalinisants. Une eau peut avoir un pH acide et des propriétés alcalinisantes, c'est le cas de Quézac par exemple. Ce que nous mangeons – ou buvons – a tendance à acidifier notre organisme ou au contraire à le rendre plus basique, quel que soit le pH. Nos aliments – donc nos bouteilles d'eau – contiennent en effet des minéraux que l'on peut répartir en deux camps selon qu'ils tendent à acidifier ou à alcaliniser l'organisme. Dans le premier camp, on retrouve le soufre, le phosphore et le chlore. Dans le deuxième, on a affaire au calcium, au magnésium, au sodium et au potassium. La nature alcalinisante ou acidifiante d'une eau est déterminée par l'indice PRAL (pour *Potential renal acid load*) qui prend en compte tous ces ions.

libre acide-base pour lequel nous sommes génétiquement conçus. Pour en sortir, il puise dans les sels de calcium des os et dans les protéines musculaires, ce qui peut à la longue conduire d'une part à l'ostéoporose et d'autre part à la fonte des muscles.

*« Convient aux nourrissons »*

Les critères encadrant une eau destinée aux nourrissons sont encore plus sévères. L'eau doit répondre à des seuils limites pour chacun de ses composants comme :

- Calcium < 100 mg/litre
- Magnésium < 50 mg/litre
- Fluor < 0,3 mg/litre
- Nitrates < 10 mg/litre

Lorsque la concentration de fluor est supérieure à 1,5 mg/litre, les eaux minérales naturelles doivent comporter lisiblement la mention : « Contient plus de 1,5 mg/litre de fluor : ne convient pas aux nourrissons et aux enfants de moins de 7 ans pour une consommation régulière ».

Les bicarbonates des eaux minérales sont intéressants justement parce qu'ils sont alcalinisants et contribuent donc à neutraliser l'acidose.

À retenir si vous voulez lutter contre l'acidose :

- Votre eau devrait apporter au moins 1 000 mg de bicarbonates au litre et si possible plus de 1 500 mg.
- Les eaux en bouteille les plus intéressantes sont : Quézac, Badoit et Vernière. St-Yorre est encore plus alcalinisante mais elle apporte trop de fluor. On peut la consommer de temps en temps. Les eaux plates sont moins alcalinisantes que les eaux gazeuses, mais nous recommandons : Evian, Thonon, Valvert, Volvic, Vittel et Spa.

### La teneur en magnésium

Chacun connaît les effets presque miraculeux de l'Hépar sur la constipation, notamment des jeunes enfants. Ces effets sont dus à la richesse de cette eau en magnésium (qui, en plus de lutter contre les effets négatifs du stress, est légèrement laxatif).

À retenir si vous avez besoin de magnésium :

- Votre eau devrait en contenir 80 mg au moins par litre.
- Parmi les eaux plates : Contrex (84 mg/L) et Hépar (110 mg/L), mais ces deux eaux sont acidifiantes.
- Côté eaux gazeuses, Rozana est à la fois alcalinisante et renferme 160 mg/L de magnésium, mais avec un peu trop de chlorures. Les autres eaux alcalinisantes et riches en magnésium sont : Quézac (75 mg/L), Badoit (80 mg/L).

### La teneur en calcium

Certaines eaux se distinguent aussi par leur richesse en calcium. Le calcium est un minéral indispensable à l'os, mais ce n'est ni le seul ni le plus important déterminant de la santé de l'os comme certaines publicités pourraient nous le faire croire ! On ne connaît pas très bien les besoins en calcium : ils varient avec l'âge et la qualité de l'alimentation, selon qu'elle est plus ou moins riche en éléments acidifiants comme les protéines animales (lire ci-contre). Une alimentation très acidifiante augmente les besoins en calcium car le corps a tendance à puiser dans le calcium osseux. A l'inverse, une alimentation alcalinisante, c'est-à-dire riche en fruits et légumes, en bicarbonates, réduit les besoins en calcium alimentaire car elle préserve le calcium qui est dans les os. Si vous suivez ce type de régime, vos besoins en calcium sont probablement couverts par votre alimentation. Vous n'avez pas besoin de surconsommer du calcium en mangeant de grandes quantités de laitages ou en prenant des suppléments. L'eau contribue aussi aux apports en calcium.

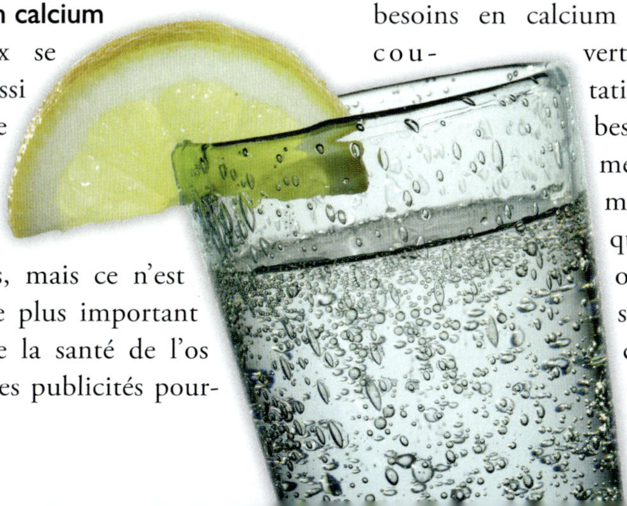

À retenir si vous avez besoin de calcium :

- Choisissez une eau avec un minimum de 200 mg de calcium au litre.
- Parmi les eaux les plus riches en calcium, figurent Hépar (549 mg/L), Courmayeur (565 mg/L) et Contrex (468 mg/L). Mais ces eaux sont acidifiantes, ce qui signifie qu'il faut consommer parallèlement suffisamment de fruits et légumes. Parmi les eaux alcalinisantes ou neutres riches en calcium, vous pourriez choisir : Rozana (301 mg/L, mais avec un peu trop de chlorures), Salvetat (150 mg/L), Quézac (195 mg/L) ou Vittel (203 mg/L).

### La teneur en chlorures, nitrates, fluor

Un litre d'eau ne devrait pas apporter plus de :

- 40 mg de chlorures
- 5 mg de nitrates
- 2,5 mg de fluor

Dans la sélection des eaux minérales présentée dans les pages qui suivent, le premier critère de sélection a été la teneur en chlorures, nitrates et fluor. Le deuxième critère est la nature alcalinisante ou acidifiante des eaux. Le troisième est leurs teneurs en minéraux et surtout l'équilibre entre ces minéraux (ce qui nous a amené à privilégier les eaux buvables par toute la famille).

## Les eaux aromatisées

Vendues au rayon des eaux en bouteille, elles sont à base d'eau de source ou d'eau

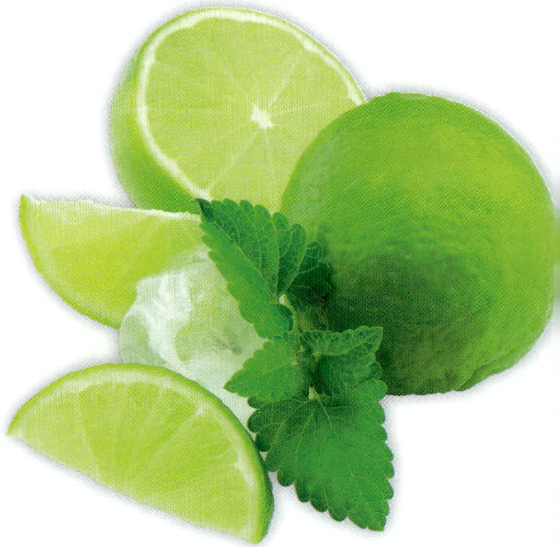

minérale. Elles ne sont pas soumises à la réglementation concernant les eaux minérales et peuvent comporter tous les ingrédients autorisés dans les « boissons rafraîchissantes sans alcool » : édulcorants, colorants, arômes, sucre. Une eau aromatisée peut réellement être sans sucre, juste aromatisée mais elle est souvent à base d'édulcorants pour imiter la saveur sans les calories. Certaines peuvent toutefois contenir jusqu'à 15 morceaux de sucre par litre (75 g) !

Une tendance semble se dégager parmi ces eaux : on retrouve une dominante d'arôme citron dans les eaux aromatisées sans sucre ajouté alors que parmi les plus sucrées on retrouve des eaux comme Pulco citronnade ou Volvic juicy (avec l'équivalent de 3 morceaux de sucre par verre !). Les eaux aromatisées les moins bonnes sont souvent celles qui se parent de vertus santé ou minceur : sous prétexte d'apporter une quantité infime d'éléments favorables, elles renferment de nombreux composés indésirables.

## *Faites* LE BON CHOIX

- Variez les marques d'eau pour bénéficier des propriétés de chacune et veillez à ce que les marques proposées conviennent à toute la famille.
- Préférez les eaux aromatisées sans sucre ajouté, avec, dans la liste d'ingrédients, juste de l'eau et un arôme (naturel de préférence).

## Eaux aromatisées

**OUI**

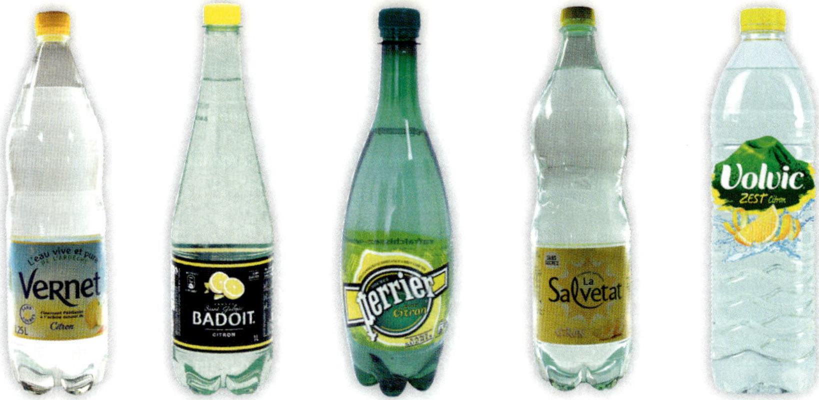


### Vernet citron

- Cal : 0
- Glu : <0.5 g
- Sucre ajouté : non

Une recette très simple : eau minérale naturelle gazeuse et arômes naturels. Le tout pour 0 calories ! C'est bien...

### Badoit Bulles de citron

- Cal : 0
- Glu : 0
- Sucre ajouté : non

Une eau finement gazeuse aromatisée au citron qui plus est, très riche en bicarbonates. C'est bon pour la digestion et c'est bon pour la santé des os.

LE TOP

### Perrier citron

- Cal : 0.4
- Glu : 0
- Sucre ajouté : non

Rien à redire : de l'eau minérale et un arôme naturel. À consommer les yeux fermés.

### Salvetat citron

- Cal : 0
- Glu : 0
- Sucre ajouté : non

De l'eau à 99,9 % et un arôme naturel de citron... Le presque équivalent d'un verre d'eau pétillante additionné d'une rondelle de citron...

### Volvic Zest citron

- Cal : 5
- Glu : 1 g
- Sucre ajouté : oui

De l'eau, une pointe de sucre, un arôme naturel de citron, un acidifiant (acide citrique) : un produit très correct comme toutes les eaux aromatisées au citron.

LE FLOP

### Ondine goût fruits rouges Intermarché

- Cal : 17
- Glu : 4 g
- Sucre ajouté : oui

L'emballage ressemble à celui de n'importe quelle eau minérale. Il y a pourtant du sirop de glucose fructose, du sucre, des arômes et des conservateurs.

### Volvic Thé

- Cal : 21
- Glu : 4.9 g
- Sucre ajouté : oui

Une eau minérale avec des extraits de thé vert connu pour ses vertus antioxydantes. Le problème, c'est qu'il y a aussi du sucre... et pas qu'un peu !

### Taillefine saveur pêche nectarine

- Cal : 0.5
- Glu : 0 g
- Sucre ajouté : non (édulcorants)

Une grande majorité d'eau de source (99 %) ce qui, en effet, est bon pour la ligne. Mais pourquoi ajouter 2 conservateurs et 2 édulcorants ? Apprenez plutôt à vous désintoxiquer de la saveur sucrée !

### Citronnade Pulco

- Cal : 29
- Glu : 6.5
- Sucre ajouté : oui

De l'eau, du jus de fruits et des arômes naturels, pas mal non ? Sauf qu'un verre de 200 ml apporte près de l'équivalent de trois sucres !

### Volvic Juicy pomme

- Cal : 29
- Glu : 7.1 g
- Sucre ajouté : oui

L'équivalent de 3 sucres par verre. Avec cette boisson, on est plus proche du soda que de l'eau aromatisée !

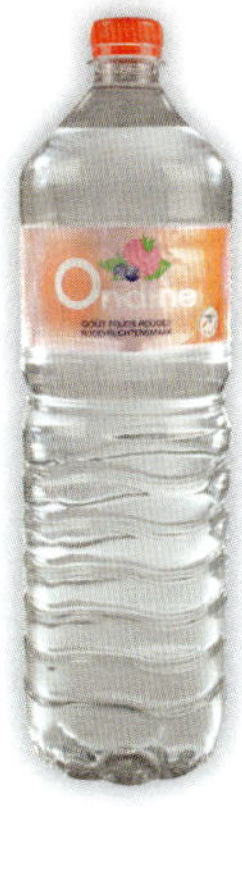

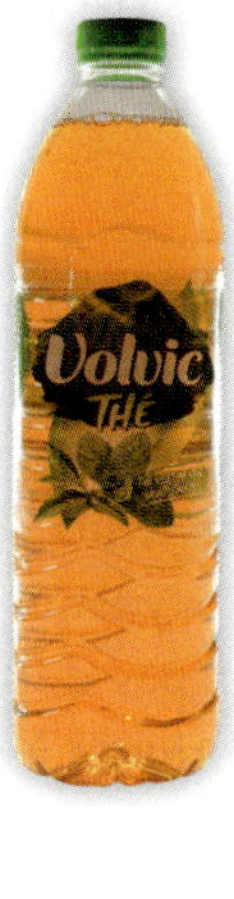


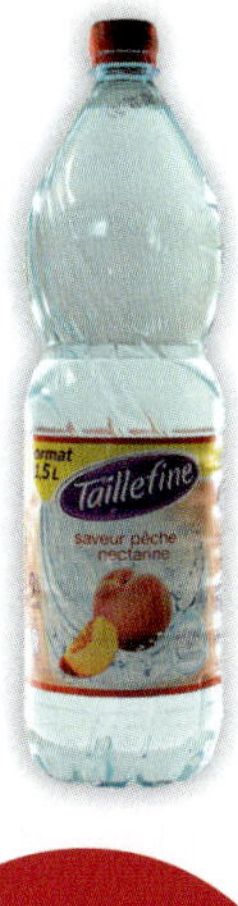


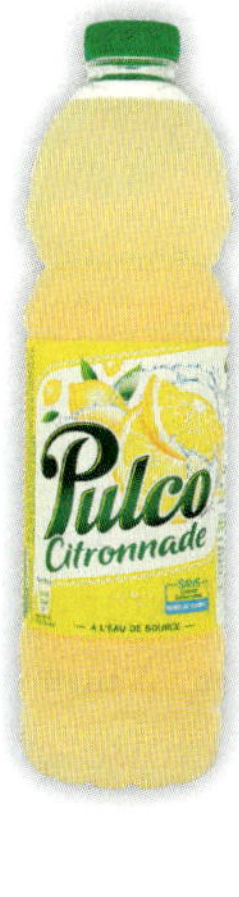


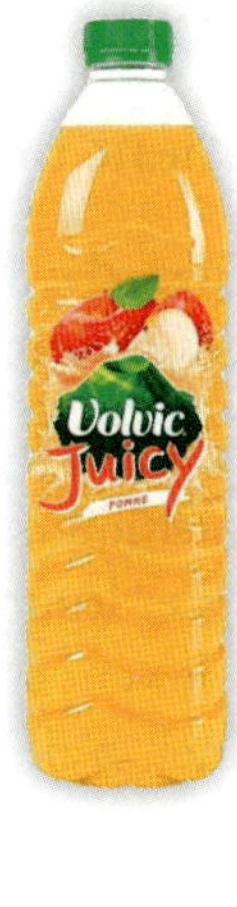


NON

# *Les boissons aux fruits*

Les Français sont de gros consommateurs de boissons aux fruits et en particulier de jus de fruits. Du coup, à ce rayon, l'offre est énorme et elle s'est encore enrichie ces dernières années de nouveaux venus : les smoothies. Comment s'y retrouver parmi toutes ces boissons ? Et, au fait, un verre de jus de fruits remplace-t-il vraiment un fruit ?

## Les jus de fruits et les smoothies

Poussés par les slogans du Programme national nutrition santé (PNNS) « manger cinq fruits et légumes par jour », les jus de fruits ont le vent en poupe. Mais sur le plan nutritionnel, n'allez pas croire qu'un verre de jus de fruit remplacera avantageusement la pomme que vous n'avez pas mangée : les jus n'ont pas les vertus des fruits entiers. Certes, comme les fruits dont ils sont issus, les jus de fruits apportent des vitamines et des antioxydants. En revanche, ils ne contiennent pas de fibres sauf certains smoothies fabriqués à partir de fruits entiers. Et ils pourraient, lorsqu'on en boit trop, avoir des inconvénients que les fruits n'ont pas. Des études montrent ainsi que la consommation régulière et soutenue de jus de fruits pourrait augmenter le risque d'obésité et de caries dentaires et élever le taux de triglycérides, un facteur de risque cardiovasculaire. Par ailleurs, les glucides des jus sont assimilés plus vite que ceux d'un fruit ce qui explique qu'on est rassasié après avoir mangé une pomme mais pas après avoir bu un verre de jus de pomme.

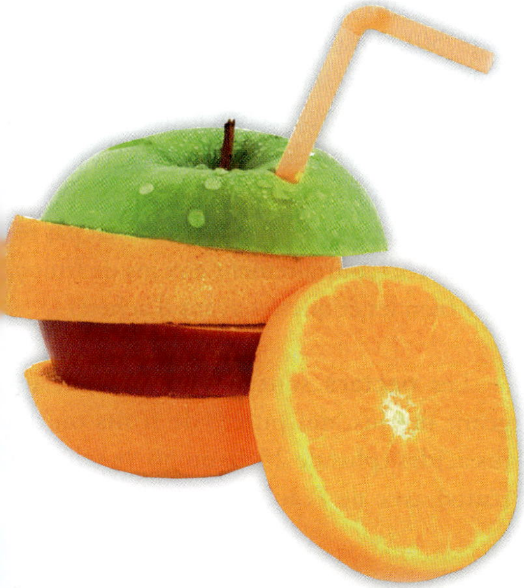

- Les **100 % purs jus de fruits** sont obtenus par simple pression des fruits. Leur conservation est assurée par pasteurisation. Ils sont qualifiés de « purs » lorsqu'ils ne comportent aucun additif ou ingrédient ajouté (sucre notamment). Ils peuvent être conditionnés dans du verre, du plastique ou du carton et stockés et vendus au rayon ambiant. En revanche, si ces jus ont été conditionnés à froid (quel que soit l'emballage) et s'ils passent dans la filière du frais, ils seront qualifiés de « réfrigérés ». Ce sont les jus qui se rapprochent le plus de ceux que vous pourriez faire à la maison mais ce sont aussi les plus chers.

- Les **jus à base de concentré** sont obtenus par pression des fruits sur le lieu de la cueillette ou à proximité. Immédiatement après le pressage, environ 4/5 de l'eau est évaporée. Les arômes sont récupérés et l'on obtient un jus de fruit concentré qui est conservé et transporté à -18 °C. Pour la fabrication, on réincorpore de l'eau et des arômes. Leur conservation est assurée par pasteurisa-

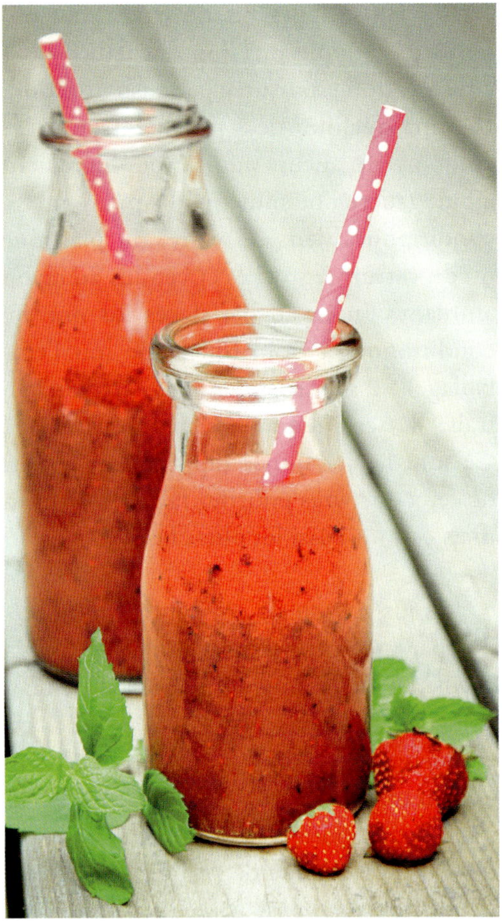

tion. Ils peuvent être conditionnés dans du verre, du plastique ou du carton et stockés et vendus au rayon ambiant. Les jus de fruits ne font l'objet d'aucune addition de sucres.

- Trop liquides pour de la compote, trop épais pour des jus de fruits, les **smoothies** sont en plein essor. Il existe depuis peu en supermarchés des smoothies « naturels » ne comportant ni additif, ni conservateur, ni sucre ajouté, ni eau ajoutée, ni concentré (marque Innocent notamment, voir page 50). Disponibles au rayon frais, ces fruits mixés en bouteille sont 100 % fruits. Si vous souhaitez acheter des smoothies c'est vers ce type de produit qu'il faut vous tourner. Mais l'appellation « smoothie » recouvrant un peu de tout car elle n'est pas réglementée (contrairement aux jus de fruits), lisez bien les étiquettes avant d'acheter !

- Les **nectars** sont obtenus en mélangeant des jus, des purées de fruits ou des jus acides (plus de 25 % ou 50 % selon les fruits) avec de l'eau, du sucre et/ou édul-

| DÉNOMINATION | CONSERVATION | TENEUR EN FRUITS | SUCRE AJOUTÉ | PASTEURISATION | DURÉE DE VIE |
| --- | --- | --- | --- | --- | --- |
| 100% pur jus | Frais | 100 % | Non | Non | 1 semaine |
| | Réfrigéré | 100 % | Non | Oui | 3 à 4 semaines |
| | Ambiant | 100 % | Non | Oui | 12 mois |
| À base de jus concentré | Réfrigéré | 100 % | Autorisé avec mention obligatoire | Oui | 3 à 4 semaines |
| | Ambiant | 100 % | Autorisé avec mention obligatoire | Oui | 12 mois |
| Nectar | Réfrigéré | 25 à 50 % minimum | Autorisé avec mention obligatoire | Oui | 3 à 4 semaines |
| | Ambiant | 25 à 50 % minimum | Autorisé avec mention obligatoire | Oui | 12 mois |

Source : Union Nationale Interprofessionnelle des Jus de fruits

corants intenses. Lorsqu'ils sont préparés à partir d'une purée ou un jus concentré, ces nectars sont dits « à base de jus et/ou purées concentrés ». Seuls un tout petit nombre d'additifs peut être ajouté aux nectars et les seuls arômes pouvant leur être restitués sont ceux provenant strictement des fruits en question. Inutile de dire qu'avec les nectars on s'éloigne vraiment du fruit entier.

## Les différentes allégations

À côté des principales appellations que nous venons d'évoquer, vous pouvez retrouver d'autres mentions sur les emballages des jus et nectars.

- La mention **« À teneur garantie en vitamines et/ou minéraux »** signifie que le jus de fruits ou le nectar a fait l'objet d'un

# *Jus de fruits et boissons fruitées*

**OUI**

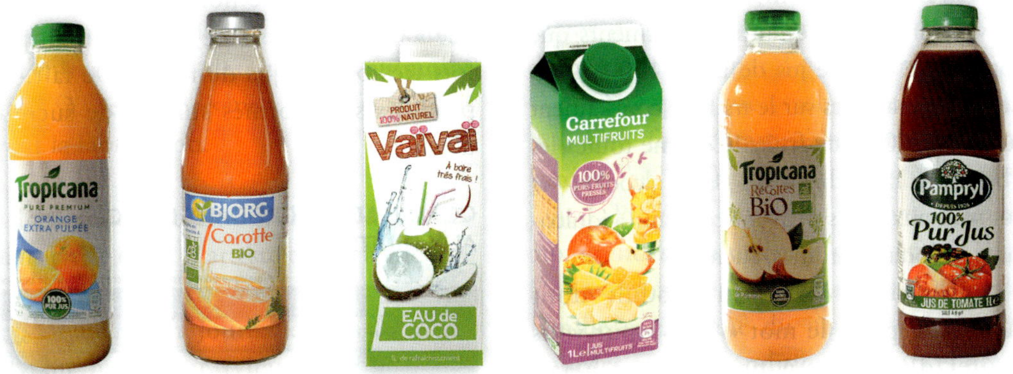


### Orange extra pulpée Tropicana

- Fruits : 100 %
- Vitamine C : 32 mg
- Fibres : 0.9 g

Plus de fibres qu'un jus normal sans pulpe et plus de vitamine C. Un jus savoureux de bonne qualité.

- Cal : 49
- Prot : 0.8 g
- Glu : 10 g
- Lip : 0 g

### Jus de carotte Bio Bjorg

- Fruits : 100 %
- Vitamine A : 1080 µg
- Fibre : NC

Trois avantages avec ce jus : vous limitez le sucre et les pesticides et vous bénéficiez d'un apporte consistant en provitamine A, indispensable à la vision.

- Cal : 33
- Prot : 0.6 g
- Glu : 7.5 g
- Lip : 0 g

### Eau de coco Vaïvaï

- Fruits: 100 %
- Vitamine C : NC
- Fibres : NC

Un jus 70 % moins sucré que la plupart des jus et boissons fruitées. Riche en vitamines et minéraux, c'est le jus nutritionnellement tendance du moment !

- Cal : 12
- Prot : 0 g
- Glu : 3.2 g
- Lip : 0.1 g

### Jus multifruits Carrefour

- Fruits : 100 %
- Vitamine C : 17 mg
- Fibres : NC

Un jus issu de fruits frais pressés et non à base de concentrés. Pas d'ajout de sucre, ni d'eau, juste un peu de vitamine C. Un bon jus

- Cal : 57
- Prot : 0.6 g
- Glu : 12.5 g
- Lip : 0.2 g

### Jus de pommes Récoltes bio Tropicana

- Fruits: 99.9 %
- Vitamine C : NC
- Fibres : 0.8 g

Les jus de pommes troubles ont 2 à 4 fois plus d'antioxydants que ceux qui sont limpides. Une bonne raison de choisir ce jus de pomme non clarifié.

- Cal : 48
- Prot : 0.1 g
- Glu: 10.4 g
- Lip : 0 g

LE TOP

### Jus de tomate Pampryl

- Fruits: 100 %
- Vitamine C : NC
- Fibres : NC

Un jus pauvre en calories qui apporte 6 g de sel par litre, c'est correct puisque le minimum pour les jus de tomate est de 5 g.

- Cal : 29
- Prot : 0.9 g
- Glu : 5.8 g
- Lip : 0.2 g

LE FLOP

### Capital cranberry Moulin de Valdonne

- Fruits : 23 %
- Vitamine C : 24 mg
- Fibres : 0 g

« Sans conservateur, sans colorant », peut-être... mais seulement 20 % de cranberry et autant de sucre que dans du Coca !

- Cal : 44
- Prot : NC
- Glu : 11 g
- Lip : NC

### Nectar mangue passion Pago

- Fruits : 28 %
- Vitamine C : 24 mg
- Fibres : NC

Pago se vante de sélectionner les meilleurs fruits pour ce jus. Mais si c'est pour en faire du concentré et ensuite le diluer, quel intérêt ?

- Cal : 57
- Prot : <0.5 g
- Glu : 13 g
- Lip : <0.5 g

### Nectar 10 fruits et vitamines Pampryl

- Fruits : 50 %
- Vitamine C : NC
- Fibres : NC

Un jus multifruits de mauvaise qualité (concentrés et purée de fruits, eau et sucre). La complémentation en vitamines n'est qu'un cache-misère.

- Cal : 49
- Prot : 0 g
- Glu : 12.3 g
- Lip : 0 g

### Pina colada Casino

- Fruits : 23 %
- Vitamine C : NC
- Fibres : NC

Beaucoup d'eau, un peu de lait de coco et de jus d'ananas, une bonne dose de sucre... et beaucoup d'additifs (stabilisants, émulsifiants, arômes...) !

- Cal : 75
- Prot : 0 g
- Glu : 12 g
- Lip : 3 g

### Nectar pomme fraise cassis Pressade

- Fruits : 50 %
- Vitamine C : NC
- Fibres : <0.5 g

Un jus à base de concentrés (de pomme surtout, moins cher) dilués dans de l'eau sucrée. La preuve que tout ce qui est bio n'est pas forcément de bonne qualité.

- Cal : 45
- Prot : <0.5 g
- Glu : 10 g
- Lip : NC

### Superfruits grenade Fruité

- Fruits : 38 %
- Vitamine C : 12
- Fibres : <0.5 g

On prête au jus de grenade des vertus anti-cancer et anti-infarctus... s'il s'agit bien-sûr de jus 100 % ! Ici, c'est un mélange d'eau, de jus concentré et de sucre.

- Cal : NC
- Prot : 0.5 g
- Glu : 9.5 g
- Lip : 0 g

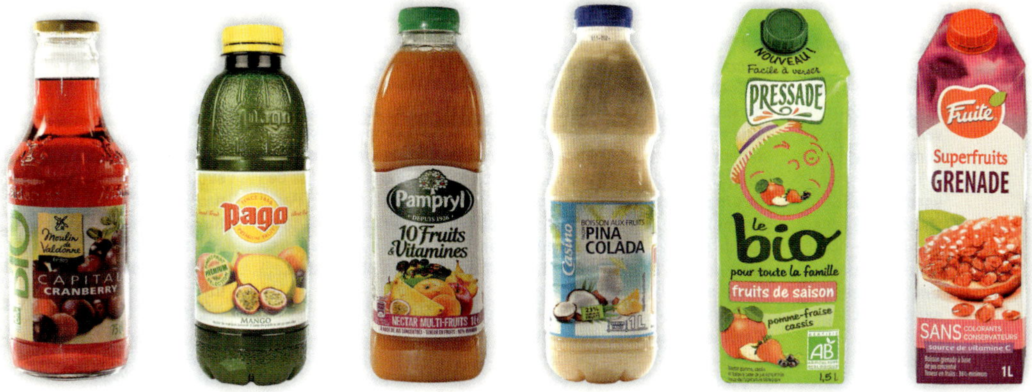


NON

# *Pepsi ou Coca ?*

Souvent montrés du doigt comme un des responsables de l'obésité galopante ou de la déminéralisation osseuse, les sodas ne bénéficient pas de circonstances atténuantes. Pour quelles raisons ? C'est ce que nous allons voir…

●●● Les plus consommés sont certainement les colas dont les ingrédients de base sont : eau gazéifiée, sucre, colorant (caramel E150d), acidifiant (acide phosphorique), extraits végétaux, arôme caféine. Comment fabrique-t-on le *Coca-Cola* ? Dans l'usine, une station de traitement d'eau fournit une eau neutre à laquelle sont rajoutés les extraits végétaux sous forme liquide ou en poudre. Personne ne connaît la formule exacte de ces extraits, c'est le grand secret de *Coca-Cola*, probablement le secret le mieux gardé du monde car ce sont eux qui donnent au breuvage son goût unique. Puis, l'eau et les extraits sont mélangés au sucre liquide dans une grande cuve. Du dioxyde de carbone ($CO_2$) est ensuite ajouté avant la mise en bouteille.

## Nutritionnellement, ça donne quoi ?

Tous les sodas, colas ou autres, n'ont aucun intérêt nutritionnel. Et pour cause : leur apport calorique est très élevé pour un pouvoir satiétant quasi nul (le pouvoir satiétant est la capacité d'un aliment à maintenir la satiété dans le temps c'est-à-dire un état de non faim). En clair, ils n'ont qu'un seul effet (lorsqu'ils sont consommés en excès) : celui de participer à une surcharge en sucres qui peut favoriser prise de poids et caries.

- La plupart des sodas contiennent beaucoup de sucre (saccharose) et ces sucres libres sont cariogènes.
- Les sodas ont aussi un pH très bas, du fait des acides (citrique, phosphorique) qu'ils contiennent. Cette caractéristique favorise l'érosion dentaire, c'est-à-dire la perte d'émail et de dentine (ivoire), qui affecte surtout les incisives, et qui est fréquente chez les jeunes adultes.
- Les sodas au cola (Pepsi, Coca Cola et colas MDD) contiennent de l'acide phosphorique. Ils sont donc problématiques à plusieurs titres. D'abord ils favorisent la déminéralisation osseuse et les fractures. « *Les excès de phosphore, en précipitant le calcium, réduisent l'absorption de ce minéral* » explique Dr Jean-Paul Curtay, nutrithérapeute à Paris. Ensuite, on sait que l'excès de phosphore augmente le risque de souffrir de maladies cardiovasculaires, osseuses et rénales. Or celui qu'apportent les boissons au cola (75 mg env. pour 200 ml) se surajoute à celui qu'apporte l'alimentation et notamment tous les additifs au phosphore (E540 à 546 et E450). Aujourd'hui, les apports journaliers varient entre 1200 et 1500 mg par jour alors qu'ils ne devraient pas dépasser 550 mg.

## Que penser des sodas light ?

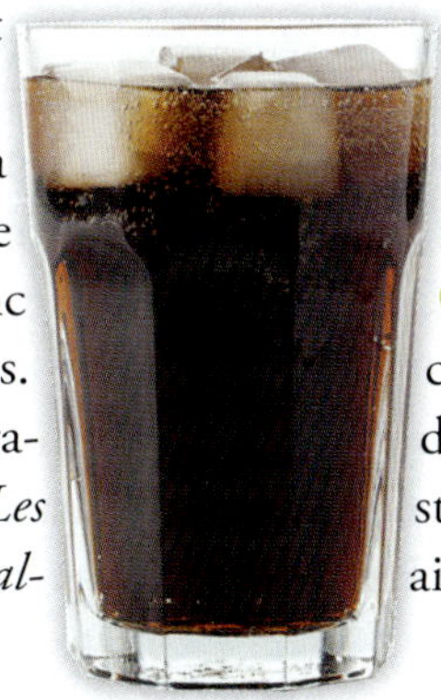

Pour obtenir un soda light, il suffit de remplacer le sucre par des édulcorants : aspartame, acésulfame-K, glycosides de stéviol, etc.

- **Avantages** : les édulcorants que contiennent les sodas n'ont pas d'effet sur le taux d'insuline et ne stimulent donc pas l'appétit. Par ailleurs, les études montrent que la consommation d'aliments édulcorés ne conduit pas à une augmentation de l'apport d'énergie (ni d'ailleurs à une perte de poids). Pour ces raisons, les sodas light peuvent avoir un intérêt pour les personnes qui ont du mal à renoncer à ce genre de boisson.

- **Inconvénients :** les édulcorants confèrent la même saveur sucrée aux sodas que le sucre classique ce qui risque d'entretenir voire d'aviver notre attirance naturelle pour les aliments sucrés. De plus, pour le toxicologue Jean-François Narbonne, à partir du moment où il y a des doutes sur la toxicité d'une substance comme c'est le cas pour l'aspartame, autant ne pas prendre de risque et consommer des produits les plus naturels possibles.
- **Conclusion :** si la consommation de sodas est occasionnelle, évitez le light, surtout pour vos enfants.

## Quid des boissons énergisantes ?

Après le cola – caféiné – les boissons préférées des ados et des sportifs sont les *energy-drink* : Red-Bull, Monster Energy, Dark Dog... Destinées à donner un regain d'énergie à son consommateur, ces boissons mélangent différents ingrédients stimulants dont le principal est la caféine, à raison de 50 à 80 mg pour 25 cl. Si un verre de cola apporte en caféine l'équivalent d'un tiers d'une tasse de café, un verre de boisson énergisante en contient l'équivalent de 1 à 2 tasses ! Comme les colas, les boissons énergisantes sont très sucrées : 25 cl contiennent 30 g de sucre

**LE TOP 10 DES SOFT DRINKS EN 2015**

| PRODUIT | C.A. |
|---|---|
| Coca-Cola | 45,4 % |
| Oasis | 7,8 % |
| Lipton Ice Tea | 4,9 % |
| Schweppes Fruit | 4,1 % |
| Colas MDD | 3,7 % |
| Boissons aux fruits non gazeuses MDD | 3,6 % |
| Orangina | 3,3 % |
| Limonade MDD | 3,1 % |
| Boissons au thé non gazeuses MDD | 2,4 % |
| Fanta | 2,1 % |

environ (près de 8 morceaux de sucre). Parmi les autres substances actives de ces boissons, on trouve : la taurine (un acide aminé qui n'a rien à voir avec les taureaux mais qui est un antioxydant), des vitamines B, du glucuronolactone (un sucre naturellement produit par le foie à partir du glucose) ou encore des plantes (guarana, ginseng, ginkgo biloba).

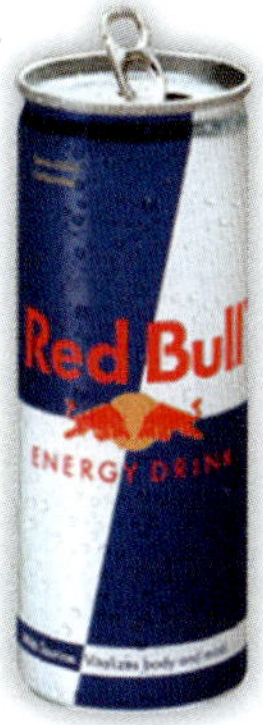


Sur le plan santé, aucune dangerosité. Le principal risque est celui lié à une surdose de caféine : hypertension, palpitations, maux de tête... Autre risque pointé en cas de consommation conjointe d'alcool : les effets de l'alcool sont masqués par la boisson ce qui peut induire des comportements à risque (conduite en état d'ivresse par exemple).

## *Faites* LE BON CHOIX

- Réservez les sodas à des occasions particulières en veillant à ce que vos enfants les consomment avec modération.
- N'oubliez pas que la seule boisson indispensable est l'eau et que les sodas – ou même les jus de fruits et les sirops – ne doivent pas trôner sur la table de vos déjeuners et dîners.
- Brossez-vous les dents plutôt deux fois qu'une après avoir consommé des sodas.
- Évitez les sodas qui contiennent de l'acide phosphorique. Évitez également les sodas light.

## Sodas

# OUI

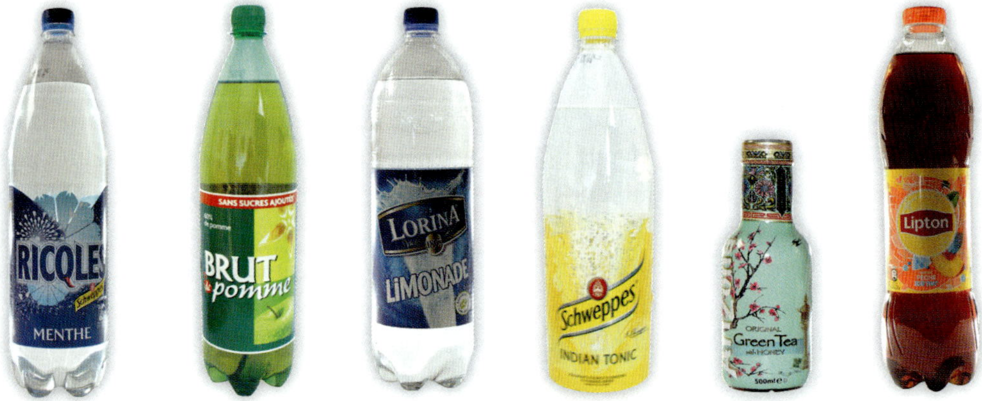


### Ricqlès

- Additifs* : 1
- Ingrédients naturels : arôme menthe

Une recette ultra-simple : eau, sucre (seulement 7 g aux 100 ml), arôme. Aucun édulcorant. Un des sodas les moins sucrés. Bien !

- Cal : 28
- Prot : 0 g
- Glu : 7 g
- Lip : 0 g

### Brut de pomme

- Additifs* : 4
- Ingrédients naturels : jus de pomme

Un soda constitué à 77 % de jus de pomme et à 33 % d'eau gazéifiée. C'est pas mal même s'il contient quelques additifs.

- Cal : 32
- Prot : 0 g
- Glu : 7.5 g
- Lip : 0 g

### Limonade Lorina

- Additifs* : 2
- Ingrédients naturels : arômes citron/citron vert

De l'eau gazéifiée, du sucre, un acidifiant et des arômes naturels. En plus ce n'est pas trop sucré ! Que demander de plus ?

- Cal : 32
- Prot : traces
- Glu : 7.5 g
- Lip : 0 g

### Tonic Schweppes

- Additifs* : 5
- Ingrédients naturels : arôme quinine

Même si Schweppes a cédé aux sirènes des édulcorants, la recette reste simple : eau, sucre, acidifiant, arômes, édulcorants. Correct.

- Cal : 25
- Prot : 0 g
- Glu : 5.8 g
- Lip : 0 g

### Green tea with honey Arizona

- Additifs* : 4
- Ingrédients naturels : miel, extrait de thé, arôme

De l'eau, du miel, de l'extrait de thé vert, des arômes et des acidifiants. Les autres produits de cette gamme sont plus sucrés.

- Cal : 23
- Prot : 0 g
- Glu : 6.8 g
- Lip : 0 g

### Ice Tea Pêche Lipton

- Additifs* : 3
- Ingrédients naturels : extrait de thé, jus de pêche

La boisson connue la moins sucrée des boissons sans édulcorant. Seuls additifs : un acidifiant, un arôme... et de la vitamine C. Un bon choix.

- Cal : 30
- Prot : 0 g
- Glu : 7 g
- Lip : 0 g

LE TOP

LE FLOP

### Kas Citron

- Additifs* : 7
- Ingrédients naturels : jus de citron à base de concentré « 6 % de jus de citron », certes. Mais également des stabilisants, un conservateur allergisant, du colorant... et beaucoup de sucre !
- Cal : 46
- Prot : 0 g
- Glu : 11.5 g
- Lip : 0 g

### Gambetta Limonade

- Additifs* : 4
- Ingrédients naturels : extrait de plante, arôme agrumes Une boisson 50 % plus sucrée que les autres. Un colorant et un conservateur dont on se passerait bien. Bof !
- Cal : 53
- Prot : 0 g
- Glu : 13.2 g
- Lip : 0 g

### Monster Energy

- Additifs* : 8
- Ingrédients naturels : extraits de ginseng et de guarana Du sirop de glucose, de nombreux additifs, du sel et, hors caféine, peu de nutriments « énergisants ». À éviter, même pour se réveiller !
- Cal : 37
- Prot : 0 g
- Glu : 9.4 g
- Lip : 0 g

### Finley Mojito

- Additifs* : 7
- Ingrédients naturesl : jus de fruit concentré Une majorité d'eau mais trop d'arômes, des stabilisants, des édulcorants, des correcteurs d'acidité... Ça manque de naturel !
- Cal : 19
- Prot : 0 g
- Glu : 4.4 g
- Lip : 0 g

### Coca-Cola Zéro

- Additifs* : 6
- Ingrédients naturels : extraits végétaux, arôme caféine Beaucoup d'additifs et de l'acide phosphorique néfaste. Légèrement plus sucré au goût que le Coca light.
- Cal : 0
- Prot : 0 g
- Glu : 0 g
- Lip : 0 g

### Schweppes Zero Lemon

- Additifs* : 7
- Ingrédients naturels : extraits et arômes naturels de citron Une liste d'ingrédients longue avec de l'amidon modifié, deux stabilisants, deux édulcorants, un conservateur. On évite !
- Cal : 1.5
- Prot : 0 g
- Glu : 0 g
- Lip : 0 g

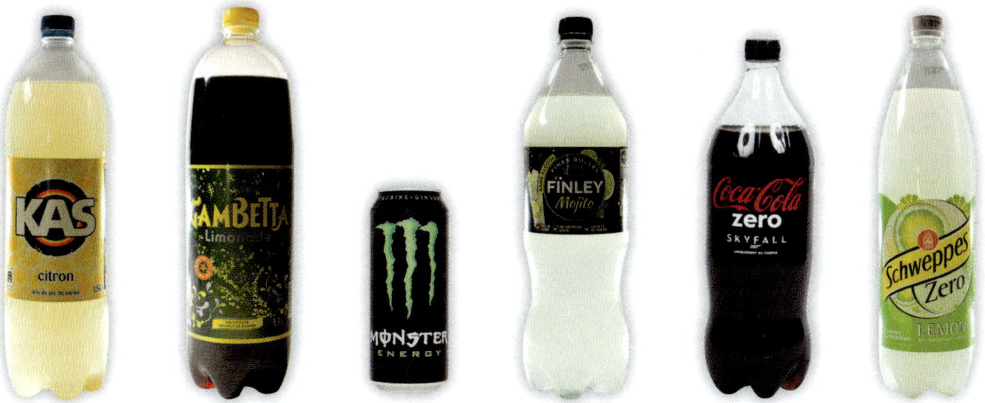


*Additifs + arômes

NON

# Les boissons chaudes

**Pris tout au long de la journée, cafés, thés, tisanes contribuent à une bonne hydratation de l'organisme. Outre l'eau, ces boissons chaudes apportent des substances naturelles bénéfiques pour la santé.**

## Le café

C'est une graine extraite d'un fruit appelé cerise en raison de sa couleur rouge. Il provient d'un arbre appelé le caféier dont la hauteur varie de 2 à 12 m et qui a besoin de chaleur et d'humidité pour se développer. Il existe deux grandes variétés de café.

- **L'arabica** qui est cultivé à haute altitude en Amérique centrale et en Amérique du sud (Brésil, Colombie, Equateur, Venezuela). Il possède une faible teneur en caféine (0.8-1.4 %) et donne un café au goût fin et parfumé.
- **Le robusta** qui peut être cultivé à basse altitude. Il est principalement produit dans les pays d'Afrique (Côte d'Ivoire, Cameroun, Ethiopie) et en Indonésie. Sa teneur en

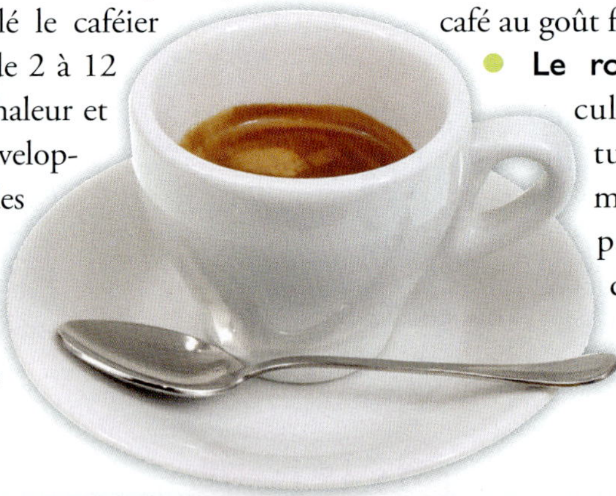

caféine (2-3 %) est le double de celle de l'arabica et donne un café au goût moins raffiné et plus âcre.

Les grains de café verts lavés et emballés dans des sacs de jute sont expédiés dans les pays consommateurs où ils sont torréfiés c'est-à-dire grillés ce qui développe leurs arômes et leur donne leur couleur foncée. La torréfaction est l'étape la plus importante de la fabrication car d'elle dépend la qualité du café.

Le café au supermarché est composé soit d'une seule variété (arabica le plus souvent) soit d'un mélange. Notez que ce qui différencie le café d'une marque de distributeur d'un café de marque nationale (Carte Noire, Maison du café, Jacques Vabre, Lavazza, Malongo…), c'est la constance du mélange et donc de la saveur de votre café tout au long de l'année. Autrefois conditionnés en grains, le café est désormais vendu moulu et sous vide afin de conserver un maximum d'arômes. Il arrive qu'avant ouverture un paquet ou l'opercule d'une boîte soit légèrement bombé. N'ayez pas d'a priori négatif, c'est au contraire un signe de qualité.

### *Zoom sur le café soluble*

Créé par Nestlé en 1938, le Nescafé a été le premier café soluble commercialisé. Depuis, il a fait des émules. Le café soluble dit instantané est un café concentré qui a été lyophilisé. Cette déshydratation produit les petits granulés bruns typiques du café soluble. Très pratique, le café instantané a un inconvénient : il contient davantage de composés de Maillard que le café moulu ou en grains (source Anses). Or ces composés ont une activité pro-oxydante et accélèrent le vieillissement.

## Nutritionnellement, ça donne quoi ?

Le café contient des quantités non négligeables de potassium (66 mg/100 ml) et de vitamine B3 (200 ml couvre 30 % des apports conseillés en cette vitamine). Mais le café est intéressant pour la santé surtout en raison de sa richesse en **antioxydants**. Une tasse de café renfermerait autant d'antioxydants que trois oranges. Environ 300 sortes d'antioxydants nageraient dans le fond de la tasse ou flotteraient dans les vapeurs de café. Ainsi 150 ml de café en contiendraient 200 à 550 mg (contre 150 à 200 mg pour la même quantité de thé). Une alimentation riche en antioxydants protège contre les maladies chroniques (maladies cardio-vasculaires, diabète, cancer) et les maladies liées au vieillissement.

L'autre composé majeur du café est la **caféine.** Cette substance naturelle est un stimulant du système nerveux : elle permet de lutter contre la fatigue. À court terme elle induit aussi une élévation de la tension artérielle, a un effet diurétique et « brûle-graisse ». La teneur en caféine d'une tasse de café peut varier de façon considérable selon l'origine et la composition du mélange, la méthode de préparation et la dose de mouture.

**TENEUR EN CAFÉINE DES BOISSONS**

| BOISSONS | TENEUR |
|---|---|
| Café filtre (100 ml) | 75.5 mg |
| Café percolateur (100 ml) | 50 mg |
| Café soluble (100 ml) | 32 à 45 mg |
| Expresso (50 ml) | 89 mg |
| Thé (200 ml) | 12 à 20 mg |
| Coca Cola (33 cl) | 33 mg |

Source : Food and Drug Administration

## Le café vous énerve ?

Eh bien buvez du décaféiné ! Vous trouvez désormais dans votre supermarché du café décaféiné moulu en paquet ou boîte, en dosettes et aussi soluble. Comment le débarrasse-t-on de sa caféine ? Il y a plusieurs façons.

- La méthode chimique, la plus utilisée, fait appel à un solvant pour extraire la caféine des grains de café encore non torréfiés. Les grains sont ensuite lavés à la vapeur afin d'éliminer les résidus de solvant puis ils sont séchés et torréfiés. Le solvant n'est présent qu'à l'état de traces dans le produit fini.
- La décaféination dite naturelle utilise de l'eau et du charbon actif qui fixe préférentiellement la caféine mais ce procédé est plus délicat à mettre en œuvre. Les cafés Malongo sont décaféinés de cette façon.

À noter que la décaféination n'est jamais totale. La législation impose une teneur en caféine inférieure ou égale à 0,1% pour le café moulu soit 3 mg par tasse.

## Le thé

Noir, vert ou blanc, tous les thés proviennent du même arbuste, le théier, qui pousse essentiellement dans les régions tropicales. L'Inde est le premier producteur mondial devant la Chine et le Sri Lanka (anciennement Ceylan). C'est uniquement l'environnement, l'époque de la cueillette et le mode de transformation qui donnent les différentes variétés de thé.

- **Le thé noir** est obtenu après flétrissage des feuilles puis fermentation et séchage. La fermentation est une étape importante car c'est elle qui va donner tout son goût et son caractère au thé. Elle peut prendre jusqu'à trois heures. Plus la fermentation est longue et plus le thé est noir.
- **Le thé vert** est un thé non fermenté. Les feuilles sont flétries et passées à la vapeur après récolte afin d'empêcher la fermentation.

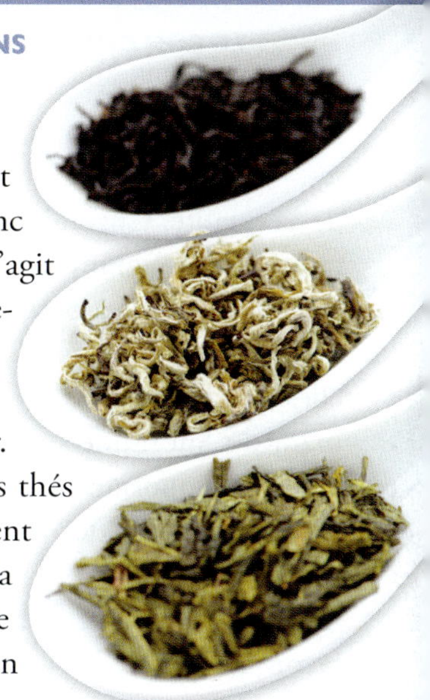

- **Le thé blanc** est le plus fin et donc le plus cher. Il s'agit des bourgeons recouverts d'un duvet blanc que l'on a fait sécher à l'air.

Le classement des thés s'effectue également en fonction de la finesse et la taille des feuilles. On parle de grades :

- feuilles entières (*leaf*) : bourgeon, feuille jeune ou feuille basse et large ;
- feuilles brisées (*broken*) ;
- feuilles broyées (*fannings et dust*).

Les feuilles entières sont principalement réservées à la vente du thé en vrac. Les feuilles brisées et les feuilles broyées sont sélectionnées pour le conditionnement en sachet. Plus les feuilles sont brisées ou broyées, plus la feuille de thé est petite, plus l'infusion sera courte et la boisson corsée.

Le grade du thé ne préjuge en rien de sa qualité. Contrairement à ce que l'on croit, un thé à grandes feuilles n'est pas supérieur à un thé à petites feuilles. Simplement les feuilles brisées sont plus fragiles : elles perdent leur fraîcheur plus rapidement du fait d'une surface d'échange avec l'air plus importante.

La plupart des thés sont un mélange de 20 à 40 variétés de feuilles de thé. Chaque fabricant effectue ses mélanges de façon à obtenir des goûts spécifiques à la marque et uniformes dans le temps.

Les thés parfumés sont des thés auxquels on a ajouté des essences (bergamote), des écorces, des morceaux de fruits ou des arômes.

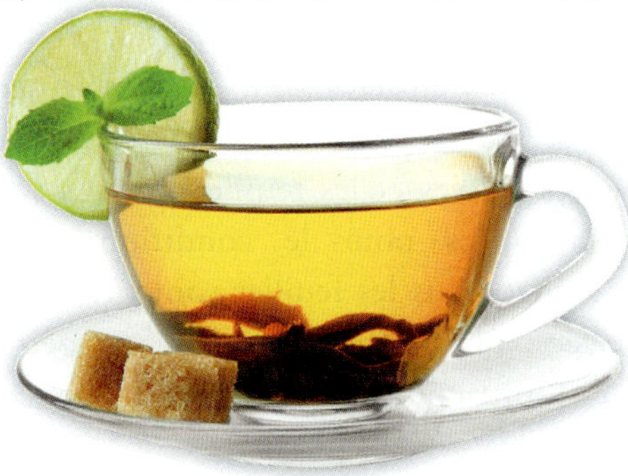

*Le thé et les Français*

Les Français consomment 3 fois plus de thé aujourd'hui qu'il y a 25 ans, soit 230 g par an (contre 2,3 kg pour les Anglais !). Le thé noir est deux fois plus consommé que le thé vert. Les sachets représentent 70 % de la consommation. Les gros buveurs de thé se trouvent en Ile de France et dans l'Ouest.

## Nutritionnellement, ça donne quoi ?

Le thé contient de la caféine mais en moindre quantité que le café. Une tasse de thé (200 ml) en apporte entre 20 et 60 mg. Une astuce pour décaféiner un thé, laissez infuser votre thé 45 secondes puis jeter l'eau et laisser infuser à nouveau. Vous éliminez ainsi 80 % de la caféine. Improprement appelé thé rouge, le rooibos n'est pas un thé mais une infusion. Il est sans caféine.

Comme le café, le thé est une boisson très riche en antioxydants. Le thé vert a un pouvoir antioxydant comparable à celui du thé noir, seule la nature des antioxydants diffère.

## Les infusions

La tisane est une infusion de plantes autres que le thé : camomille, menthe, verveine, tilleul, hibiscus, rooïbos… On peut également y ajouter des fruits et des épices.

Au supermarché, vous trouverez soit des boîtes contenant des sachets individuels de plantes (une seule variété, des mélanges de plantes, ou des mélanges aromatisés), soit des plantes en vrac (une variété ou des mélanges). Comme pour le thé, les sachets contiennent souvent des mélanges de récolte. Les plantes en vrac, à condition d'être conservées dans des contenants hermétiques, sont de meilleure qualité gustative.

### *Faites* LE BON CHOIX

- Pour ne pas dépasser la dose journalière de caféine conseillée par les autorités de santé (300 mg), ne buvez pas plus de 3-4 tasses de café ou 6 tasses de thé par jour.
- Préférez le café en grains à moudre vous-même sinon placez votre café moulu dans une boite hermétique, au frais à l'abri de l'humidité, au bas du réfrigérateur.
- Le thé a des vertus santé et peut se boire tout au long de la journée. L'offre en supermarché est très variée. Noir, vert ou blanc, Darjeeling (Inde), Earl grey (thé de Chine aromatisé à la bergamote), Breakfast, Grand Yunnan (Chine), Gunpowder, thé au jasmin... Il y en a pour tous les palais.

# Vive le froid !

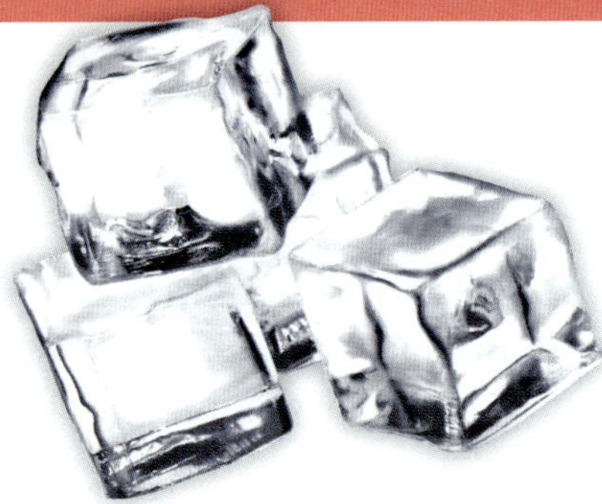

Les aliments surgelés sont généralement des produits prêts à l'emploi qui ne nécessitent pas d'épluchage, pas de nettoyage, pas de découpage, ce qui explique leur succès. Avec 12 kg de surgelés consommés chaque année par habitant, la France se place loin derrière la Grande-Bretagne (23 kg annuels par habitant) mais devant l'Allemagne (11 kg), l'Espagne (9 kg) et l'Italie (6 kg).

## Congelé ou surgelé ?

La distinction entre congélation et surgélation serait une pratique très franco-française. Mais puisqu'elle existe, expliquons-la rapidement. La surgélation est une technique industrielle alliant des températures très basses (-30 °C à -50 °C) à une très grande rapidité de refroidissement. La rapidité du refroidissement préserve la structure cellulaire de l'aliment, donc par conséquent son goût, sa texture et son apparence. Les produits alimentaires doivent être, au moment de la surgélation, parfaitement sains et frais. Les aliments surgelés sont obligatoirement vendus dans des préemballages et leur température de conservation de -18 °C doit être maintenue sans aucune rupture jusqu'au consommateur.

La congélation est au contraire une pratique « maison » qui s'effectue assez lentement à -18 °C et n'offre pas les mêmes garanties que la surgélation en termes de sécurité sanitaire ou de respect de la structure de l'aliment. Comme la glace a une masse volumique supérieure à celle de l'eau, la congélation à -18 °C se traduit par une augmentation de volume du produit (ce qui explique pourquoi on ne remplit jamais en entier une bouteille avant de la congeler). Cette augmentation de volume alliée à l'effet des cristaux de glace (cristaux d'autant plus gros et acérés que la congélation est lente) peut altérer la texture ou la saveur de l'aliment.

## Aliments frais et surgelés : même profil nutritionnel ?

La congélation a très peu d'impact sur la teneur en nutriments des aliments. Certains fruits et légumes sont blanchis (ébouillantés) avant congélation afin d'inactiver les enzymes et les levures qui pourraient continuer à les détériorer dans le congélateur. Ce traitement peut causer une perte en vitamine C (de l'ordre de 15 à 20 %). Cependant les fruits et légumes sont surgelés juste après leur récolte, dans des conditions optimales. Ils présentent donc souvent davantage de qualités nutritives que leurs équivalents « frais » qui subissent des temps de transport et de stockage plus longs avant d'atterrir dans votre caddie. Pendant cette période, les vitamines et les minéraux peuvent progressivement être perdus. Les fruits frais et les légumes verts peuvent ainsi perdre jusqu'à 15 % de leur vitamine C par jour lorsqu'ils sont conservés à température ambiante.

## EVOLUTION DE LA TENEUR EN VITAMINE C

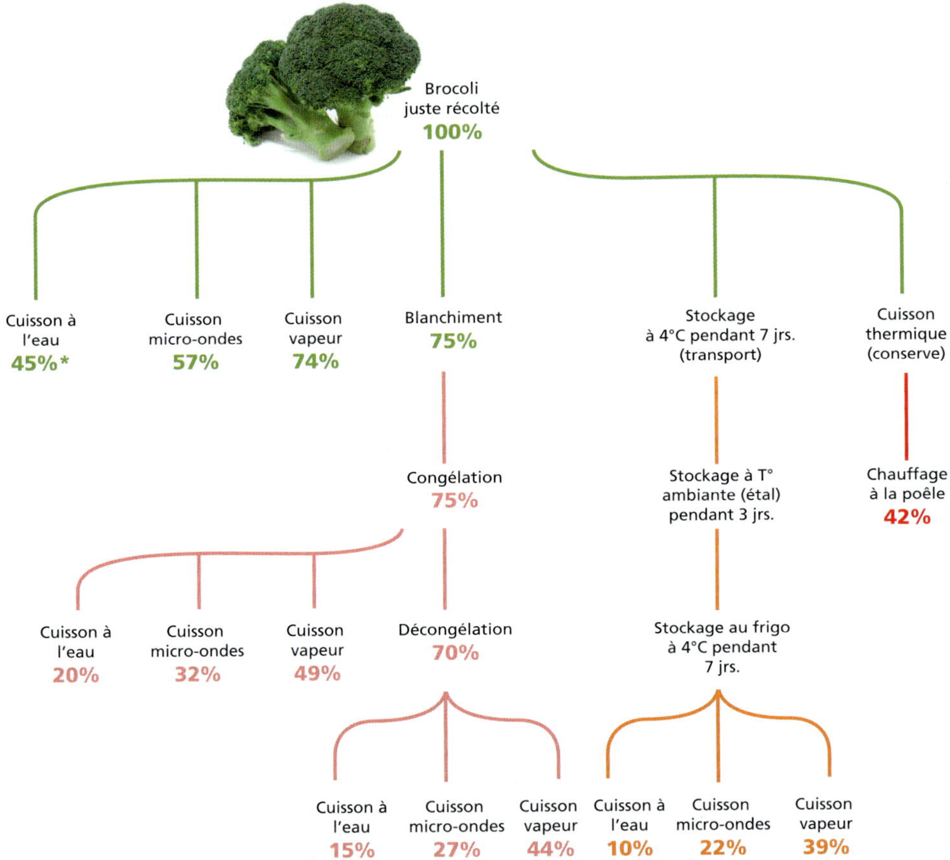


* Teneur finale en vitamine C exprimée en % de la teneur initiale

En revanche, il n'y a pratiquement aucune perte de vitamines ni de minéraux dans les viandes, les poissons et les volailles surgelés puisque les protéines, les vitamines A et C ainsi que les minéraux ne sont pas affectés par la congélation. Au cours de la décongélation, il y a en revanche une perte de liquide contenant des vitamines solubles et des sels minéraux. Ceux-ci seront perdus au cours de la cuisson si ce liquide n'est pas récupéré.

## Les bons plans du rayon surgelé

Les meilleurs plans du rayon sont les **fruits et légumes nature** (c'est-à-dire non cuisinés). Leur premier atout : ils renferment souvent plus de vitamine C que les légumes frais car, comme on l'a déjà vu, ils sont cueillis à maturité et surgelés sur place sans subir de stockage et de transport longs. Par ailleurs, pour les fruits exotiques ou les fruits rouges, cela permet de s'approvisionner toute l'année sans les faire venir de contrées lointaines et à des prix défiant tous les primeurs.

Les **filets de poissons surgelés** représentent aussi de bons plans car ils sont nutritionnellement aussi intéressants que les frais et ne demandent pas d'être achetés le jour même de leur consommation. Ils sont aussi vendus par lot, ce qui permet de réduire là aussi les prix de vente.

Pour la **viande**, il semblerait également que la congélation ne soit pas un mauvais choix. Les viandes congelées sont en général un peu plus tendres que les fraîches, ce qui est un réel avantage pour certaines viandes comme le bœuf ou le mouton mais peut être moins intéressant pour le poulet dont on déplore souvent le manque de fermeté. Sur le plan nutritionnel, il n'y a pas de différence notable entre les viandes congelées et les fraîches.

## Les mauvais plans du rayon surgelés

Sans hésiter, ce sont les **plats préparés**. Comme leurs homologues frais, ils sont souvent bourrés d'ingrédients de mauvaise qualité : émulsifiants, amidons, arômes, huiles mal équilibrées,

### *Durée de conservation des surgelés*

La durée de conservation des produits surgelés est très variable selon le type de produits, mais aussi selon le type d'appareil dont vous disposez.

- dans un réfrigérateur simple, (de 4°C à 8°C) : 24 heures maximum
- dans un freezer 1 étoile (-6°C) : 3 jours maximum
- dans un freezer 2 étoiles (-12°C) : 1 mois maximum
- dans un freezer 3 étoiles (-18°C) : plusieurs mois (date sur l'emballage).
- dans un congélateur 4 étoiles (-18°C à -30°C) : plusieurs mois (date sur l'emballage). La durée de conservation des produits surgelés dans un congélateur 4 étoiles est de :
- 8 à 24 mois pour les viandes et les poissons ;
- 12 à 24 mois pour les pâtisseries ;
- 24 à 36 mois pour les fruits et légumes.

lactose, poudre de lait, etc. Rares sont ceux qui présentent une liste d'ingrédients courte avec des produits que l'on trouverait dans nos placards. Il existe heureusement quelques bonnes surprises (voir page 322).

Côté pizzas : à part les bio, certaines 4 saisons (Picard et Carrefour notamment), la pizza 3 fromages Label rouge Manosque et quelques autres produits qui se démarquent, elles contiennent quasi-systématiquement des épaississants et des ingrédients de basse qualité. Côté gratins : les mauvais plans concernent les hachis à base de pomme de terre (Parmentier, morue) – souvent préparés avec des flocons réhydratés et des additifs – mais aussi la plupart des lasagnes et des tomates farcies. Côté poêlées ou purées de légumes : certaines contiennent trop d'eau ou de matière grasse, s'éloignant des plats que l'on ferait à la maison. Dernier piège : les plats « basiques » type pâtes à la carbonara ou gratins de macaroni qui se révèlent plus onéreux et de moins bonne qualité que les mêmes réalisés à la maison, pour un gain de temps pas forcément intéressant !

## Du supermarché au congélateur

Lors de vos courses, achetez les surgelés en dernier et placez-les dans des sacs isothermes afin d'éviter de rompre la chaîne du froid (si la température extérieure est de 20°C, ce type de sac permet de garder les produits au froid pendant deux heures environ).

## Du congélateur à l'assiette

La plupart des aliments se préparent sans décongélation préalable : les poissons panés se cuisent directement à la poêle, les légumes à la vapeur, les plats cuisinés en sachet se plongent dans l'eau bouillante, les petites découpes de volaille se cuisent comme de la viande fraîche. En revanche, les grosses pièces de viande, les poissons entiers et les crustacés nécessitent une vraie décongélation. Pour cela, il faut soit les laisser plusieurs heures hors de leur emballage dans le réfrigérateur, soit les mettre au four à micro-ondes en mode « décongélation ». Attention : ne jamais décongeler dans un four traditionnel ou hors du réfrigérateur. Dans tous les cas, respectez les conseils de préparation donnés par le fabricant.

### *Faites* LE BON CHOIX

- Lisez bien les étiquettes et choisissez les produits sans additifs.
- Faites attention à la teneur en sel.
- N'achetez jamais un produit dont l'emballage est abîmé.
- Préférez les filets de poissons nature et les légumes nature aux plats préparés ; ils offrent l'avantage d'une préparation rapide et offrent les mêmes avantages nutritionnels que leurs homologues frais.
- Respectez les dates limites de conservation.

RAYON SURGELÉS

OUI

# *Légumes cuisinés surgelés*

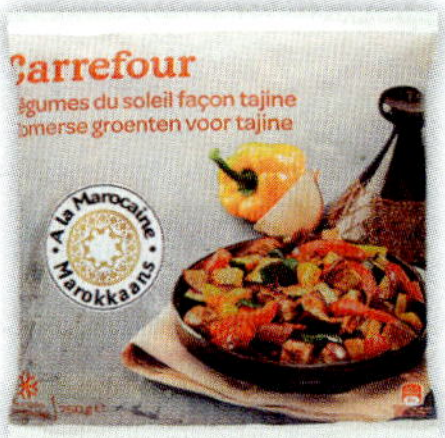


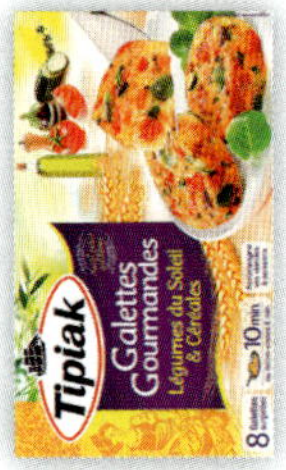


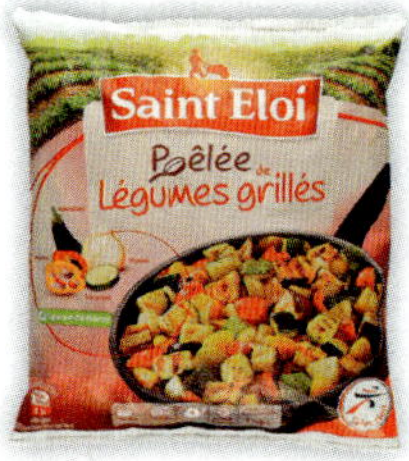


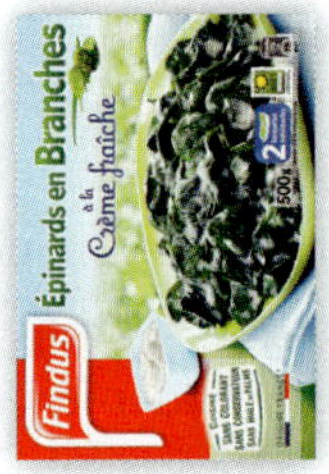


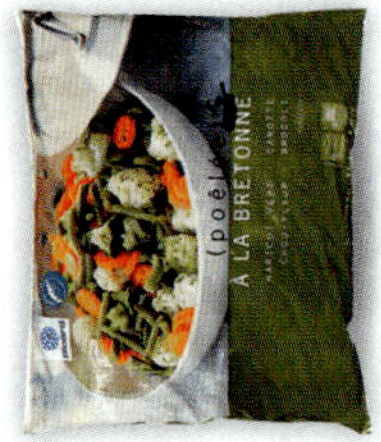


### Légumes façon tajine Carrefour

- Légumes : 78.3 %
- Huile de colza + olive

Courgettes, aubergines, poivrons et oignons grillés cuisinés avec de la pulpe et de la purée de tomates, de l'huile et des aromates. C'est bien.

- Cal : 64
- Prot : 2 g
- Glu : 4 g
- Lip : 3.7 g

### Galettes gourmandes Tipiak

- Légumes : 70 %
- Crème et huile d'olive

Excepté l'arôme, que des ingrédients familiers : légumes, céréales, concentré de tomate, crème, huile d'olive, épices et aromates. Franchement bien !

- Cal : 114
- Prot : 3 g
- Glu : 19 g
- Lip : 2.3 g

### Poêlée de légumes grillés Saint Eloi

- Légumes : 97.1 %
- Huile d'olive

Courgettes, aubergines, poivrons jaunes et rouges, oignons grillés. Le tout avec seulement de l'huile d'olive, du basilic, du sel et poivre. Simple et bon !

- Cal : 44
- Prot : 1.3 g
- Glu : 4.5 g
- Lip : 1.6 g

LE TOP

### Épinards en branches crème fraîche Findus

- Légumes : 69 %
- Crème

Une liste d'ingrédients courte. 69 % d'épinards en branches et une sauce à la crème fraîche presque sans additifs. Une bonne façon de manger des épinards !

- Cal : 69
- Prot : 3.5 g
- Glu : 5.6 g
- Lip : 3.1 g

### Poêlée à la bretonne Picard

- Légumes : 96 %
- Beurre

Légumes (haricots verts, chou-fleur, brocolis, carottes) cuits avec un peu de beurre et de persil. Une des rares bonnes poêlées. On prend !

- Cal : 47
- Prot : 1.9 g
- Glu : 2.8 g
- Lip : 2.6 g

### Légumes noisette carotte Iglo

- Légumes : 63 %
- Huiles de tournesol

Beaucoup d'ingrédients sans intérêt nutritionnel : flocons de pommes de terre, blancs d'œuf en poudre, amidon, dextrose... À éviter !

- Cal : 182
- Prot : 4 g
- Glu : 21 g
- Lip : 9 g

LE FLOP

### Poêlée La Parisienne Bonduelle

- Légumes : 48 %
- Huile de tournesol

Un mélange légumes, pomme de terre et lardons baignant dans une sauce composée d'eau, d'huile de mauvaise qualité, de farine, d'amidon et de 5 additifs. Dommage !

- Cal : 95
- Prot : 3.0 g
- Glu : 8.5 g
- Lip : 4.5 g

### Epinards hachés à la crème Monoprix

- Légumes : 68 %
- Crème

Beaucoup d'épinards mais malheureusement aussi beaucoup de mauvais ingrédients : lait en poudre, protéines de lait, amidon et épaississant. C'est non !

- Cal : 44
- Prot : 1.7 g
- Glu : 3.7 g
- Lip : 2.2 g

### Purée Délice vert Bonduelle

- Légumes : 92 %
- Beurre

Légumes verts mais aussi flocons de pommes de terre, émulsifiants, stabilisants, antioxydants, acidifiants... Un vrai délice d'additifs !

- Cal : 55
- Prot : 2.2 g
- Glu : 5.3 g
- Lip : 2.2 g

### Galettes carottes courgettes Monoprix

- Légumes : 82 %
- Huiles de tournesol et de colza

Des légumes avec un liant de piètre qualité : œuf en poudre, lait en poudre, lactose, amidon de pomme de terre et de manioc + un gélifiant déconseillé.

- Cal : 96
- Prot : 2.9 g
- Glu : 9.4 g
- Lip : 4.6 g

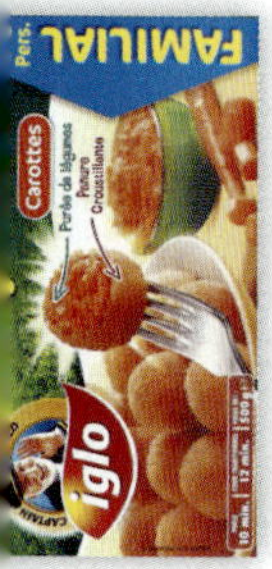


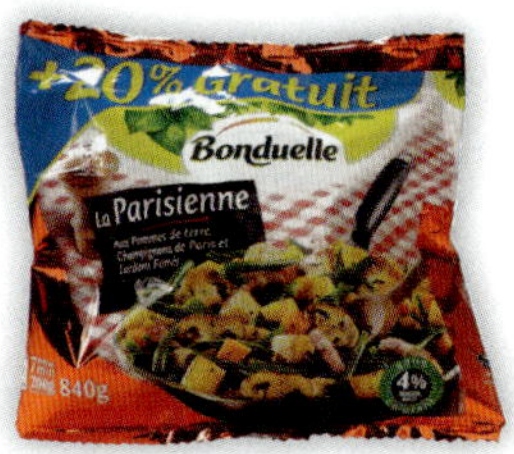


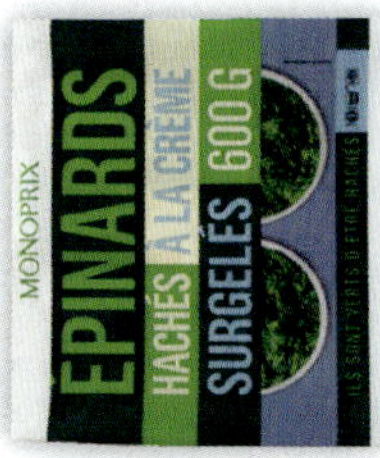


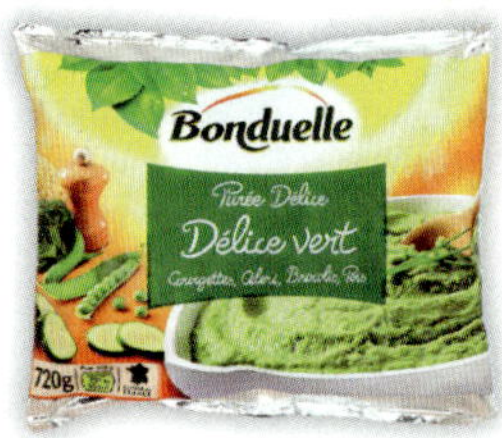


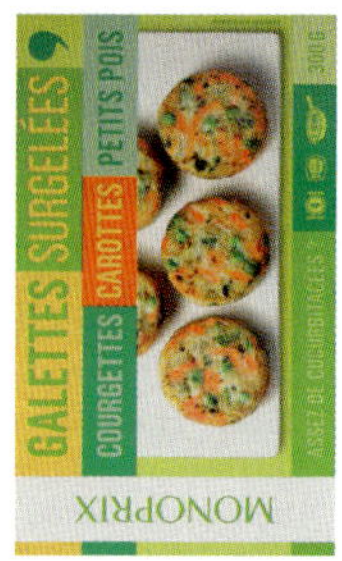


NON

# Frites et purées surgelées

**OUI**

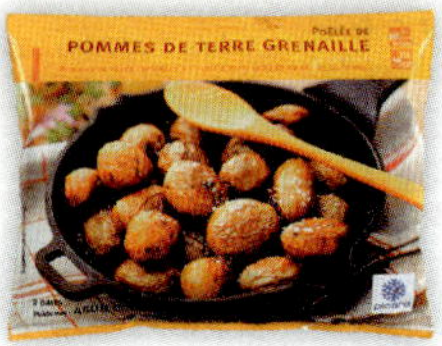


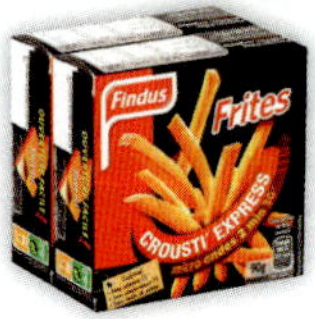


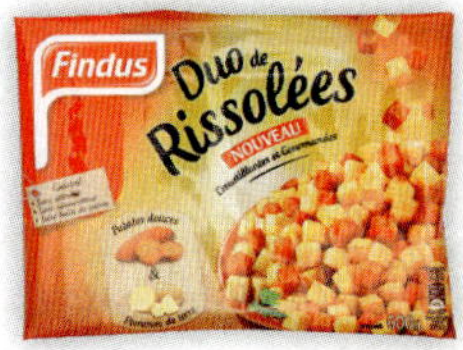


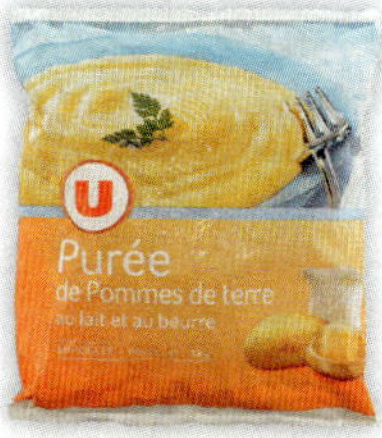


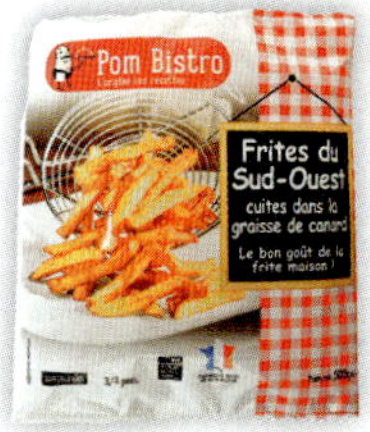


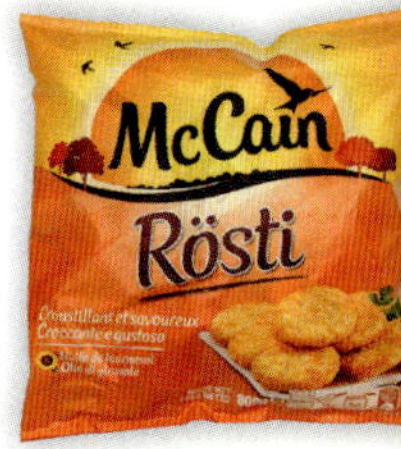


### Poêlée de pomme de terre grenaille Picard

- À la poêle et au four
- Huiles : tournesol et olive

Des pommes de terre préfrites dans de l'huile de tournesol puis revenues avec de l'huile d'olive et du sel de Guérande. Pas trop gras malgré tout.

- Cal : 135
- Prot : 3.2 g
- Glu : 16.4 g
- Lip : 5.8 g

### Purée de pommes de terre U

- À la casserole
- Beurre

Une purée avec des vraies pommes de terre (et non des flocons), du lait liquide et non en poudre, un peu de beurre, de sel, de poivre. Simple et efficace. On prend !

- Cal : 108
- Prot : 2 g
- Glu : 15 g
- Lip : 4 g

### Crousti'Express Findus

- Au micro-onde
- Huile : colza

Une recette simple, sans sel ajouté. La teneur élevée en huile de colza n'est pas un problème : riche en oméga-3 et bien équilibrée, cette huile est bénéfique pour la santé.

- Cal : 252
- Prot : 4 g
- Glu : 28 g
- Lip : 13 g

### Frites du Sud-Ouest Pom Bistro

- Au four
- Graisse de canard

Des pommes de terre cuites dans la graisse de canard (bénéfique pour le cœur) avec un peu de sel. Présence de dextrose (glucose) comme souvent dans les frites industrielles.

- Cal : 215
- Prot : 3.6 g
- Glu : 23.7 g
- Lip : 10.8 g

### Duo de rissolées Findus

- À la poêle et au four
- Huile : tournesol

En associant de la patate douce à la pomme de terre, on abaisse l'index glycémique et on améliore la teneur en antioxydants et en vitamines.

- Cal : 137
- Prot : 2.4 g
- Glu : 18 g
- Lip : 5.4 g

LE TOP

### Rosty's Mc Cain

- À la poêle
- Huile : tournesol

Produit concurrent des croustines Findus mais avec de l'huile cette fois (nature non précisée). Donc beaucoup plus de calories à l'arrivée, c'est normal !

- Cal : 188
- Prot : 2 g
- Glu : 25.5 g
- Lip : 8 g

LE FLOP

### Frites au four Pom'lisse (Leclerc)

- Au four
- Huile : tournesol

90 % de pommes de terre avec un enrobage (5 %) : farine de blé et de riz, amidon de blé, dextrose et des additifs... Pas très appétissant tout ça !

- Cal : 140
- Prot : 2.2 g
- Glu : 21.6 g
- Lip : 4.4 g

### Frites de patate douce Picard

- A la friteuse ou au four
- Huile : colza

De la patate douce panée avec un mélange amidon, farine de riz, dextrose, additif au phosphate et stabilisants. Dommage, l'idée était bonne...

- Cal : 152
- Prot : 1.4 g
- Glu : 25.2 g
- Lip : 4.7 g

### Frit'up McCain

- Au four à micro-ondes
- Huile : tournesol

Des frites prêtes à consommer contenant des pommes de terre nature et en flocons, une huile déséquilibrée, du sel, du dextrose, un émulsifiant et un arôme.

- Cal : 245
- Prot : 3.5 g
- Glu : 33.5 g
- Lip : 10 g

### Original potatoes Mc Cain

- Au four, à la friteuse, à la poêle
- Huile : végétale

Des frites enrobées de farine de riz et de blé, de dextrine, d'amidon de maïs, d'oignons et d'ail en poudre avec des colorants. Beaucoup d'additifs. On évite.

- Cal : 141
- Prot : 2.5 g
- Glu : 20 g
- Lip : 5 g

### Pommes dauphine Auchan

- Au four
- Huile : tournesol

Un produit à l'huile de tournesol qui se dégrade rapidement à la chaleur et beaucoup de calories pour pas grand-chose d'intéressant.

- Cal : 285
- Prot : 4.85 g
- Glu : 23 g
- Lip : 14.3 g

### Purée de pommes de terre McCain

- À la casserole et au four à micro-ondes
- Huile de tournesol

Utiliser des vraies pommes de terre est une bonne initiative. Mais pourquoi avoir ajouté une huile mal équilibrée et du lait en poudre ?

- Cal : 124
- Prot : 2 g
- Glu : 19 g
- Lip : 4 g

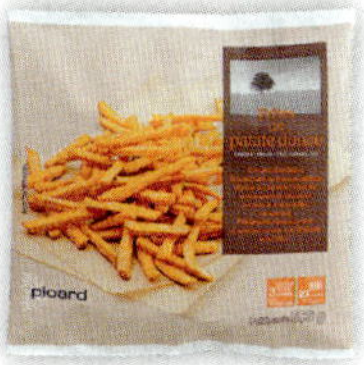


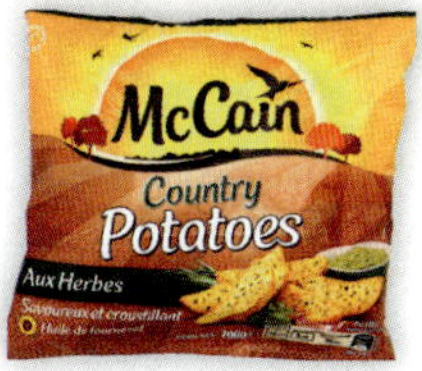


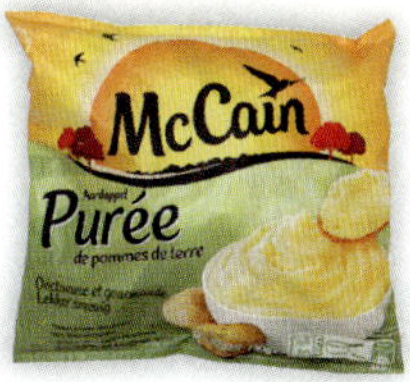


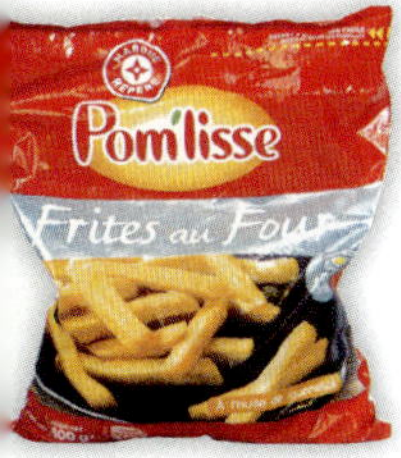


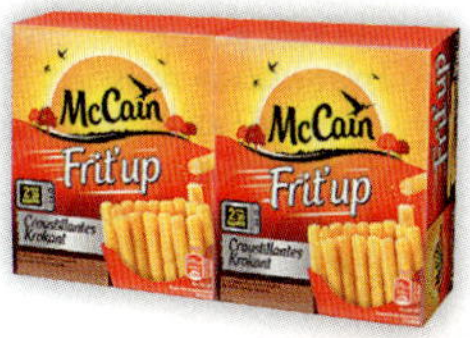


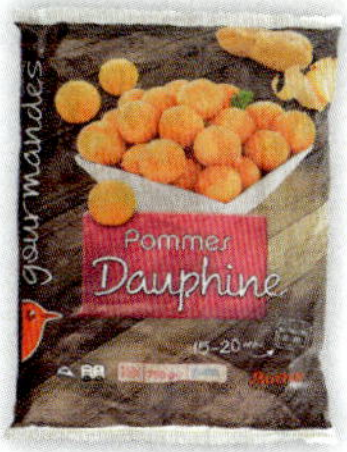


NON

# Plats surgelés

# OUI

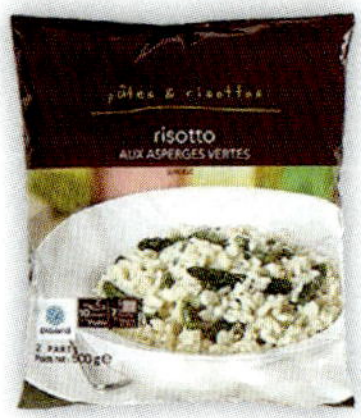


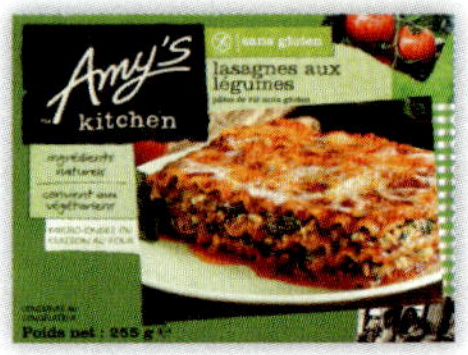


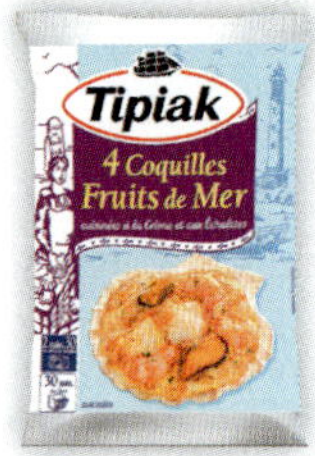


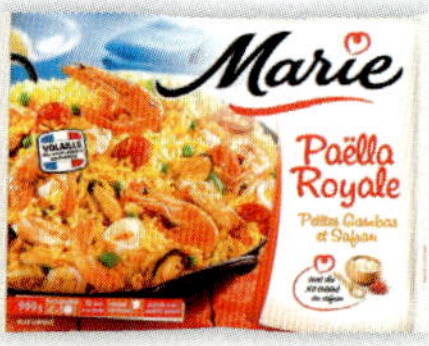


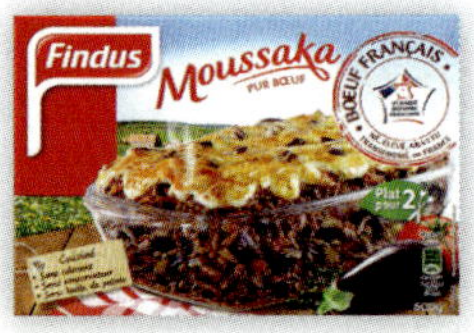


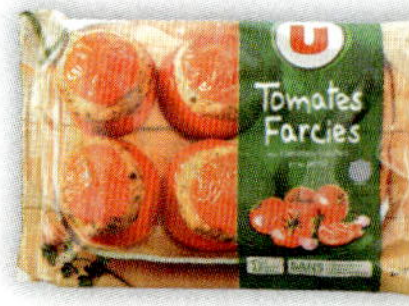


### Risotto aux asperges vertes Picard

- Additifs* : 1
- Graisses : teneur faible

Du riz (45 %), des asperges (15 %), des oignons et du parmesan. Des ingrédients bruts cuisinés avec du beurre et de l'huile d'olive. On prend malgré la présence d'amidon.

- Cal : 117
- Prot : 3.1 g
- Glu : 13.9 g
- Lip : 4.7 g

### Paëlla royale Marie

- Additifs* : 1
- Graisses : teneur faible

45 % de riz. Le reste c'est du poulet, des fruits de mer (moules, gambas...), des légumes, du chorizo et de l'huile de colza. Un plat plutôt naturel et équilibré sur le plan nutritionnel.

- Cal : 101
- Prot : 5.9 g
- Glu : 16.3 g
- Lip : 1.4 g

### Lasagnes aux légumes Amy's kitchen

- Additifs* : 0
- Graisses : teneur faible

Des lasagnes sans gluten et sans viande avec des feuilles de riz pour remplacer le blé, pas de béchamel mais 22% de fromage, 36% de légumes et aucun additif. Bravo !

- Cal : 136
- Prot : 5.5 g
- Glu : 16 g
- Lip : 5.5 g

LE TOP

### Moussaka Findus

- Additifs* : 1
- Graisses : teneur élevée

40 % de légumes, 14 % de viande, de la crème, de l'huile d'olive, du fromage, de l'amidon transformé. Ça ne vaut pas un plat maison mais c'est pas mal quand même.

- Cal : 132
- Prot : 4.7 g
- Glu : 8.4 g
- Lip : 8.5 g

### Coquilles fruits de mer Tipiak

- Additifs* : 1
- Graisses : teneur faible

Poisson et fruits de mer en quantité (30 %), légumes (échalotes, carottes) et chapelure de farines complète et raffinée. Un produit équilibré.

- Cal : 96
- Prot : 5.3 g
- Glu : 7.1 g
- Lip : 5 g

### Tomates farcies U

- Additifs* : 1
- Graisses : teneur faible

Même si la farce est un peu éloignée d'une recette maison (viande de porc, protéines de soja, aromates, sucre), le nombre d'ingrédients est restreint. Pas de texturant. Correct.

- Cal : 91
- Prot : 5.2 g
- Glu : 2.6 g
- Lip : 6.2 g

LE FLOP

### Gratin de macaroni Carrefour

- **Additifs* : 5**
- **Graisses : teneur moyenne**

Un gratin de pâtes au jambon avec des épaississants, des sels de fonte, des arômes et de l'amidon modifié. Vraiment pas top !

- Cal : 131
- Prot : 5.2 g
- Glu : 16.4 g
- Lip : 4.9 g

### Lasagnes bolognaise Auchan

- **Additifs* : 6**
- **Graisses : teneur moyenne**

Des pâtes avec du lait réhydraté, des tomates acidifiées, de l'huile émulsifiée, du fromage à l'amidon et de la maltodextrine. Pas très appétissant !

- Cal : 133
- Prot : 6.2 g
- Glu : 9.7 g
- Lip : 7.3 g

### Hachis Parmentier Monoprix

- **Additifs* : 8**
- **Graisses : teneur moyenne**

Seulement 15 % de bœuf et beaucoup d'additifs, de l'amidon modifié et des matières grasses pas toujours bien équilibrées. À laisser en rayon.

- Cal : 117
- Prot : 4.4 g
- Glu : 12 g
- Lip : 5.4 g

### Lasagnes à la bolognaise Weight Watchers

- **Additifs* : 8**
- **Graisses : teneur faible**

De l'amidon, des jus concentrés de légumes, une crème à base de lait en poudre, de la pulpe d'échalote, des épaississants, de l'amidon... et globalement trop d'additifs !

- Cal : 101
- Prot : 5.9 g
- Glu : 12 g
- Lip : 2.7 g

### Brandade de morue Tipiak

- **Additifs* : 2**
- **Graisses : teneur élevée**

21 % de morue c'est bien mais de la purée type mousseline avec du lait et des œufs en poudre. Des ingrédients très transformés. On est loin du produit maison.

- Cal : 164
- Prot : 5.7 g
- Glu : 10 g
- Lip : 11 g

### Gratin au bœuf bourguignon Charal

- **Additifs* : 10**
- **Graisses : teneur faible**

Conservateurs, antioxydants, acidifiants, sucre, poudres à lever, légumes en poudre, amidon... On fuit !

- Cal : 87
- Prot : 7.2 g
- Glu : 7.7 g
- Lip : 2.5 g

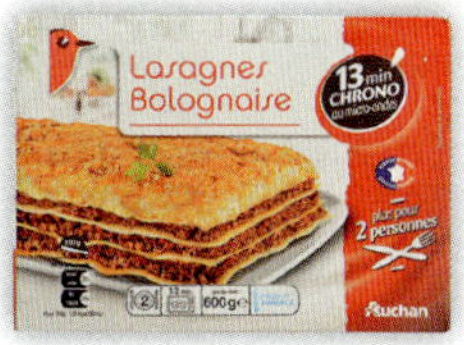


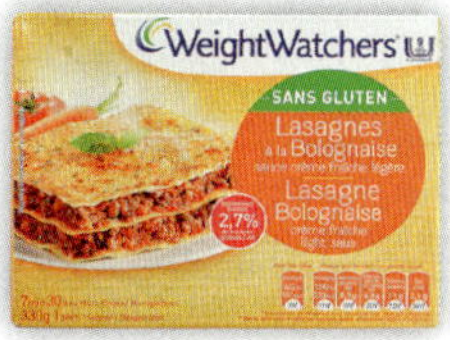


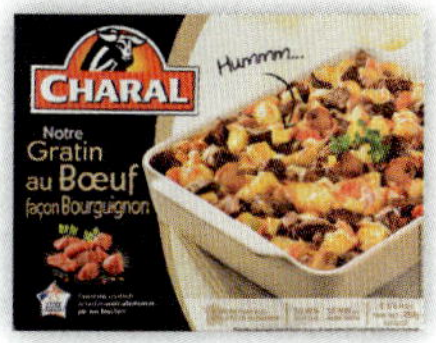


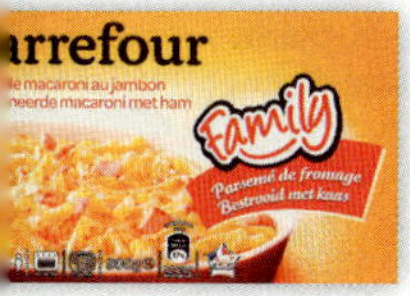


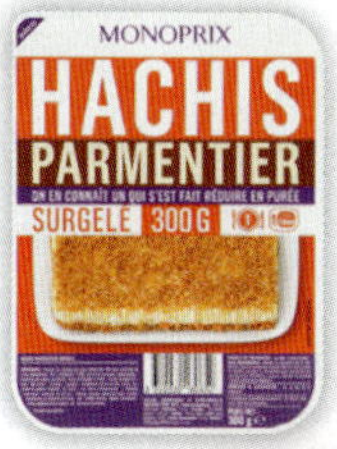


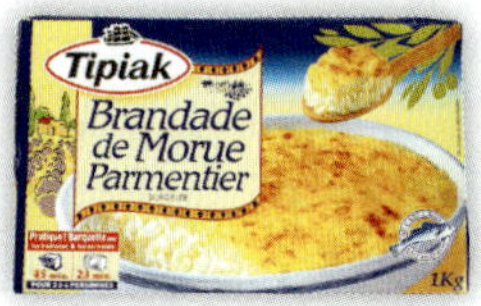


NON

*Additifs + arômes

OUI

# *Pizza et quiches surgelées*

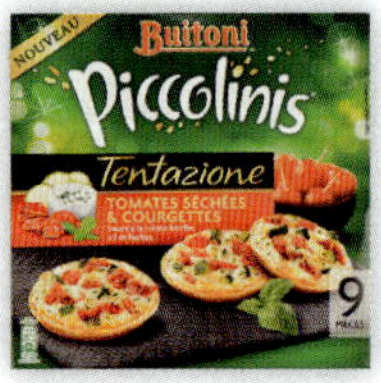


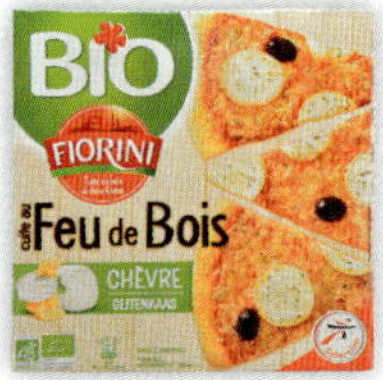


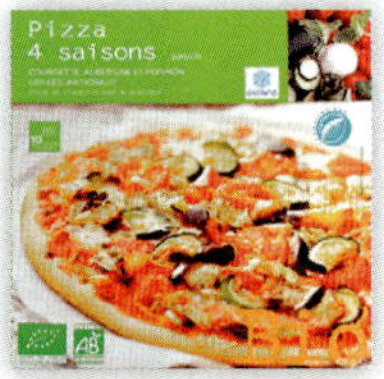


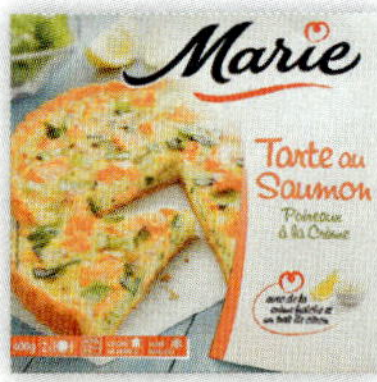


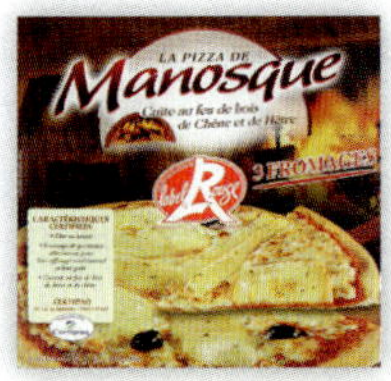


### Pizza 4 saisons Bio Picard

- Légumes : 40 %
- Agents texturants : aucun

De légumes variés en quantité (artichauts, tomates, courgettes, poivrons), aucun épaississant ni additif, 10 % de fromage. On frôle la perfection !

- Cal : 191
- Prot : 6.7 g
- Glu : 23.5 g
- Lip : 7.2 g

LE TOP

### Piccolinis tomates courgettes Buitoni

- Légumes : 17 %
- Agents texturants : peu nombreux

Certes il y a de l'amidon et des émulsifiants, mais les autres ingrédients sont naturels : crème, fromage, tomate, courgette, huile d'olive et de colza... Bien.

- Cal : 256
- Prot : 8.4 g
- Glu : 28.8 g
- Lip : 11.3 g

### Tarte au saumon Marie

- Poisson : 14 %
- Agents texturants : peu nombreux

Une tarte un peu transformée mais les ingrédients de base sont corrects : saumon, œufs entiers, poireaux 10,5 %, crème fraîche.

- Cal : 223
- Prot : 7.4 g
- Glu : 17.9 g
- Lip : 13.3 g

### Pizza bio au chèvre Fiorini Intermarché

- Fromage : 23 %
- Agents texturants : aucun

L'intérêt des produits bio : ils comportent moins d'additifs et de texturants. Ici, une pizza équilibrée et savoureuse, avec uniquement des ingrédients naturels. Rare.

- Cal : 228
- Prot : 9.1 g
- Glu : 29.1 g
- Lip : 7.7 g

### Pizza 3 fromages de Manosque

- Fromages : 37.5 %
- Agents texturants : aucun

Du vrai fromage (emmental, comté et raclette), plus de garniture que de pâte, aucun épaississant, de l'huile d'olive, de la tomate fraîche. Une pizza de qualité.

- Cal : 264
- Prot : 14 g
- Glu : 19.1 g
- Lip : 14.6 g

LE FLOP

### Tarte flambée Reflets de France Carrefour

- Viande : 15 %, oignon : 9.5 %
- Agents texturants : assez nombreux

Dans la tarte flambée, les ingrédients de base sont peu nombreux normalement... Là c'est la valse des additifs, dommage.

- Cal : 256
- Prot : 6.4 g
- Glu : 22 g
- Lip : 15 g

### La Crazy de Manosque 3 fromages

- Fromage : 35 %
- Agents texturants : nombreux

Pourquoi « Crazy » ? Parce que le bord de cette pizza est fourré de fromage fondu. Malheureusement celui-ci est bourré d'additifs au phosphate.

- Cal : 266
- Prot : 12.7 g
- Glu : 24.2 g
- Lip : 12.8 g

### Pizzetas fromages Carrefour

- Fromage : 8 %
- Agents texturants : nombreux

Une garniture à base d'eau, bourrée d'amidon, d'émulsifiants, de stabilisants, de phosphate et de protéines de lait... pour très peu de « vrai » fromage !

- Cal : 290
- Prot : 9.5 g
- Glu : 26.7 g
- Lip : 15.9 g

### La Grandiosa pesto Buitoni

- Jambon : 8 %
- Agents texturants : nombreux

Du mauvais jambon (avec des polyphosphates et des arômes) et du mauvais pesto (à base d'eau de crème en poudre et d'huile de tournesol). Pas grandiose !

- Cal : 206
- Prot : 9.6 g
- Glu : 23.5 g
- Lip : 7.8 g

### Tarte façon tartiflette Claude Léger

- Pommes de terre : 13% , Fromage : 7%
- Agents texturants : assez nombreux

De nombreux additifs dont des nitrites et un exhausteur de goût allergisant pour les asthmatiques. À laisser en rayon.

- Cal : 228
- Prot : 5 g
- Glu : 24.5 g
- Lip : 12.2 g

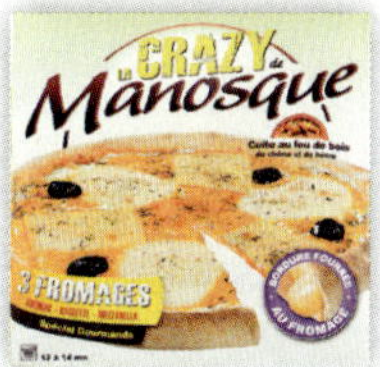


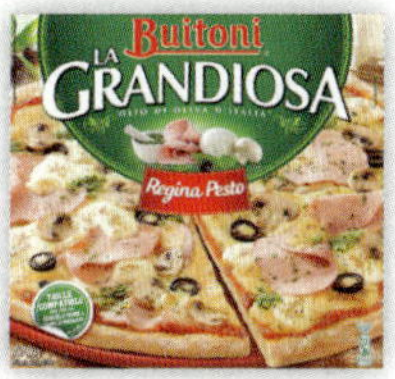


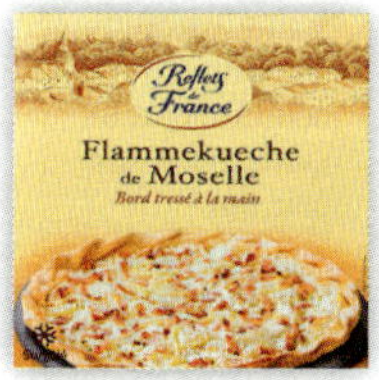


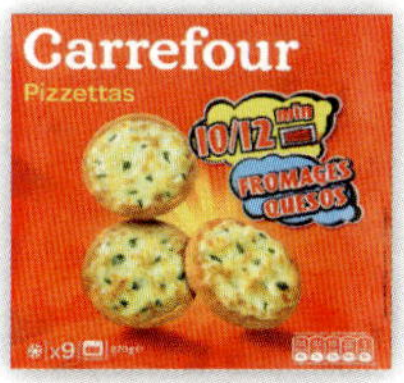


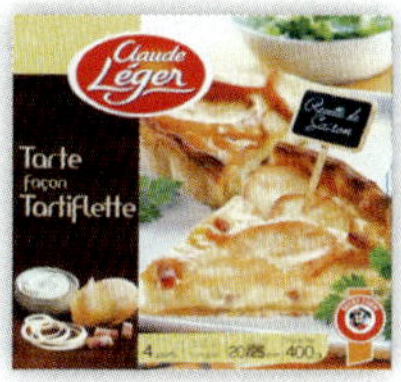


NON

# Glaces individuelles

OUI

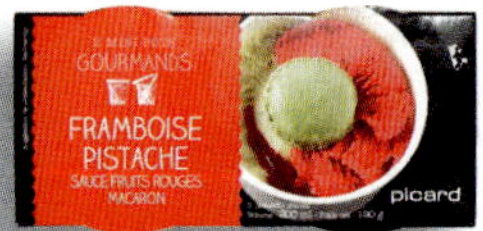


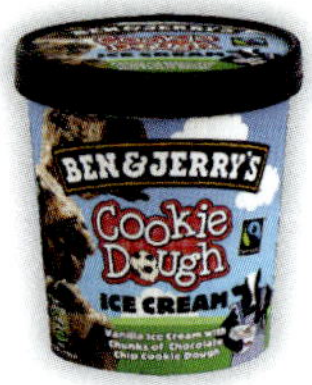


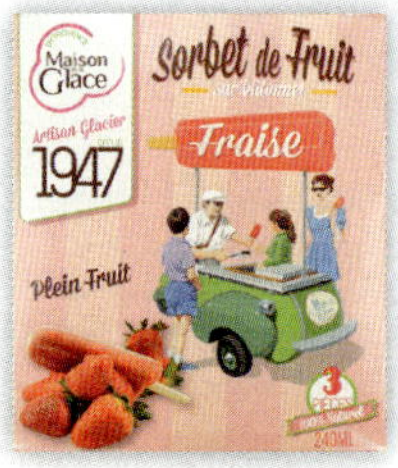


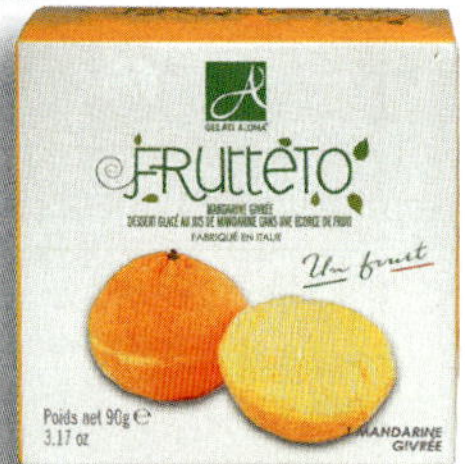


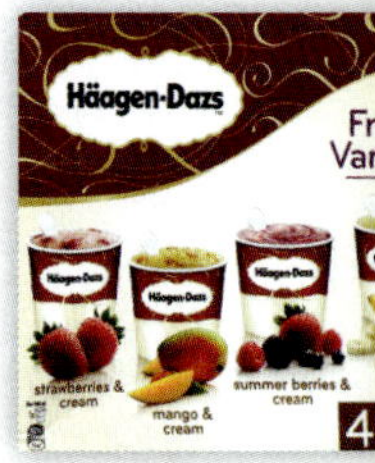


### Bâtonnets sorbet fraise Maison des glaces

- Qualité mat. 1ères : bonne
- Additifs* : 0

42 % de fraises, de l'eau et un mélange de sucre et de glucose. Une recette simple dans laquelle le vrai goût de la fraise est préservé. Bravo !

- Cal : NC
- Prot : NC
- Glu : NC
- Lip : NC

LE TOP

### Framboise pistache macaron Picard

- Qualité mat. 1ères : bonne
- Additifs* : 2

Un dessert sophistiqué composé d'un nombre réduit d'ingrédients de bonne qualité (fruits, sucre, lait, œuf...). On prend, malgré l'amidon et le colorant !

- Cal : 135
- Prot : 2.4 g
- Glu : 23.2 g
- Lip : 3.6 g

### Mandarine givrée Frutteto Gelati Aloha

- Qualité mat. 1ères : bonne
- Additifs* : 0

Un peu sucré c'est vrai mais la recette est extrêmement simple (jus de fruit, sirop de glucose-fructose) et la teneur en fruit excellente (72 %). Pas mal !

- Cal : 129
- Prot : 0.46 g
- Glu : 31.2 g
- Lip : <0.1 g

### Cookie Dough Ben&Jerry

- Qualité mat. 1ères : bonne
- Additifs* : 4

On retrouve les habituels stabilisants (guar, carraghénanes...), un arôme et un émulsifiant mais la liste des ingrédients est relativement courte. Correct.

- Cal : 270
- Prot : 4 g
- Glu : 30 g
- Lip : 15 g

### Minicups Fruit variety Haägen Dazs

- Qualité mat. 1ères : très bonne
- Additifs* : 2

Lait, crème, purées de fruits, sucre, œuf... Les ingrédients sont naturels et il y a moins d'additifs que dans les concurrentes. On garde malgré les calories.

- Cal : 218
- Prot : 3.3 g
- Glu : 21.5 g
- Lip : 13.1 g

LE FLOP

### Oreo Mini

- Qualité mat. 1ères : médiocre
- Additifs* : 12

Une liste d'ingrédients longue comme un jour sans pain pour un produit hautement transformé… et beaucoup beaucoup de sucre !

- Cal : 315
- Prot : 4.4 g
- Glu : 41.6 g
- Lip : 14.2 g

### Barres glacées Snickers

- Qualité mat. 1ères : bonne
- Additifs* : 5

Gras et extrêmement sucré. Une valeur calorique qui dépasse l'entendement. À éviter.

- Cal : 337
- Prot : 6.5 g
- Glu : 33.2 g
- Lip : 19.6 g

### Magnum double caramel Miko

- Qualité mat. 1ères : médiocre
- Additifs* : 11

Leur problème : ils sont trop gros, gras et sucrés. Préférez les mini : tout aussi caloriques mais de taille plus raisonnable, à condition de n'en manger qu'un !

- Cal : 335
- Prot : 3.4 g
- Glu : 35 g
- Lip : 20 g

### Coupe saveur tiramisu Casino

- Qualité mat. 1ères : médiocre
- Additifs* : 16

Pas une trace de crème dans ces coupes mais du lait en poudre, de l'huile végétale, du sucre et du glucose, des émulsifiants, des arômes et des colorants. Beurk !

- Cal : 199
- Prot : 3.4 g
- Glu : 32 g
- Lip : 6.4 g

### Extrême café Nestlé

- Qualité mat. 1ères : médiocre
- Additifs* :6

Pas loin de 30 ingrédients différents, du sucre sous toutes ses formes, de nombreux additifs. Une caricature de produit industriel, comme souvent avec les cornets.

- Cal : 173
- Prot : 1.8 g
- Glu : 24.4 g
- Lip : 7.4 g

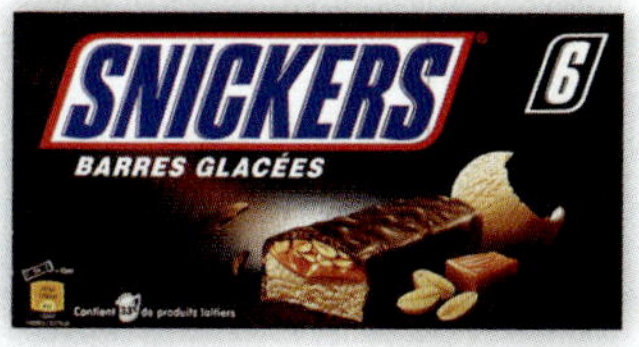


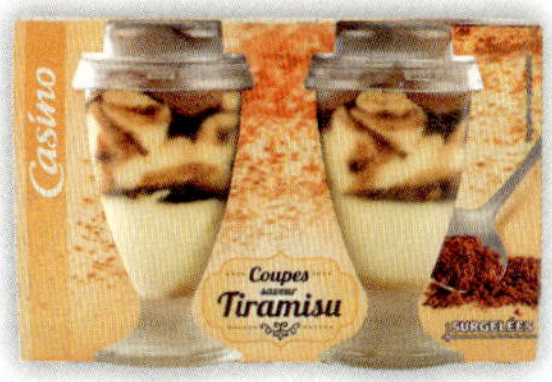


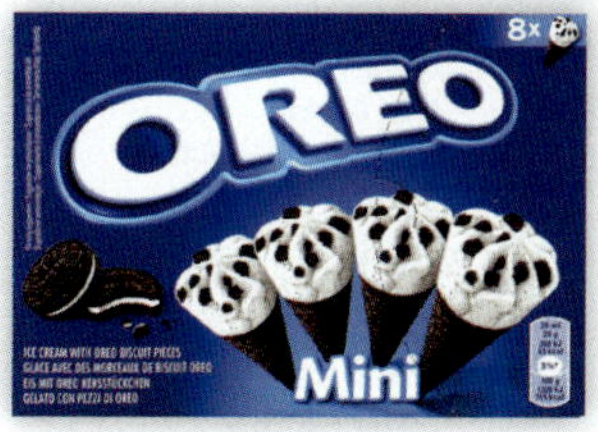


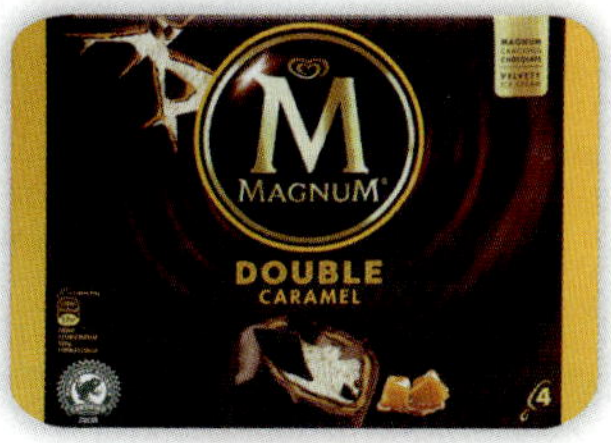


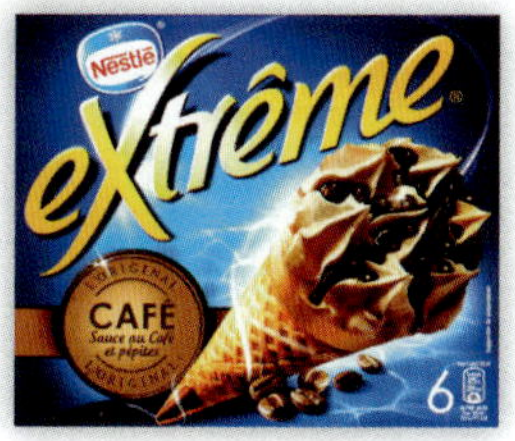


*Additifs + arômes

NON

# *Sorbets et crèmes glacées*

OUI

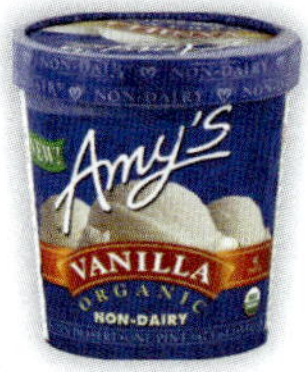


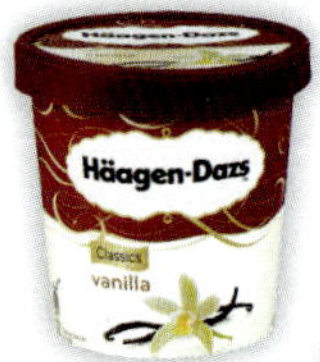


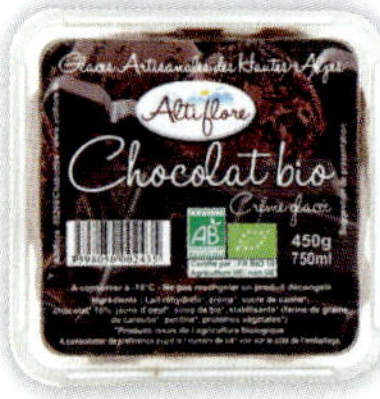


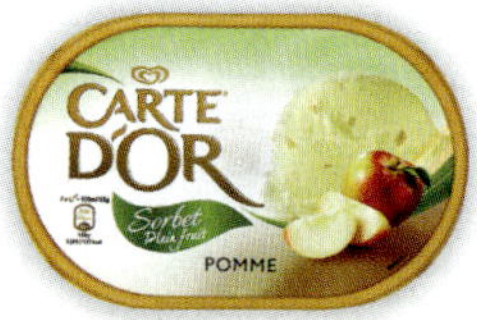


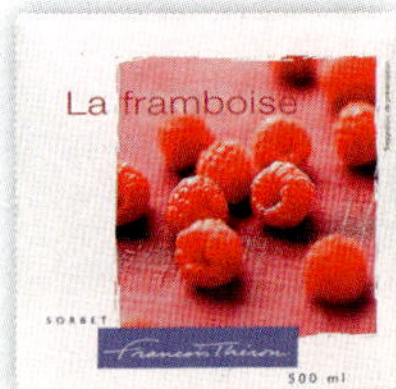


### Crème glacée chocolat bio Altiflore

- Qualité mat. 1ères : moyenne
- Additifs* : 2

Lait, crème, sucre, chocolat, jaune d'œuf, sirop de blé + les habituels stabilisants. Une recette simple, ce qui est une qualité rare dans les glaces.

- Cal : NC
- Prot : NC
- Glu : NC
- Lip : NC

### Glace bio vanille Amy's

- Qualité mat. 1ères : bonne
- Additifs* : 2

Du lait de coco à la place du lait de vache, du sucre de canne en petite quantité à la place du sirop de glucose-fructose, un stabilisant et un émulsifiant comme seuls additifs. Bien !

- Cal : 186
- Prot : 2.2 g
- Glu : 15 g
- Lip : 13 g

### Sorbet pomme Carte d'Or

- Qualité mat. 1ères : bonne
- Additifs* : 5

46 % de pomme (purée et morceaux) et une recette assez simple. À la rigueur, de temps en temps car c'est très sucré.

- Cal : 130
- Prot : < 0.5 g
- Glu : 30 g
- Lip : < 0.5 g

### Crème glacée vanille Häagen-Dazs

- Qualité mat. 1ères : très bonne
- Additifs* : 1

Une glace constituée que de 5 ingrédients : crème, lait, sucre, œuf, arôme vanille. On lui pardonne d'être calorique et on lui dit même bravo !

- Cal : 251
- Prot : 4.2 g
- Glu : 20.2 g
- Lip : 17 g

LE TOP

### La framboise François Théron Picard

- Qualité mat. 1ères : bonne
- Additifs* : 2

Deux qualités rares : une excellente teneur en fruits (61 %) et une liste d'ingrédients très courte. Raisonnablement sucré. Pas mal du tout !

- Cal : 106
- Prot : 0.6 g
- Glu : 24.4 g
- Lip : 0.6 g

LE FLOP

### Fruit de la passion Carte d'Or

- Qualité mat. 1ères : moyenne
- Additifs* : 4

Eau en première position. Seulement 21.5 % de fruits, ce qui est peu pour un sorbet. C'est dommage car la recette était simple.

- Cal : 140
- Prot : 0.6 g
- Glu : 33 g
- Lip : 0.5 g

### Crème glacée spéculos Trofic Leclerc

- Qualité mat. 1ères : médiocre
- Additifs* : 15

Près de 50 ingrédients aussi appétissants que l'huile de palme, la farine de soja, le sucre inverti ou le sirop de glucose + des additifs en tout genre. Bon appétit !

- Cal : 253
- Prot : 4.3 g
- Glu : 28.3 g
- Lip : 13.6 g

### Framboise façon tarte Adélie Intermarché

- Qualité mat. 1ères : mauvaise
- Additifs* : 19

Une caricature de produit industriel, avec trop d'ingrédients transformés (amidon, lait reconstitué, lactose, protéines de lait...), des additifs à gogo et un excès de sucre.

- Cal : 168
- Prot : 0.9 g
- Glu : 30.8 g
- Lip : 4.1 g

### Macadamia Nut Brittle Häagen-Dazs

- Qualité mat. 1ères : bonne
- Additifs* : 3

Ça partait plutôt bien : crème fraîche, lait, sucre... Mais lorsqu'on arrive aux additifs et à la charge calorique, on déchante !

- Cal : 252
- Prot : 3.5 g
- Glu : 22.1 g
- Lip : 16.6 g

### Fruits rouges façon vacherin La Laitière

- Qualité mat. 1ères : moyenne
- Additifs* : 12

De l'eau, du glucose et du sucre en premiers ingrédients. Seulement 17 % de fruits. Des huiles végétales, des émulsifiants, de l'amidon... On fait mieux !

- Cal : 97
- Prot : 0.7 g
- Glu : 17.5 g
- Lip : 2.5 g

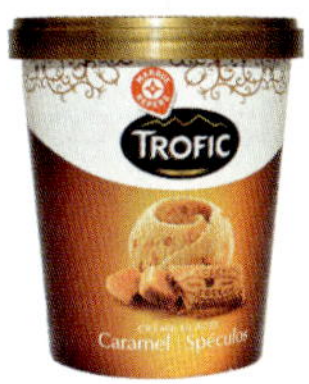


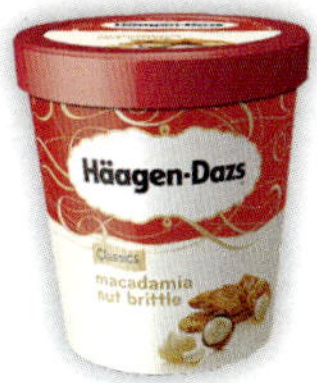


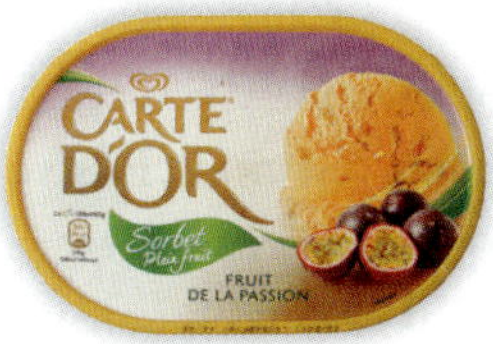


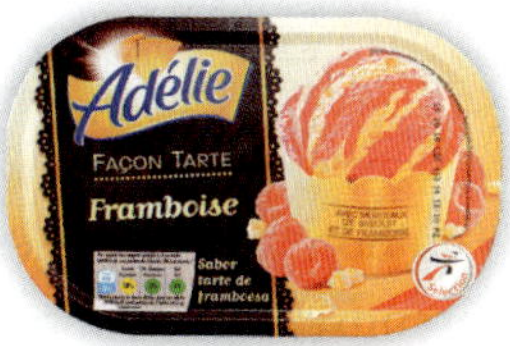


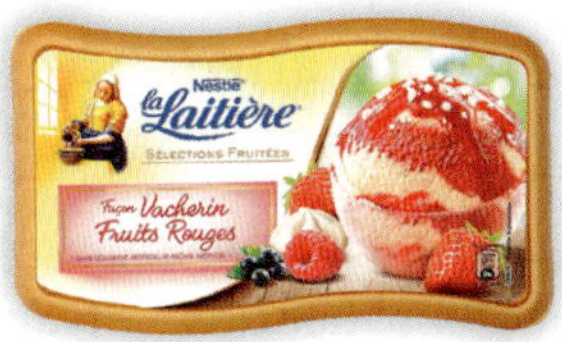


*Additifs + arômes

NON

# *Mieux acheter pour mieux manger*

Ça y est, vous savez maintenant faire *Le Bon Choix* et naviguer dans les rayons de votre supermarché les yeux fermés ou presque ! Il vous reste juste à savoir comment consommer ces différents aliments, à quelle fréquence. Il n'est nullement question de faire ici un cours de nutrition. Mais il convient quand même de poser quelques bases.

## Aucun aliment n'est interdit !

Manger a deux fonctions : pourvoir au bon fonctionnement de l'organisme et prendre du plaisir en savourant un bon repas dans une atmosphère conviviale. Ce n'est donc pas parce qu'un aliment est mal classé qu'il faut prendre le risque de vexer votre hôte en le refusant ou qu'il faut vous en priver si vous l'appréciez. Tout est question de modération. À l'inverse, ça n'est pas parce qu'un aliment est bien classé que vous pouvez en manger à volonté. Les chips Bret's (La fine dorée) sont de bonnes chips mais elles restent très caloriques. Il va de soi qu'elles ne peuvent être consommées qu'occasionnellement dans le cadre d'une alimentation saine.

Par ailleurs, les aliments industriels ne sauraient se substituer, même pour les meilleurs d'entre eux, à des plats faits maison. Bien que pratique et rapide à préparer, une ratatouille industrielle de bonne qualité n'aura jamais le goût de celle que vous avez fraîchement cuisiné !

## Le bon choix pour la santé

Nous construisons notre santé avec notre alimentation et pour cela les messages de santé publique nous recommandent de manger équilibré. Mais équilibré ça veut dire quoi ? Equilibré cela signifie varié c'est-à-dire que tous les groupes d'aliments doivent être présents dans l'alimentation : les légumineuses, la viande, les matières grasses, les aliments céréaliers, les laitages... mais que l'un d'eux doit dominer : celui des fruits et légumes. Les bénéfices d'une alimentation basée sur les végétaux est l'unique point de consensus entre les scientifiques. De nombreuses études montrent qu'une alimentation riche en fruits et légumes réduit le risque de mourir d'une maladie de civilisation (maladies cardio-vasculaires, cancer, diabète, obésité).

Les grandes règles d'une alimentation saine et équilibrée peuvent être représentées sous la forme d'une pyramide ayant pour socle les fruits et légumes (voir page suivante). Plus on se rapproche de la pointe, plus la fréquence de consommation diminue (ces règles sont détaillées dans l'ouvrage de référence *La Meilleure façon de manger* paru à ces mêmes éditions). Le tableau suivant indique quant à lui comment substituer les aliments « néfastes » par des équivalents plus sains. Avec ce tableau et la pyramide, vous avez toutes les clés pour jongler au mieux avec les produits de votre supermarché préféré.

## Chaque jour

- 1,5 à 2 L d'eau alcanisante, thé, tisane…
- 0 à 3 verres de vin rouge pour les hommes, 0 à 2 pour les femmes
- Aromates et/ou épices
- Chocolat noir à 80 % (20 g)
- Pas plus de 5 g de sel par jour

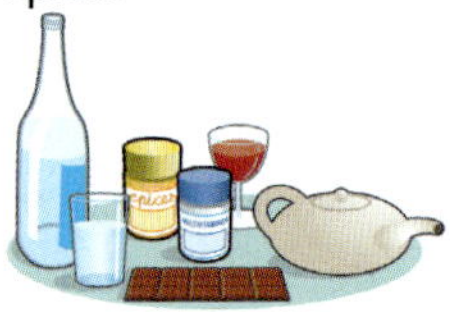

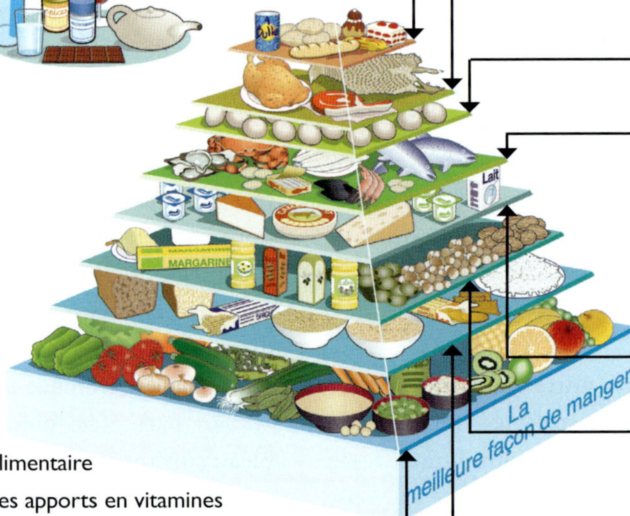


- Un complément alimentaire avec 50 à 100 % des apports en vitamines et minéraux (sans fer, cuivre, manganèse, fluor)
- Un supplément de vitamine D, 800 à 2 000 UI par jour, d'octobre à mars

## Occasionnellement

0 à 3 portions par semaine de charcuterie + très occasionnellement pain blanc, corn flakes, riz blanc, pomme de terre, confiseries, gâteaux industriels, viennoiseries, sodas.

## Chaque semaine

0 à 4 portions de viandes et volailles.

0 à 5 œufs pondus par des poules élevées en plein air ou labellisés bio Bleu-Blanc-Cœur.

3 à 4 portions de poisson, fruits de mer avec une préférence pour le poisson gras.

## Chaque jour

0 à 1, voire 2 portions maximum de laitages : yaourts, fromages, lait. Celles et ceux qui aiment les laitages peuvent en consommer surtout sous la forme de fromages et yaourts, les autres ne doivent pas en faire une obligation.

2 à 4 portions d'huiles de colza et d'olive, un peu de beurre + 1 à 2 portions de graines oléagineuses.

0 à 6 portions (selon l'activité physique) de céréales à IG bas (pâtes, riz et pain complets ou semi-complets, biscuits secs) + 0 à 3 portions de tubercules (sauf pomme de terre).

4 à 7 portions de légumes + 0 à 2 portions (3 à 6 pour les végétariens) de légumineuses + 3 à 4 portions de fruits frais et secs, qui devraient fournir la plus grande part des calories quotidiennes.

| | ALIMENTS À DIMINUER | ET À REMPLACER PAR |
|---|---|---|
| **Légumes, légumineuses et assimilés** 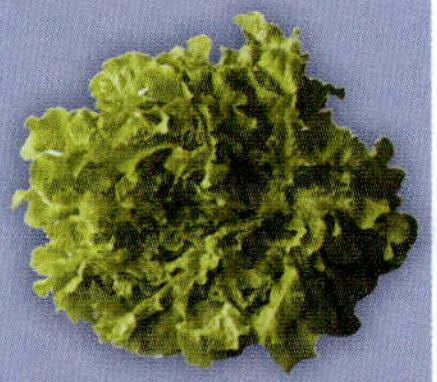 | Pommes de terre bouillies, au four, frites, chips, en purée<br>Légumes de régions ou pays utilisant engrais et produits phytosanitaires en excès | Asperge, aubergine, avocat, betterave, brocolis, choux et légumes crucifères, carotte, concombre, courgette, cresson, épinards, mâche, pissenlit, poireau, poivron, potiron, pourpier, salades, tomates en saison… Fèves, haricots, lentilles, petits pois, pois chiches, soja et dérivés, légumineuses germées, lupin, champignons, patate douce |
| **Fruits frais et secs** 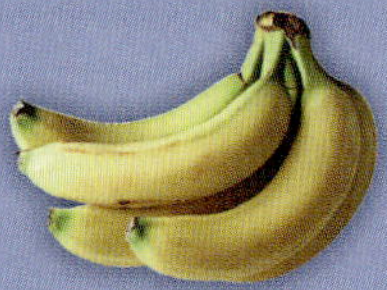 | Fruits en sirop, compotes sucrées | Abricot, agrumes, airelle, ananas, banane, cassis, cerise, figue, fraise, framboise, goyave, grenade, groseille, kaki, kiwi, mangue, melon, mûre, myrtille, pamplemousse rose, pastèque, papaye, pêche jaune, poire, prune, pruneau, raisin, fruits secs |
| **Céréales du petit déjeuner** 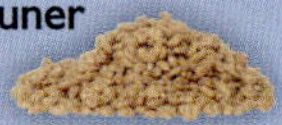 | Corn flakes, céréales au blé ou au riz soufflés, céréales enrichies en fer | All Bran, flocons d'avoine et de sarrasin, muesli |

| | ALIMENTS À DIMINUER | ET À REMPLACER PAR |
|---|---|---|
| Pain et pâtes 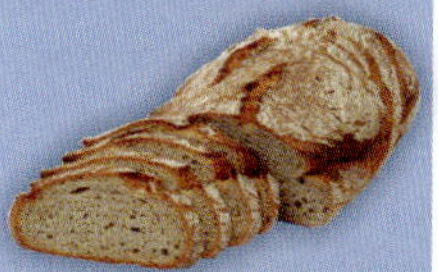 | Pain blanc, pain de mie farine blanche, biscottes et cracottes à IG élevé, viennoiseries, muffins, bagels, pâtes à la farine blanche très cuites | Pain de blé complet ou multi-céréales et au levain, pain avec des graines entières, pain de seigle complet<br>Pâtes semi-complètes, aux algues, au quinoa, cuites « al dente » |
| Riz et assimilés 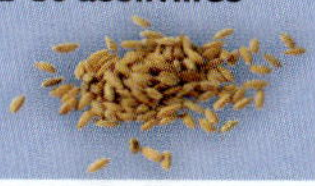 | Galettes de riz soufflé, riz cuisson rapide, riz gluant | Riz complet ou semi-complet, riz sauvage, riz basmati, boulgour, quinoa, Ebly |
| Corps gras 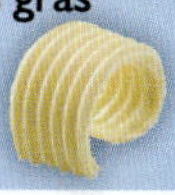 | Excès de beurre, crème fraîche, corps gras solides pour fritures, huiles industrielles | Huiles de colza, olive, lin, margarine aux oméga-3 |
| Fruits oléagineux 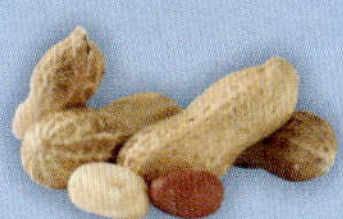 | Oléagineux grillés et salés | Amandes, noix, graines de lin et sésame, noisettes, cacahuètes, noix du Brésil, de macadamia, de pécan, de cajou non grillées, non salées<br>Olives vertes ou noires, tapenade |

| | ALIMENTS À DIMINUER | ET À REMPLACER PAR |
|---|---|---|
| **Laitages et assimilés** 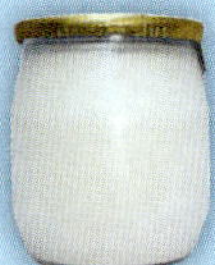 | Lait de vache, lait enrichi en fer, yaourts allégés, fromages industriels, fromages fondus industriels, fromages acidifiants | Lait de soja, yaourts nature et fermes, ou laits fermentés, fromages fermiers de chèvre et brebis, bleu, camembert, saint-nectaire, roquefort, mozzarella, cantal, munster |
| **Poissons, crustacés et fruits de mer** 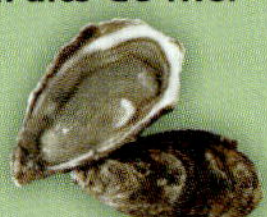 | Anguille, bonite, brochet, congre, daurade, empereur, espadon, flétan, lotte, loup de l'Atlantique, marlin, raie, sabre, sébaste, thon blanc et rouge, requin, poissons marinés dans du sel | Eperlan, hareng, maquereau, morue noire, mulet, pilchard, sardine, saumon, truite grise, saumonée et arc-en-ciel, crevette, huître, moule bleue |
| **Viandes et œufs** 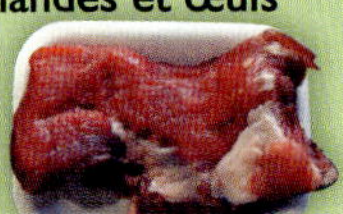 | Agneau, mouton, pigeon, viandes très cuites, jus de viande, grillades au barbecue, peau des volailles, œufs de poules nourries au maïs | Canard, dinde, gibier, pintade, poulet, lapin, confit d'oie ou de canard, œufs de poules élevées en plein air et nourries aux graines de lin |
| **Charcuteries et abats** 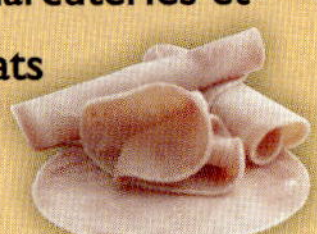 | Jambon 1er prix, charcuterie fumée, mousse de foie, knack, rillettes, salami, chorizo | Jambon, pâté, saucisse sans nitrites, sans polyphosphates et sans gélifiants |

| | ALIMENTS À DIMINUER | ET À REMPLACER PAR |
|---|---|---|
| **Aliments plaisirs** 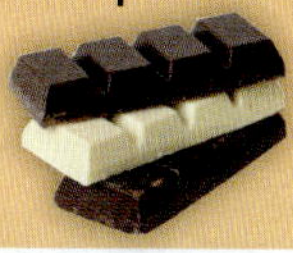 | Barres chocolatées, chocolat au lait, crèmes glacées, confitures industrielles, sucreries, aliments sucrés au glucose, au fructose, au sirop de glucose-fructose | Chocolat noir, confitures très riches en fruits, miel, sorbet peu sucré |
| **Condiments et assaisonnements** 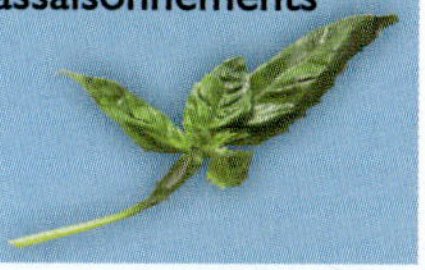 | Sel de table, poivre, harissa, chili, moutarde, curry | Sel riche en potassium, ail, oignon, échalote, persil, coriandre, sauge, thym, basilic, menthe, estragon, ciboulette, gingembre, curcuma, safran, cannelle, sariette, romarin, marjolaine, serpolet |
| **Eau** 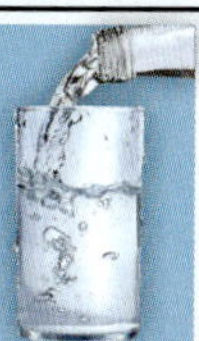 | Eaux du robinet traitées à l'aluminium, eaux de régions polluées par des excès d'engrais, eaux de forages dans les régions agricoles | Eau du robinet filtrée, eaux minérales : Quézac, Badoit, Vernière, Evian, Thonon, Valvert, Volvic |
| **Boissons non alcoolisées** | Sodas sucrés, sirops, excès de café | Soupes, thé vert, thé noir, tisanes |
| **Boissons alcoolisées** | Alcools conservés dans des carafes en cristal | Vin rouge |

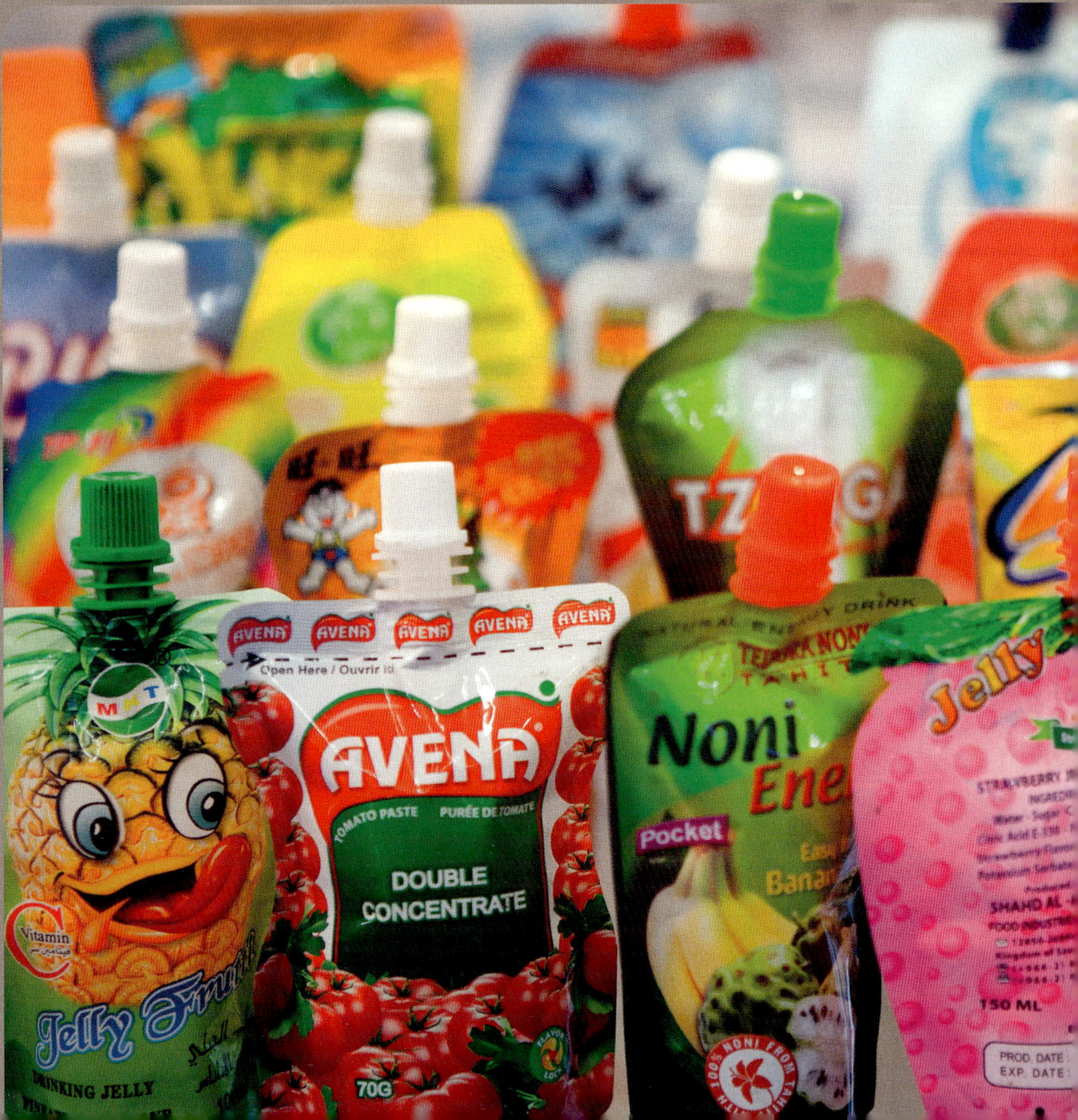
AVENA AVENA AVENA AVENA AVENA
Open Here / Ouvrir ici
AVENA
TOMATO PASTE
PURÉE DE TOMATE
DOUBLE CONCENTRATE
70G
Vitamin
DRINKING JELLY
Noni
Pocket
Jelly
150 ML
PROD. DATE
EXP. DATE

# *Qu'est-ce que l'étiquetage par feux tricolores ?*

**C'est un système d'information nutritionnelle sous la forme de 5 couleurs et 5 lettres censé refléter les qualités nutritionnelles d'un aliment et aider ainsi le consommateur à faire le bon choix pour sa santé.**

●●● Ce logo coloré a été choisi et proposé aux autorités sanitaires françaises par le responsable du Programme national nutrition santé (PNNS). Il serait pour l'heure facultatif.

Il déplaît fortement aux industriels de l'agroalimentaire et aux distributeurs qui redoutent bien évidemment qu'il devienne obligatoire.

## Comment est calculée cette qualité nutritionnelle ?

On attribue des points pour la densité énergétique, la quantité de sucre, d'acides gras saturés, de sodium et on pondère avec la quantité de fibres, de protéines et de fruits et légumes (et noix) dans le produit*. Résultat : plus un

---

*Vous trouverez le détail de ce calcul sur LaNutrition.fr

produit est de bonne qualité nutritionnelle, plus son score est bas et inversement.

Les notes vont de -15 (le plus favorable au plan nutritionnel) à + 40 (le plus défavorable au plan nutritionnel).

On détermine ensuite dans quelle catégorie de couleur se situe le produit :

- **A/vert** (de -15 à -2) ;
- **B/jaune** (de -1 à 3) ;
- **C/orange** (de 4 à 11) ;
- **D/rose** (de 12 à 16) ;
- **E/rouge** (de 17 à 40).

EXEMPLE 1 : PRODUIT A VERT

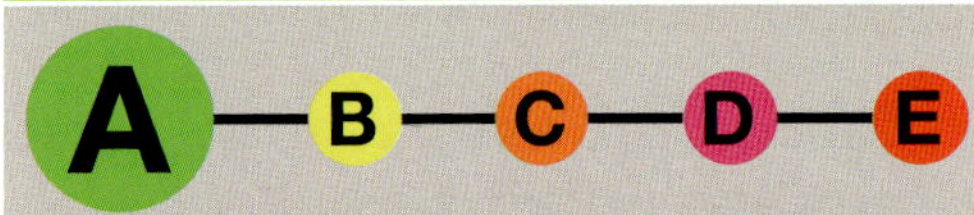


MEILLEURE QUALITÉ NUTITIONNELLE

EXEMPLE 2 : PRODUIT D ROSE FUSCHIA

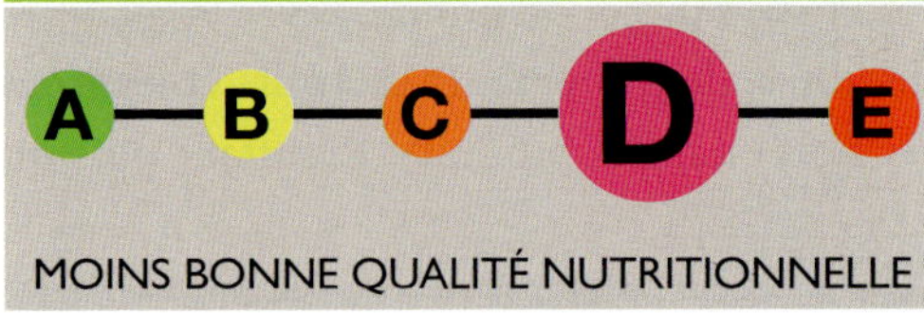


MOINS BONNE QUALITÉ NUTRITIONNELLE

A noter : la pomme de terre, la patate douce, le taro, le manioc et le tapioca ne sont pas pris en compte dans les fruits, légumes et noix.

## Les situations particulières

- Pour ne pas pénaliser **les fromages**, conseillés par le PNNS à raison de 3 à 4 laitages par jour, le calcul du score a été adapté. En effet, sans cela, étant riches en graisses saturées, les fromages auraient été systématiquement classés dans la catégorie D/rouge.
- **Les boissons** bénéficient également d'un calcul particulier. Les seuils des points attribués pour l'énergie et les sucres ont été modifiés. Toutefois le score nutritionnel pour le lait et les laits végétaux est calculé avec la formule générale et non la formule pour les boissons. Les boissons chaudes non sucrées (thé, café) ont un score identique à celui de l'eau (catégorie vert/A). **Les boissons light**, elles, seront placées dans la catégorie légèrement inférieure (jaune/B). L'idée étant

de ne pas favoriser une boisson qui véhicule un goût sucré même si cette saveur provient d'édulcorants qui n'apportent ni calories ni sucres.

- Enfin, **les matières grasses** bénéficient aussi d'un calcul particulier. Les seuils des points attribués pour les acides gras saturés sont rehaussés.

## Les critères retenus dans ce score sont-ils pertinents ?

- **Oui**

Pour ce qui est de l'énergie, des fruits et légumes, des fibres et (en partie) des sucres. Le score nutritionnel retient hélas le critère de « sucres simples », qui correspond à une réalité chimique mais pas nutritionnelle. Les scientifiques utilisent désormais la notion d'index glycémique (lire page 201).

- **Pas vraiment**

C'est douteux pour la teneur en sodium ; en effet des aliments apportant d'autres sels de sodium que le chlorure de sodium se verront pénalisés, alors que seul le chlorure de sodium est censé poser problème (un débat existe malgré tout entre chercheurs sur la nocivité du sel). De plus, les effets négatifs du chlorure de sodium ne sont véritablement documentés que dans le cas d'un apport en potassium faible. Or la teneur en potassium n'a pas été retenue (pas plus que les vitamines et autres minéraux).

De même, le score négatif attribué aux graisses saturées paraît en décalage avec des données récentes.

C'est également douteux pour la teneur en protéines, dont les Français ne manquent pas globalement.

- **Non**

C'est extrêmement contestable pour les fromages, qui, parce qu'ils figurent parmi les aliments conseillés contre les fractures dans le PNNS (à tort) bénéficient d'un traitement de faveur.

## Pourquoi ce score nutritionnel est imparfait

Ce score est imparfait dans la mesure où il ne tient pas compte de :

- l'index glycémique de l'aliment (qui permet de faire la différence entre des glucides rapidement et lentement digérés, ces derniers étant meilleurs pour la santé),
- la teneur en vitamines et minéraux,
- la qualité et l'équilibre des corps gras,
- la qualité des protéines (plutôt que leur quantité),
- la teneur en acides gras trans (industriels et de ruminants),
- la présence d'additifs.

Au final, on a le sentiment que ce score nutritionnel a été choisi pour conforter et renforcer les messages du Programme national nutrition santé : manger plus de fruits et légumes, de féculents, de viande et de produits laitiers, moins de graisses, de sucre, de sel.

Or certains de ces messages sont contestables dans la mesure où ils reflètent des connaissances scientifiques éculées, comme l'accent mis sur les laitages et les féculents ou encore la défiance vis-à-vis des graisses. D'ailleurs, non seulement ces messages n'ont pas permis de faire baisser la prévalence de l'obésité comme s'y engageait le PNNS en 2001, mais ils se sont accompagnés au contraire d'une explosion de l'obésité et du diabète.

Le score par le système à 5 couleurs (système 5-C) favorise les aliments source d'amidon comme les corn flakes (pourtant à éviter en raison d'un index glycémique élevé). Il pénalise les aliments sources de graisses.

La mise en place de cet étiquetage va contraindre les industriels, s'ils veulent apposer des pastilles vertes ou oranges sur leurs emballages, certes à réduire la part des sucres ajoutés et du sel et augmenter les fibres, mais aussi à réduire les graisses et à les remplacer par des glucides, y compris raffinés comme les produits céréaliers ou encore les pommes de terre. **Or c'est précisément le remplacement des graisses par les glucides (notamment raffinés) qui est accusé de favoriser le surpoids**.

## Est-on en meilleure santé si on suit ce score nutritionnel ?

Selon nos calculs, l'étiquetage par le système 5-C semble assez pertinent pour environ deux tiers des produits concernés. Il ne l'est pas pour les autres, avec dans certains cas, des produits étiquetés vert ou jaune qu'il vaudrait mieux en réalité éviter, et, à l'inverse, des produits plutôt intéressants qui vont se voir attribuer la même couleur repoussoir que des produits sans intérêt nutritionnel.

## Ce score nutritionnel constitue-t-il le meilleur système d'étiquetage ?

Des chercheurs canadiens de l'université McGill ont comparé récemment 4 systèmes d'étiquetage nutritionnel dont le score nutritionnel adopté en France. Il s'agit d'une étude indépendante, financée par le Natural Sciences and Engineering Research Council of Canada (NSERC). Elle a vérifié la validité de chacun des systèmes, leur praticité et si elle conduisait à de meilleurs choix nutritionnels chez le consommateur.

Le système à 5 couleurs retenu en France arrive avant-dernier en termes de temps nécessaire pour le décrypter et ne conduit qu'à une « amélioration médiocre de la qualité nutritionnelle » de l'alimentation. Le vainqueur est le système américain (privé) NuVal : c'est celui qu'on identifie le plus vite et surtout celui qui conduit aux meilleurs choix nutritionnels. NuVal attribue un score de 1 à 100 aux aliments, selon un algorithme propriétaire*.

## Le score 5 couleurs comparé aux critères du Bon choix au supermarché

La ministre de la santé Marisol Touraine a salué l'adoption de l'étiquetage 5-C dans la loi santé le 24 février 2015 par un tweet qui a fait se gausser les réseaux sociaux : « *Le cassou-*

---

* Plus d'infos sur le score Nuval et son impact sur la santé sur LaNutrition.fr

*let parfois plus équilibré que le poisson cuisiné ? Contre-intuitif mais vrai. Avec la loi de santé, enfin des repères clairs !* », a-t-elle tweeté.

La ministre s'appuie probablement sur un document d'une association de consommateur, qui a appliqué l'étiquetage nutritionnel français à plusieurs plats en conserves, dont le « cassoulet mitonné » de William Saurin. En utilisant ces critères, ce plat reçoit un feu vert. Voici sa composition :

*- Sauce : eau, saindoux, concentré de tomate, farine de blé, sel, sucre, arômes.*

*- Haricots blancs précuits (33 %).*

*- Charcuterie et viande (22 %) : saucisses fumées et saucisson (viande de porc, eau, viande de dinde, couenne de porc, maigre de tête de porc, farine de blé, gras de porc, fibres de pois, sel, protéines de soja, gélifiant : E407a, stabilisants : E450, E452, conservateurs : E250, E316, protéines de lait, épaule de porc préparée en salaison (eau, sel, stabilisants : E451, E452, conservateur : E250).*

Le Bon choix au supermarché, au contraire, attribue une mauvaise note au cassoulet William Saurin (non mitonné), dont la composition est encombrée d'additifs en tous genres.

Voici quelques exemples de divergences majeures entre nos critères et ceux de l'étiquetage par le système à 5 couleurs.

| PRODUIT | NOTATION BON CHOIX | SYSTÈME 5-C |
|---|---|---|
| Kellogg's corn flakes 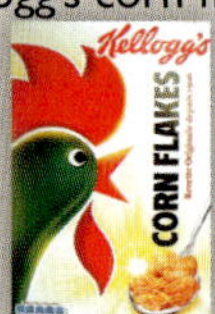  | NON | A – **B** – C – D – E |

| PRODUIT | NOTATION BON CHOIX | SYSTÈME 5-C |
|---|---|---|
| Pain de mie nature Harrys 100% mie 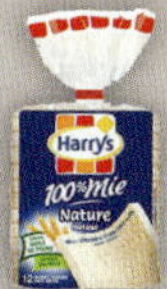  | NON | **A** – B – C – D – E |
| Huile d'olive vierge extra (toutes marques) 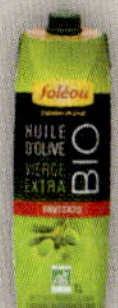  | OUI | A – B – C – **D** – E |
| Filets de maquereaux à l'huile d'olive Belle-Iloise 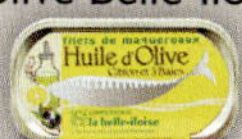  | OUI | A – B – C – **D** – E |
| Petit beurre LU 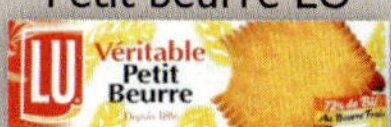  | OUI | A – B – C – D – **E** |
| Cordons bleus filets de poulet Auchan 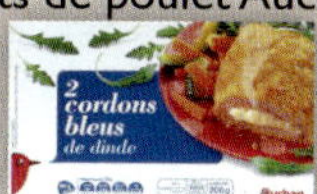  | NON | A – **B** – C – D – E |

| PRODUIT | NOTATION BON CHOIX | SYSTÈME 5-C |
|---|---|---|
| Taillefine yaourt aux fruits 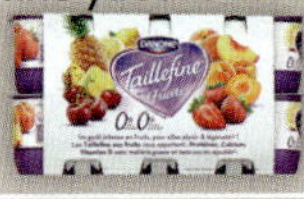  | NON | **A** – B – C – D – E |
| Bénédicta mayonnaise comme à la maison 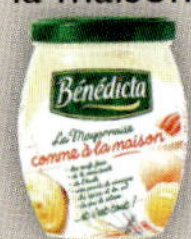  | OUI | A – B – C – **D** – E |
| Tagliatelles au poulet Weight Watchers 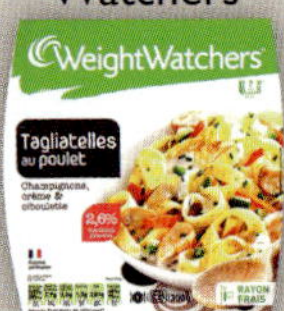  | NON | **A** – B – C – D – E |
| Monoprix saucisses lentilles 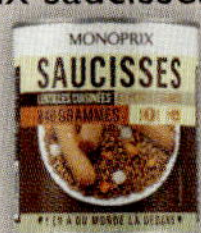  | NON | **A** – B – C – D – E |
| Baguette courante 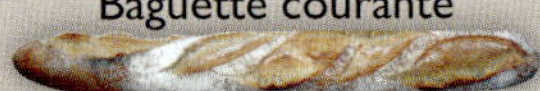 | NON | A – **B** – C – D – E |

| PRODUIT | NOTATION BON CHOIX | SYSTÈME 5-C |
|---|---|---|
| Country potatoes McCain 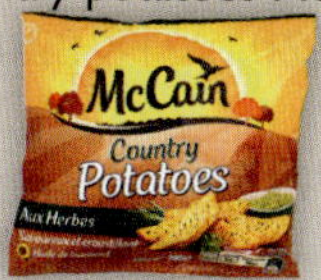  | NON | A – B – C – D – E |

**Conclusion :** l'étiquetage par le système 5-C a une utilité pour deux tiers des produits seulement. En conséquence, le consommateur devra continuer à lire les étiquettes dans le détail, ou se fier à des sélections comme celles du Bon choix.

# INDEX

# DANS LA MÊME COLLECTION

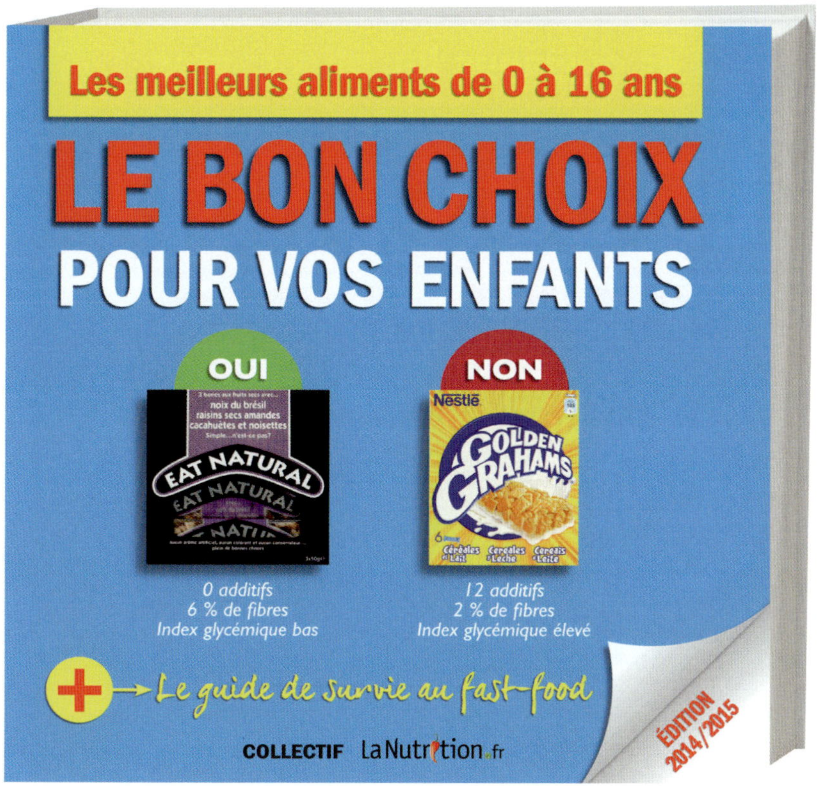

# DANS LA MÊME COLLECTION

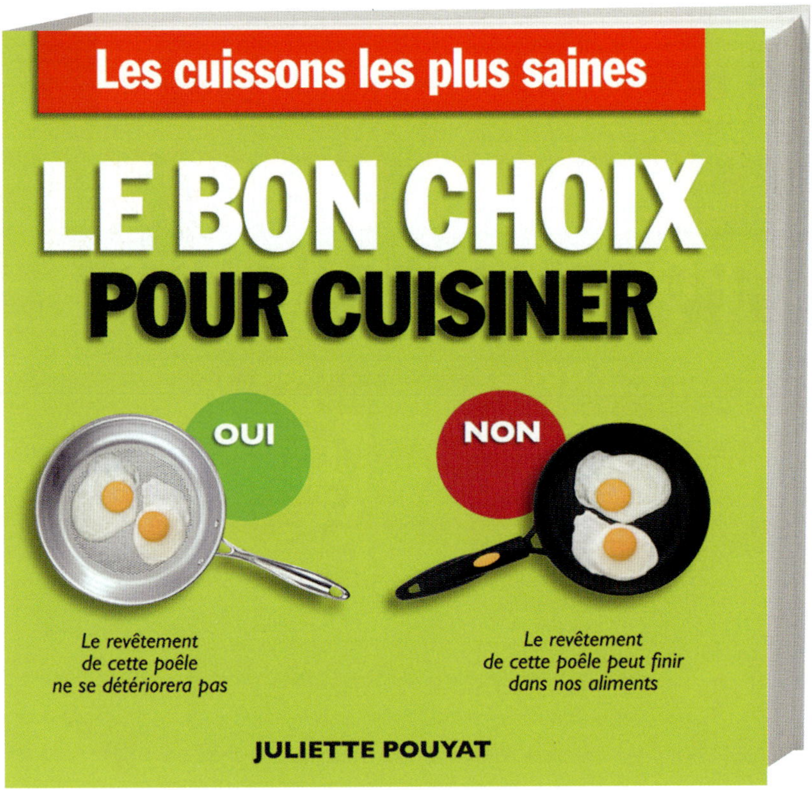

# DANS LA MÊME COLLECTION

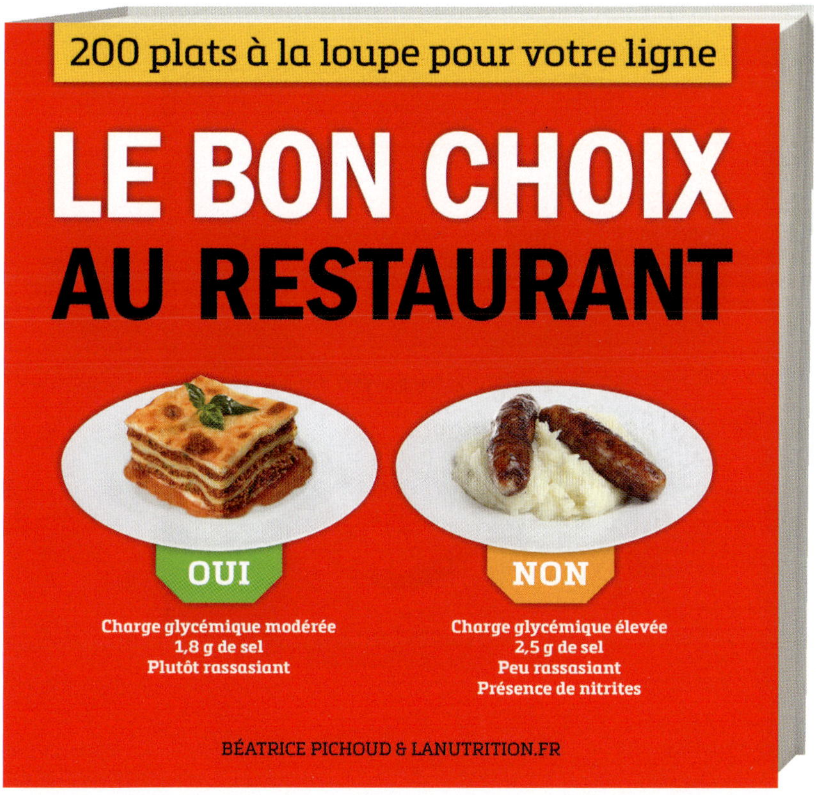